Bas Kast

La brújula de la alimentación

BAS KAST

La brújula de la alimentación

Los 12 principios de una nutrición saludable

Traducción de Jorge Seca

Grijalbo

Título original: *Der Ernährungskompass*

Primera edición: noviembre de 2018

© 2018, C. Bertelsmann Verlag, una división de Verlagsgruppe Random House GmbH, Múnich
www.randomhouse.de
Publicado por acuerdo con Ute Körner Literary Agency
www.uklitag.com
© 2018, Penguin Random House Grupo Editorial, S. A. U.
Travessera de Gràcia, 47-49. 08021 Barcelona
© 2018, Jorge Seca, por la traducción

Printed in Spain – Impreso en España

Compuesto en M. I. Maquetación, S. L.

Impreso en Limpergraf
Barberà del Vallès (Barcelona)

ISBN: 978-84-17338-53-4
Depósito legal: B-22.918-2018

DO 3 8 5 3 4

Penguin
Random House
Grupo Editorial

¡Gracias, Ellen, por la inspiración!

ÍNDICE

POR QUÉ MODIFIQUÉ MI ALIMENTACIÓN DE UNA MANERA RADICAL

EL DÍA QUE MI CORAZÓN DIJO BASTA

Fue una tarde de primavera de hace unos años, el aire tenía todavía un frescor magnífico. Había salido a correr como de costumbre y me di cuenta de que algo no andaba bien. En las semanas anteriores casi me había acostumbrado a ese dolorcito nuevo que se había convertido en algo habitual; justo unos instantes después de empezar a correr, a los pocos pasos, percibí esa extraña palpitación del corazón.

Nada grave, una especie de hipo cardíaco que desaparecía de inmediato.

Seguí corriendo. No llevaba ni un kilómetro cuando de pronto algo me paró de una manera brutal, abrupta y bruscamente, como si me hubiera estrellado a toda velocidad contra un muro invisible. No sé cómo describir esa sensación. Es como si una mano de acero te agarrara el corazón y lo apretara. Duele, pero eso no es lo peor, ni mucho menos. Lo peor, o lo más terrible, es ese poder abrumador que te tumba y te subyuga. Te detienes ipso facto, y no porque consideres sensato realizar una pausa para recuperar el aliento, no, te detienen y punto. Te quedas ahí, te llevas las manos al pecho, jadeas intentando respirar y esperas que pase, salir sano y salvo por esta vez.

No tengo ni idea del tiempo que estuve así, ligeramente inclinado, con las manos en los muslos, tosiendo, respirando. En algún momento seguí adelante con cautela, de vez en cuando iniciaba un tímido intento de caminar al trote, y a continuación otra pausa.

No me atreví a seguir corriendo.

Me gusta correr, es vital para mí. Nunca corría por motivos de salud, por lo menos entonces, más bien era lo contrario: actuaba como un alcohólico cuya droga eran los kilómetros. La salud para mí era algo que existe y punto.

No prestaba ninguna atención a lo que comía. Como redactor científico en la sede berlinesa del diario alemán *Der Tagesspiegel*, era capaz de mantener en funcionamiento mi cuerpo sin problemas durante días a base de café y patatas chips. Ahora me da apuro decirlo, pero para mis sobrinas envidiosillas yo era el tío que desayunaba chocolate y terminaba el día con una bolsa de patatas chips con cayena acompañadas con una buena cerveza. Cuando venían a verme, solían preguntarme incrédulas: «¿De verdad cenas patatas fritas?». Y yo les contestaba: «¡A veces sí!». ¿Y por qué no? Podía comer lo que se me antojara. Por alguna misteriosa razón, era resistente a las grasas.

Ahora bien, más o menos a los treinta y cinco años el don de estar delgado sin esfuerzo me abandonó. Mi cuerpo ya no conseguía asimilar sin consecuencias toda aquella comida basura. A pesar de que seguía corriendo igual que antes, cosa que hacía prácticamente todos los días, se me empezó a formar una barriguita, mejor dicho, un michelín pertinaz.

Si no hubiera tenido la costumbre de correr, tal vez habría sido mejor, porque habría engordado más rápido y habría sido evidente incluso para mí mismo lo que le estaba haciendo a mi cuerpo. Sin embargo, de esta manera fui engordando poco a poco, y mientras tanto me consideraba una persona sana. Hasta aquella tarde de primavera en la que mi corazón echó el freno de mano.

Creerás que aquella tarde, sobresaltado por la alarma de mi cuerpo, me puse las pilas. Pero la verdad es que al principio no hice nada. Seguía aferrado a mi imagen de atleta resistente a las grasas. Mi cuerpo sin duda se había equivocado.

Pasaban los meses y yo seguía haciendo lo de siempre. Del mismo modo que con anterioridad me había acostumbrado a las palpitaciones cuando corría, ahora fui habituándome a esos ataques que se producían con mayor o menor intensidad. Ya no corría con la libertad ni la despreocupación de antes. Al contrario, en cada carrera temía que mi corazón dijera basta de nuevo. La mayoría de las veces no tenía que esperar demasiado para que ocurriera.

Luego vino una época en la que los ataques se producían de noche, mientras dormía. Me agarraba a todo lo que tenía cerca, semiconsciente, apretaba mi almohada o echaba los brazos al cuello de mi esposa en un estado de pánico. «No pasa nada, solo ha sido un sueño —intentaba tranquilizarme ella—. Has tenido una pesadilla.» Pero yo sabía, o al menos lo presentía, que se trataba de algo real.

Puedo imaginar lo que debes de estar pensando. Y sí, por supuesto, sopesé la necesidad de ir a ver a un médico. Más de una vez estuve a punto, pero en mi interior siempre había algo que, en el último momento, se resistía. No tengo nada contra los médicos; cuando no queda otra me valgo de la medicina moderna y lo hago agradecido, pero solo en esos casos. Considero que soy el principal responsable de mi salud, y hasta que no se agoten mis conocimientos en la materia, no voy a visitar al médico. A pesar de ello, o precisamente por ello, me veía obligado a hacer algo. Algo tenía que cambiar.

Fue así como todo comenzó. Mi propio desgaste físico, que llegó antes de lo que había imaginado, me obligó a reflexionar sobre cómo había vivido hasta entonces y, por encima de todo, sobre lo que me había metido en el cuerpo sin pensar. Se dice que en toda persona que ha alcanzado cierta edad dormita aquel joven que fue en su día y que se sorprende de lo sucedido. Así pues, ¿qué había ocurrido? Tenía cuarenta y pocos años, poco antes había sido padre de un niño. ¿Había sido yo mismo el causante de mis problemas cardíacos prematuros? ¿Qué iba a sucederme si continuaba de aquella manera?

Una y otra vez me sorprendo de lo bien que se nos da hacer la vista gorda en lo relativo a las propias debilidades y defectos, de lo ciegos que podemos estar incluso si se nos coloca un espejo delante y nos hacen mirarnos en él a la fuerza. Ahora bien, en algún momento —si tienes esa suerte— sucede algo mágico, o al menos algo que para mí no se puede explicar del todo, y de repente la cosa hace clic, y ha llegado tu momento. Por fin estás dispuesto a hacer algo; más que dispuesto: quieres cambiar de vida.

Sin saberlo, en ese instante estaba comenzando a trabajar en este libro, que proporciona una visión amplia de qué significa una alimentación sana, con la que es posible evitar de la mejor manera aquellas enfermedades que con mucha frecuencia suelen arruinarnos la tercera edad; una alimentación que frene incluso el proceso de envejecimiento como tal.

En mi caso en aquel momento comenzó algo sin duda completamente diferente. En mi delicada situación de entonces lo que me importaba era tan solo saber cómo librarme de aquellas molestias del corazón. Y fue así como me puse a investigar, con esta sencilla pregunta en mi mente: ¿qué debo comer para cuidar el corazón?

Me sumergí en el fascinante y complejo mundo de la investigación sobre la alimentación y el sobrepeso, de la bioquímica del metabolismo, de la medicina nutricional, y también, y no en última instancia, de las «ciencias gerontológicas», una especialidad interdisciplinar, en pleno florecimiento en la actualidad, que examina el proceso de envejecimiento, desde los mecanismos moleculares hasta las cualidades enigmáticas de personas que alcanzan los cien, los ciento diez años e incluso más, y que llegan a esa edad con una buena salud asombrosa.[1] ¿Qué se oculta detrás de ese misterio? ¿Por qué algunas personas envejecen de una manera más lenta que otras? ¿Cómo es que algunas con sesenta o setenta años muestran un aspecto muy lozano, mientras que otros ya con cuarenta tienen un cuerpo para el desguace? ¿Qué podemos hacer nosotros mismos para frenar el proceso de envejecimiento?

Como un poseso, me dediqué a reunir todas las investigaciones en torno a esta temática, como si me fuera la vida en ello, algo que en cierto modo era así. No estudiaba los resultados de las investigaciones por una mera curiosidad intelectual, sino por motivos puramente existenciales. Esos estudios fueron apilándose en mi despacho, en la sala de estar, en la cocina. Eran decenas, centenares, en algún momento llegaron a sobrepasar con creces el millar (hace ya mucho tiempo que dejé de contarlos). Pasaron los meses.

Transcurrió un año, y otro más.

Poco a poco iba abriéndose ante mí un mundo de conocimientos asombrosos, entre ellos algunos incluso espectaculares, que transformaron mi vida. Muchas de las cosas que yo creía saber sobre adelgazar y sobre una alimentación sana no coincidían para nada con los resultados de las investigaciones. Por el mundo pululan infinidad de mitos nutricionales y de «sabidurías dietéticas» que pueden dañar nuestro cuerpo.

Un ejemplo de ello es la lipofobia, por desgracia muy extendida, que lleva practicándose cada vez con mayor frecuencia desde los años ochenta por lo menos. Hasta el día de hoy, muchas organizaciones oficiales dedicadas a la salud nos sugieren que disfrutemos de las grasas con extrema precaución. De entrada, este aviso suena plausible y convierte el asunto en algo mucho más funesto: quien come grasas, engorda. Además, se dice que las grasas obstruyen los vasos sanguíneos, igual que una cañería de desagüe, y nos deparan un infarto de miocardio. Así que nada de carne con grasa (¡hay que comer el pollo sin la piel!), nada de beber leche entera, ni requesón, ni ese yogur griego mortal, nada de mantequilla, ni de queso, nada de aliñar las ensaladas con demasiado aceite, etc. Algunos cardiólogos, a quienes en otros temas hay que tener en altísima consideración, avisan incluso del peligro de los aguacates y de esas pequeñas y seductoras bombas calóricas denominadas frutos secos...

¿Qué nos ha deparado ese aviso? ¿En qué medida nos ha sido útil la demonización de las grasas? El culto a las dietas bajas en grasas ¿nos ha vuelto más delgados y más sanos? Solo con echar un vistazo realista a los datos se llega a la siguiente conclusión: no, todo lo contrario. ¡Con la lipofobia, la epidemia de sobrepeso que nos atormenta en la actualidad llegó a velocidad de crucero![2] A pesar de ello, muchas asociaciones influyentes, como la Sociedad Alemana de la Alimentación (DGE), se atienen al dogma de la dieta baja en grasas.

Un efecto secundario nada beneficioso de la demonización de las grasas es que quien renuncia a estas, por fuerza consumirá algo diferente, en la mayoría de los casos hidratos de carbono de digestión rápida, como el pan blanco, las patatas, el arroz o los productos industriales, exentos de grasas, sí, pero repletos de azúcar. Por desgracia son estos hidratos de carbono que se digieren rápido y que son pobres en sustancias nutritivas los que se ha descubierto que engordan, y lo hacen de una manera notable y en parte muchísimo menos saludable que la mayoría de las grasas.[3]

Tal como sabemos en la actualidad, las grasas no nos engordan de inmediato (si bien algunos aperitivos grasos, como las patatas chips que adoraba en su día, contribuyen por supuesto a ello y con bastante incidencia). Más bien es lo contrario: muchas personas no consiguen adelgazar con éxito hasta que ignoran las recomendaciones alimentarias «oficiales» y aumentan el porcentaje del contenido de grasas en su alimentación (veremos más al respecto en el capítulo 5). ¡Son precisamente determinados alimentos grasos los que ayudan a adelgazar en los casos de sobrepeso!

Varios alimentos grasos forman parte, además, de la alimentación más sana, y sin embargo apenas los consumimos:

- Las grasas omega 3 —presentes sobre todo en el pescado graso, como el salmón, el arenque y la trucha, pero también en las semillas de lino y en las semillas de chía— no obstruyen los vasos sanguíneos, sino que nos protegen de las mortales enfermedades cardiovasculares.[4]
- Quien come a diario dos puñados de frutos secos (grasa) no engorda sino que permanece más bien delgado, se reduce su riesgo de padecer cáncer en un 15 % y se rebaja casi un 30 % el peligro de contraer una enfermedad cardiovascular. El riesgo de mortalidad debido a diabetes desciende en casi un 40 % y el riesgo de mortalidad por una enfermedad infecciosa queda reducido en un 75 %.
- Los aceites de oliva de alta calidad contienen sustancias como un conmutador crítico del envejecimiento del cuerpo denominado mTOR. Por esta vía, el aceite de oliva podría frenar incluso el proceso y convertirse en una especie de medicina antienvejecimiento (veremos más al respecto en el capítulo 8).

Entretanto, un día sí y otro también nos bombardean con lecciones de sabiduría nutricional siempre nuevas. No es de extrañar que ya no prestemos atención cuando sale una nueva campaña publicitaria. «¡Adelgazarás en siete días con estos trucos que son el no va más en dieta de adelgazamiento! ¡Te lo garantizamos!» ¡No, por favor! ¡Déjenme en paz con esas patrañas!

Precisamente porque la mayoría de las dietas son pura charlatanería, muchos médicos hacen oídos sordos y consideran que todas son un engaño. Por esa razón desde hace décadas se sigue utilizando la misma divisa en los círculos informados, a pesar de que, en la práctica, apenas ayuda a nadie: «Quien quiera adelgazar —así reza la única fórmula supuestamente seria en el tema de las dietas—, que coma menos y que se mueva más». A este principio se le denomina «equilibrio energético».

Esta estrategia resulta ser una operación mental engañosa. Desde un punto de vista lógico ese principio tal vez sea correcto, como también lo es decir que un alcohólico haría bien en beber menos. Ahora bien, ¿de qué le sirve a un alcohólico ese tipo de consejo? ¡Como si no lo supiera ya!

Igual de improductiva resulta la advertencia, relacionada con esa otra, de que el sobrepeso es la consecuencia inevitable de que consumimos más calorías de las que quemamos. También esta «explicación» es objetivamente correcta, y es casi igual de aclaradora que si se tratara de «explicar» la fortuna de Bill Gates[5] afirmando que ingresó más dinero del que gastó.[6] Sí, cierto, al parecer fue así, ingresó un buen montón más incluso. Ahora bien, ¿cómo lo hizo? O, para aplicarlo al asunto que nos ocupa, ¿qué es lo que nos lleva en la vida diaria a alimentarnos más que a quemar? Y ¿cómo podemos detener y revertir ese proceso?

En este sentido resulta interesante, por ejemplo, el hecho de que el sobrepeso suele ir acompañado de una inflamación del cerebro: es como si el cerebro estuviera «acatarrado», razón por la cual es incapaz de «identificar» las señales de saciedad del cuerpo. De esta manera, el sobrepeso siempre trae consigo más sobrepeso. Si se mitiga esa inflamación (comiendo con frecuencia, por ejemplo, sustancias nutritivas antiinflamatorias como los ácidos grasos omega 3), se ayuda también a adelgazar: el «resfriado del cerebro» mejora, el cerebro vuelve a percibir las señales de saciedad, el hambre se calma.

Sea como sea, al principio me sorprendía (ahora ya no) que tantos de nosotros desconfiáramos de las recomendaciones nutricionales oficiales y prefiriéramos decantarnos por otras fuentes, entre ellas algunas muy dudosas. En mi caso, ya no confío en ninguna «autoridad en la materia», sino que me atengo a los datos objetivos. En este libro reúno los resultados más importantes de mi colección de datos, y en concreto me centro en cuatro cuestiones cruciales:

- Cómo adelgazar de una manera efectiva.
- Cómo protegernos de las enfermedades a través de la alimentación.

- Cómo separar los mitos nutricionales de los hechos probados.
- Con una alimentación elegida con cuidado, ¿es posible engañar al reloj biológico y retrasar el proceso de envejecimiento?

TEMA *BRÚJULA* N.º 1: CÓMO ADELGAZAR DE UNA MANERA EFECTIVA

Uno creería que precisamente sobre la primera cuestión, la de cómo adelgazar de una manera efectiva, a día de hoy ya se ha dicho todo lo que había por decir. Sin embargo, también aquí di con un montón de conocimientos útiles que a menudo apenas reciben la atención debida entre los especialistas.

Así, por ejemplo, un importante estudio de la Universidad de Harvard reveló hace unos pocos años que hay alimentos que pueden echarnos una mano para protegernos con suma eficacia del sobrepeso (véase la figura 0.1). Entre ellos están, a modo de ejemplo, el yogur y, sí, también los frutos secos, esas bombas calóricas supuestamente malvadas. Por muy paradójico que pueda parecer, lo cierto es que cuanto más comemos de estos alimentos, menor resulta nuestro aumento de peso. ¿Cómo se lleva a cabo tal cosa? ¿A través de qué vía el yogur y otros alimentos desarrollan ese efecto beneficioso?[7] ¿Cómo es posible comer más de algo y librarme así de engordar? ¿No se asemeja eso a una magia de abracadabra? Y ya que estamos en estos asuntos, ¿tenemos que pasar hambre por fuerza para librarnos de unos kilos de más? ¿O existe otra manera, una forma más inteligente?

Veremos cuestiones como esta y muchas otras más sobre el tema del sobrepeso y del adelgazamiento: ¿cuáles son los componentes indispensables de una dieta efectiva y duradera? ¿Por qué fracasan las dietas con tanta frecuencia? ¿En qué son inefectivas? ¿Cómo evitar que eso suceda?

A decir verdad, es impresionante en qué medida se ha incrementado nuestro conocimiento en este campo. De este modo, en

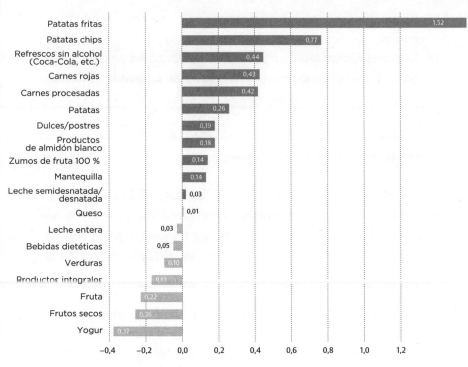

Patatas fritas	1,52
Patatas chips	0,77
Refrescos sin alcohol (Coca-Cola, etc.)	0,44
Carnes rojas	0,43
Carnes procesadas	0,42
Patatas	0,26
Dulces/postres	0,19
Productos de almidón blanco	0,18
Zumos de fruta 100 %	0,14
Mantequilla	0,14
Leche semidesnatada/desnatada	0,03
Queso	0,01
Leche entera	0,03
Bebidas dietéticas	0,05
Verduras	0,10
Productos integrales	0,17
Fruta	0,22
Frutos secos	0,26
Yogur	0,37

Variación de peso en kilos con cada porción extra diaria

Figura 0.1 Las patatas fritas, las patatas chips y los refrescos sin alcohol van acompañados de un aumento de peso notable (barras oscuras). Otros alimentos, como el yogur y los frutos secos, podrían considerarse como una especie de «adelgazantes», que nos ayudan a mantener el peso (barras claras). Para ese estudio, los investigadores de Harvard recopilaron el peso de miles de personas que se sometieron a las pruebas durante cuatro años. En ese tiempo, las personas objeto de la prueba engordaron siguiendo un promedio. Al parecer el aumento de peso dependía de lo que comían. Una porción extra diaria de patatas fritas, por ejemplo, llevaba consigo un aumento de más de un kilo y medio sobre la balanza al cabo de cuatro años. En cambio, una porción extra diaria de yogur estaba asociada con un peso menor del habitual. En las carnes procesadas, se trata entre otras de tocino y de perritos calientes. La categoría «productos de almidón blanco» abarca las magdalenas, los bagels, las tortitas, los gofres, el pan blanco, el arroz blanco y la pasta (en próximos capítulos sabrás con exactitud lo que es el almidón). La categoría «patatas» abarca las patatas cocidas, asadas y el puré de patatas.[8]

los últimos años se ha desarrollado un principio fundamental que nos ayuda a entender cuándo paramos de comer de forma espontánea o, al revés, en qué circunstancias seguimos comiendo sin parar hasta atiborrarnos sin control. En mi opinión, ese principio es de gran importancia para la comprensión del sobrepeso sobre todo en la época actual. Debería conocerlo toda persona que desee entender su propio comportamiento al comer y quiera adelgazar sin que ello se convierta en una tortura excesiva. Describo ese principio cuando hablo del «efecto de la proteína» en el capítulo 1.

Por otra parte, cada vez resulta más evidente que no existe ninguna dieta universal válida para todos y cada uno de nosotros: nuestro cuerpo reacciona de manera diferente a una determinada orientación alimentaria, como, por ejemplo, baja en grasas o baja en carbohidratos (esta última es una alimentación en la que se reducen en mayor o menor medida los hidratos de carbono como el azúcar, el pan, la pasta, el arroz y las patatas). Por ello no está en absoluto de más que, en lugar de empezar una determinada dieta preprogramada, escuches primero lo que te dice el cuerpo. También echaremos un vistazo a esta interacción con el organismo, ya que en este sentido se está produciendo una pequeña revolución: ya quedó atrás la época de las directrices nutricionales fijas y estandarizadas que no tenían en cuenta la situación individual.

A la vista del montón de concepciones dietéticas dudosas (por no decir disparatadas), y de la multitud de sugerencias para adelgazar (a menudo sin demostración alguna), considero instructivo que nos remitamos a las fuentes originales de la investigación para averiguar cómo librarnos de la grasa corporal y cómo mantener el peso de una manera probada. «Adelgazar con inteligencia» es un tema crucial de *La brújula de la alimentación*, al que me referiré con frecuencia.

Muchos de los resultados con los que me he topado a lo largo de los meses y de los años no resultan útiles únicamente para quienes «tan solo» desean adelgazar. No. Estos conocimientos salvan vidas. El segundo tema principal de *La brújula de la alimentación* trata sobre cómo impedir las enfermedades gracias a la alimentación, cómo permanecer sanos y en forma incluso en la vejez.

Con ciertos hábitos alimentarios es posible detener, por ejemplo, el desarrollo de enfermedades cardiovasculares mortales e incluso anularlas. Gracias a imágenes de radiografías puede seguirse, con los propios ojos, cómo se disuelven por completo incluso algunos bloqueos severos de los vasos sanguíneos.

Estoy hablando de enfermos del corazón con unas dolencias que convierten mis propias molestias en achaques menores: personas a quienes, después de tres baipases, sus cardiólogos envían a casa con el alentador consejo de que se compren una mecedora y esperen sentados una pronta muerte. Algunos padecían unos dolores de

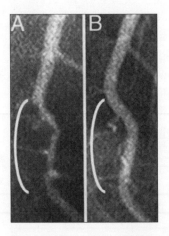

Figura 0.2 Estas dos radiografías muestran una sección de la arteria coronaria izquierda que provee de sangre a gran parte del corazón. En la izquierda (A) se ve el vaso sanguíneo enfermo (la «manguera» blanca que tiene el aspecto de una rama y que va de arriba hacia abajo). Nótese el estrechamiento de la zona marcada por el paréntesis blanco, como si la manguera estuviera apretada, cosa que frena el flujo sanguíneo). La imagen de la derecha (B) muestra la misma arteria después de 52 meses siguiendo una dieta vegana, en este caso estricta, en la que el paciente se alimentó exclusivamente de plantas. El estrechamiento ha desaparecido, se ha restablecido el flujo sanguíneo, la arteria vuelve a tener un aspecto del todo sano. No solo se detuvo la enfermedad vascular, sino que incluso la anuló, y ello sin intervención quirúrgica ni medicamentos.[9]

pecho tan insoportables (angina de pecho) que ni siquiera podían tumbarse y solo eran capaces de quedarse dormidos estando sentados. Se trataba de unos dolores que la mayoría de las veces desaparecían por completo a las pocas semanas o meses después de un cambio en la dieta.[10]

Resultados como estos demuestran el enorme poder de la alimentación. Una fuerza que controlamos nosotros mismos, pues está, literalmente, en nuestras manos. Estos resultados revelan en qué grado nuestra vida puede cambiar a mejor modificando la alimentación.

Y lo que ofrecemos aquí no son casos aislados. En todos los rincones del planeta hay científicos que están trabajando para curar enfermedades muy frecuentes o mortales valiéndose de dietas experimentales:

- Investigadores de la Universidad de Newcastle en Inglaterra impusieron una dieta rigurosa a un grupo de personas diabéticas (diabetes tipo 2).[11] Al cabo de tan solo una semana, los niveles de azúcar en la sangre en ayunas, antes descontrolados, se normalizaron por completo. Al cabo de meses ya no padecían esa enfermedad «crónica» denominada diabetes. Desde entonces, los investigadores informan continuamente sobre nuevos éxitos en sus intervenciones. Dicho de una manera sencilla: se ha demostrado que la diabetes es curable en muchos casos.[12]

- El científico Dale Bredesen, neurólogo e investigador de la enfermedad de Alzheimer en la Universidad de California en Los Ángeles (UCLA) y antiguo alumno del estadounidense Stanley Prusiner, premio Nobel de Medicina, está tratando en estos momentos a una cada vez mayor cantidad de pacientes con mala memoria, o ya en tempranos estadios de la enfermedad de Alzheimer, con dietas calibradas de manera individual, complementadas con cápsulas omega 3 de aceite de pescado y sustancias vegetales seleccionadas, y con vitaminas, como la vitamina D_3 y vitaminas B. El resultado hasta ahora es provisional, pero está causando sensación: los problemas de memoria de gran parte de los pacientes mejoraron considerablemente en un período de entre tres y seis meses. Un primer estudio piloto dio como resultado que todos los pacientes que habían tenido que dejar su trabajo a causa del debilitamiento mental se recuperaron tan bien que pudieron retomar sus ocupaciones.[13]

Mi trasfondo, en lo que se refiere a mi carrera y a mi actividad como periodista y autor, se centra en la investigación del cerebro, y así fue como quedé impresionado cuando supe que ciertas regiones del cerebro afectado de esos pacientes volvían a regenerarse, e incluso volvían a crecer. Se trata del hipocampo, una estructura cerebral decisiva para la memoria («hipocampo» proviene del latín y significa «caballito de mar» porque posee una forma similar). Tal como prueban las imágenes de resonancia magnética, tras diez meses se observó, en un hombre de sesenta y seis años, un aumento en el volumen del hipocampo que podía expresarse incluso en centímetros cúbicos: ¡después de esa dieta especial, los 7,65 cm^3 de hipocampo se convirtieron en 8,3 cm^3![14]

Sigue causándome perplejidad escribir frases como estas: ¿las enfermedades cardiovasculares —primera causa de muerte en el primer mundo y, por consiguiente, también en Alemania— no solo pueden detenerse sino incluso revertirse? ¿La diabetes curada sin un solo medicamento? ¿Estadios de la enfermedad de Alzheimer podrían resultar reversibles con ayuda de un programa dietético?[15] Éxitos como estos, que son el resultado de tipos de alimentación con efectos reales en los que, hasta el momento, ha fracasado toda una industria farmacéutica de alta tecnología, con sus presupuestos multimillonarios, ¿no tendrían que empezar a comentarse y debatirse poco a poco en los periódicos y en los foros de internet? Pero por desgracia no ocurre así, sino más bien lo contrario: la mayoría de nosotros, a pesar de o, tal vez, debido a la inmensa marea de titulares sobre alimentación y a las dietas de basura concentrada con que nos llenan el hipocampo, no hemos oído hablar acerca de estos resultados. Eso es triste, y yo pongo mis esperanzas en contribuir con este libro a un cambio positivo.

TEMA *BRÚJULA* N.º 3: SEPARAR LOS MITOS NUTRICIONALES DE LOS HECHOS PROBADOS

Todo comenzó por una cuestión personal. Sin embargo, ahora, a la vista de esos y de otros resultados revolucionarios, mi investigación adoptó una nueva dimensión, mi búsqueda se amplió. Quise conocer lo que la ciencia en general había concluido sobre una alimentación sana. ¿Qué resultados, de los que sabemos pocas cosas a pesar de que podrían ser decisivos para la salud y, por consiguiente, para la vida, seguían dormitando en la jungla de la investigación sobre la nutrición?

A mis amigos y conocidos les sorprendieron las numerosas pilas de papel que iban elevándose poco a poco en todos los rincones de mi casa (así como mi creciente colección de libros de cocina y los apuntes de mis experimentos culinarios, no siempre coronados por el éxito). Cuando les informaba sobre este o aquel resultado de mis investigaciones, solía toparme, por una parte, con una mezcla de fascinación y, por otra, con una especie de hastío frente a todos esos «mensajes bienintencionados sobre la alimentación».

Muchos tienen la impresión de que la investigación sobre la nutrición, para formularlo con buenas palabras, es un asunto de enormes contradicciones. Unas veces la leche es sana, pero a continuación es un producto que lleva a enfermar y a una muerte temprana y cruel, aunque poco después se la rehabilita de forma inesperada y nos la devuelven de inmediato al punto de partida. ¿Cometí una injusticia desterrando la mantequilla de mi nevera? ¿Qué ocurre con el pan, la pasta, las patatas? ¿Acaso el trigo tiene la culpa de todo, o mejor dicho, el gluten (una proteína que contienen muchos cereales)? ¿O el azúcar? Y luego, en último lugar pero no por ello menos importante, la pregunta decisiva: ¿es el aceite de coco la solución?

La ciencia, con sus resultados siempre nuevos, está a un lado. Al otro, el millón de gurús de la nutrición. Sería injusto silenciar la aportación científica al caos que los gurús generan con sus mensajes sobre la salud, en ocasiones de una originalidad asombrosa. Cada uno de esos gurús sabe exactamente por dónde van los tiros, y considera inferiores y equivocados a todos sus «colegas» de los bandos rivales. Los gurús que abogan por una dieta baja en carbohidratos apenas comparten nada con los gurús de la dieta baja en grasas, esos personajes aburridos donde los haya e incapaces de disfrutar. Y la antipatía es mutua. Los apóstoles del veganismo se revelan como la reencarnación a la inversa de los apóstoles de la dieta paleolítica, quienes, con celo misionero, intentan convencernos junto a la barbacoa de las ventajas de la alimentación de la Edad de Piedra. ¡Y todos tienen razón! ¡Todos pueden citar este o aquel «estudio estadounidense» que confirma su filosofía! (Veremos cómo es posible esa paradoja. Y, sí, existen salidas para ese terrible caos.)

Resumiendo, me había asomado a un avispero de contradicciones, mejor dicho: estaba metido en él hasta las cejas. ¿Qué hacer? Me decidí por la huida hacia delante. Resolví internarme en todo aquel pandemonio con el objetivo de procurarme un panorama general sobre lo que era cierto y lo que no en aquellos mensajes contrarios sobre la salud. ¿Qué resistiría un examen sin miramientos? ¿Qué era un mito y qué un hecho demostrado? Esta pregunta conforma el tercer tema principal de *La brújula de la alimentación*.

Vistas las cosas con posterioridad, estoy contento de haber pisado ese campo de minas en calidad de investigador independiente, como autor científico cuya única especialidad consiste en evaluar estudios y juntarlos para obtener una panorámica global. La posición de «ir por libre» resultó ser incluso una ventaja: me permitió arrojar una mirada imparcial sobre todas las afirmaciones antagónicas que a menudo tienden a una lucha ideológica de trincheras. Para mí, que soy agnóstico en materia dietética, únicamente valía un criterio decisivo: ¿qué tiene un efecto real?

¿Cuál es la definición de dieta «sana»? (Empleo en este libro la palabra «dieta» como el *diet* inglés, es decir, un término neutro, un sinónimo de «alimentación», una forma de alimentación en la que el asunto de adelgazar puede desempeñar un papel importante pero no tiene por qué.) Como ya mencioné al comienzo, mi prioridad radica en pautar unos hábitos alimentarios cuidadosos con el corazón. Sin embargo, en el transcurso de la investigación descubrí que ni podía circunscribirme a ese aspecto ni podía considerarlo el tema principal, a pesar de que las enfermedades cardiovasculares son la principal causa de muerte en Alemania.

En definitiva, una alimentación sana realmente óptima merecería ese nombre si fuera capaz de impedir no solo las cardiopatías, sino también otras dolencias, es decir, el abanico más amplio posible de enfermedades. Para decirlo de forma sencilla: ¿de qué me sirve un corazón sanísimo, indestructible, si se me viene encima una demencia?

De este modo, mi objetivo pasó a ser esbozar un tipo de alimentación que reuniera la mayor parte posible de los aspectos positivos de la salud. Ahora bien, ¿es factible una conciliación semejante?

No fue una tarea fácil, pero se puso de manifiesto que podía llevarse a cabo. Hasta cierto punto, aquellos alimentos que protegen el corazón son también saludables, en general, para el cerebro y el resto del cuerpo. Sin embargo, para esa relación existe además un motivo más profundo y más importante.

Los asesinos populares de Alemania (véase la figura 0.3) tienen un denominador común tan natural a primera vista que podríamos no prestarle mayor atención. El corazón de un joven está por lo general envidiablemente bien irrigado. El riesgo de un infarto de miocardio o de un ictus se halla cercano al 0 %. De niños no tenemos por qué preocuparnos de la hipertensión arterial, por no hablar de la enfermedad de Alzheimer o de cualquier otra manifestación de la demencia. Asimismo, el riesgo de contraer cáncer

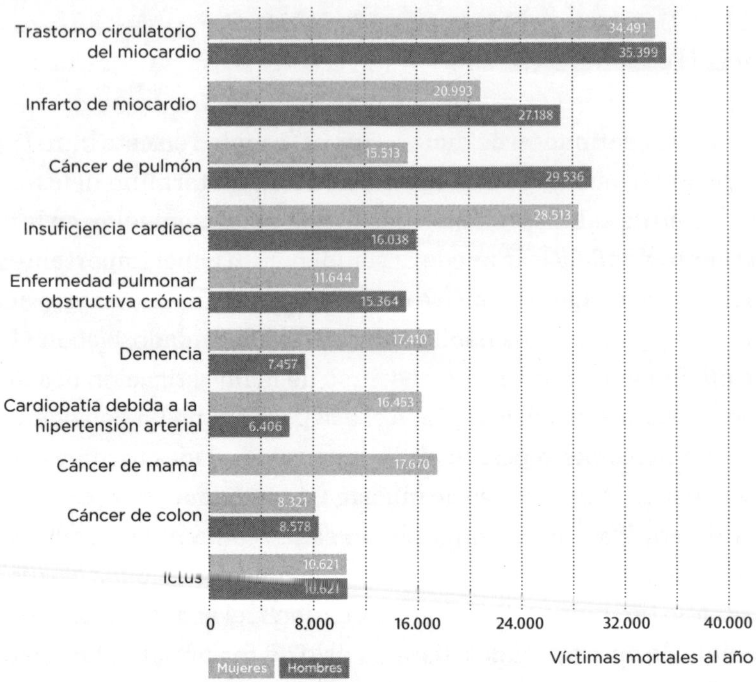

Chart data (Víctimas mortales al año):

Enfermedad	Mujeres	Hombres
Trastorno circulatorio del miocardio	34.491	35.399
Infarto de miocardio	20.993	27.188
Cáncer de pulmón	15.513	29.536
Insuficiencia cardíaca	28.513	16.038
Enfermedad pulmonar obstructiva crónica	11.644	15.364
Demencia	17.410	7.457
Cardiopatía debida a la hipertensión arterial	16.453	6.406
Cáncer de mama	17.670	
Cáncer de colon	8.321	8.578
Ictus	10.621	10.621

Figura 0.3 En todos los grandes asesinos populares de Alemania, la alimentación desempeña un papel con frecuencia crítico.[16]

solo se eleva considerablemente con los años. Y eso vale también para otras enfermedades, entre ellas:

- Artritis (artritis reumatoide)
- Atrofia ósea (osteoporosis)
- Degeneración macular asociada a la edad (un deterioro de la retina en el lugar de la máxima agudeza visual, la mácula)
- Pérdida degenerativa de masa muscular asociada a la edad (sarcopenia)
- Enfermedad de Parkinson

No en vano, a la forma más frecuente de diabetes, la diabetes mellitus tipo 2, antes se la denominaba «diabetes de las personas mayores» (a día de hoy ataca cada vez más a adolescentes y niños debido a una mala alimentación o a una sobrealimentación). Incluso en lo que se refiere al sobrepeso y a ese michelín de grasa alrededor del cuerpo, a la mayoría le ocurre lo que me ocurrió a mí: no lucha contra esas manifestaciones hasta que ha pasado la juventud. El mayor factor de riesgo para esas dolencias es la edad, cualquiera que sea su significado desde un punto de vista biológico.

Una estrategia eficiente consistiría, por tanto, en diseñar una alimentación que pusiera el punto de mira en el proceso de envejecimiento como tal y que lo frenara. Así pues, en *La brújula de la alimentación* no voy a investigar solo con qué alimentos se previenen las enfermedades típicas de la vejez, sino también —el cuarto y último tema principal de este libro—, qué efectos provoca la alimentación en el proceso de envejecimiento como tal: ¿hay alimentos que nos hacen envejecer de forma prematura? Llevando este asunto al límite y dándole la vuelta a la pregunta, ¿se puede «comer para rejuvenecer» o es una ingenuidad pensar tal cosa?

Para evitar malentendidos: mi objetivo no es llegar a los ciento ochenta años en una decrepitud total. No se trata de añadir desesperadamente algunos años más al final de nuestros días.

Se trata de algo del todo diferente: si pudieras retrasar el proceso de envejecimiento, reducirías de golpe el riesgo de contraer todas las enfermedades asociadas a la edad, incluidas las enfermedades cardiovasculares, el cáncer y la demencia. La decadencia física y mental se vería aplazada y, al menos en teoría, quedarían «comprimidas» para el período final de la vida, en lugar de prolongarse durante décadas manifestándose en dolencias crónicas. Tu cuerpo permanecería «juvenilmente» en forma durante mucho más tiempo.

Así pues, en un primer plano no está la pregunta de qué edad vamos a alcanzar en la vida, sino en qué condiciones vamos a llegar a esa edad. Yo me lo imagino de esta manera: el día de mi ochenta y ocho cumpleaños, por poner una edad cualquiera, iré por la tarde otra vez, una última vez, con mis queridas nietas a la piscina, o —¿por qué no?, al fin y al cabo este es mi sueño— saldré a correr y luego, por la noche, me quedaré dormido tranquilamente y para siempre. En la jerga médica, un escenario como ese se denominaría «una compresión de las enfermedades».[17]

Bien, de acuerdo, me he dejado llevar por la emoción. No obstante, más allá de escenarios deseables como estos, los investigadores están trabajando para descodificar las causas y los mecanismos biológicos del envejecimiento con una impresionante precisión. Y uno de sus descubrimientos dice que es posible intervenir de manera directa en el ritmo de nuestro reloj vital con la alimentación (o con la no alimentación, es decir, mediante el ayuno): el proceso de envejecimiento se acelera o se ralentiza dependiendo de qué y de cuánto comemos. Dicho de otra manera: en cierto modo uno se mantiene más o menos joven según lo que ingiere.

De esta manera, por ejemplo, se puede prolongar la vida de los ratones de 100 semanas a 150 semanas reduciendo el porcentaje de proteína de su alimentación desde el 50 % hasta entre el 15 y el 5 %. Estos ratones de Matusalén se caracterizan, entre otras co-

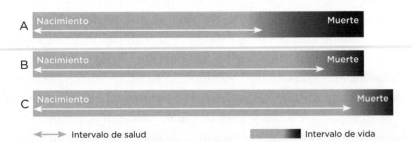

Figura 0.4 A partir de cierta edad, a menudo luchamos contra diversas dolencias que nos amargan el ocaso de nuestra vida. (Escenario A: los años sanos están representados en color verde; los años en los que va aumentando el número de enfermedades, en color gris hasta el negro.) Incluso en el supuesto de que una alimentación sana apenas nos alargara la vida, sí que contribuirá decisivamente a que nos sintamos sanos durante más tiempo.

La fase de las enfermedades queda comprimida en el período final de la vida (escenario B). Sin embargo, una alimentación sana afectaría también a ambos aspectos: una prolongación del intervalo de salud y del intervalo de vida (escenario C). Tal vez esto suene demasiado optimista, pero muchos resultados —desde experimentos con animales hasta grupos humanos con una esperanza de vida elevada— hacen pensar que ese escenario C no es del todo irreal.

sas, por una tensión arterial más baja y por unos niveles de colesterol más favorables. Apréciese que estos animales longevos no comen menos en general, sino que en concreto comen menos proteínas.[18]

Estos hallazgos son relevantes porque los conmutadores moleculares (designados con abreviaturas crípticas: mTOR e IGF-1) que controlan el proceso de envejecimiento a través de ciertas sustancias nutritivas están universalmente presentes, desde numerosas especies hasta nosotros, los seres humanos. Así pues no es de extrañar que se haya constatado hace poco algo muy similar en una investigación realizada con más de 6.000 personas: quien se alimenta en sus años medios con ahínco con (determinadas) proteínas muere antes. El riesgo de mortalidad es un 74 % más elevado y el riesgo de contraer cáncer se multiplica incluso por cuatro.[19] ¿De qué proteínas se trata? ¿Debería dejar de beber leche? ¿Qué sustancias nutritivas impulsan el proceso de envejecimiento? ¿Y cómo influyo en los mencionados conmutadores del envejecimiento para que me sean provechosos? Profundizaremos en estos asuntos en las próximas páginas.

CONCLUSIÓN: QUÉ PUEDES ESPERAR DE *LA BRÚJULA DE LA ALIMENTACIÓN*

En resumidas cuentas, este libro es un viaje de exploración al mundo de la investigación nutricional y de la gerontología. En él se reúne una visión de conjunto de lo que se ha averiguado en las últimas décadas acerca de una alimentación sana, en laboratorios, clínicas, mediante experimentos y en la observación de grupos humanos longevos. Su núcleo principal consiste en hallar y exponer los principios de unos hábitos alimentarios que reduzcan el riesgo de contraer las enfermedades típicas de la vejez en la época actual y que retrasen el proceso de envejecimiento como tal.

¡No tengas miedo! *La brújula de la alimentación* no te va a dictar ningún menú estricto al que tengas que ceñirte como un esclavo.

No tendrás que contar calorías ni puntos. Lo que debes hacer con tu comida es disfrutarla, no calcularla.

Esta brújula ofrece una visión panorámica de aquellos alimentos que deberíamos consumir más y los que deberíamos evitar. Partiendo de este esquema básico, cada uno puede experimentar y explorar por sí mismo, a su arbitrio y a su gusto. Con las informaciones respaldadas y reunidas en esta brújula podrás —incluso deberías— crear un tipo de alimentación individual y específica para tu organismo sobre una base sólida de conocimientos, más allá de los desconcertantes mitos y modas de las dietas al uso.

Así pues, espero que te apropies de este libro en el mejor sentido, que no solo te prolongue la vida de una manera saludable, sino que enriquezca también tu día a día. En mi caso, a lo largo del análisis de este asunto me entraron renovadas ganas de comprar alimentos e ingredientes en los que antes no confiaba y de ponerme a cocinar y a probar nuevas recetas.

Por cierto, mis problemas de corazón han desaparecido (el michelín también). Hacía tiempo que no me sentía tan sano. Salgo a correr de nuevo con libertad y despreocupado, como antes.

CAPÍTULO 1

LAS PROTEÍNAS I

EL EFECTO ADELGAZANTE DE LA PROTEÍNA

EL REVELADOR CANIBALISMO DEL GRILLO MORMÓN

En el año 2001, un grupo de amigos de Oxford se retiraron durante una semana a un chalet en los Alpes suizos. No se juntaron en ese lugar idílico para hacer excursiones o para esquiar, no; se reunieron allí para comer.

En aquella casa de vacaciones los esperaba un opíparo bufet. Enseguida dio comienzo un estudio piloto que marcó un hito en la historia de la investigación de la obesidad. Esos conocimientos tienen una importancia decisiva para todo aquel que desee perder peso de una manera eficaz (léase: sin pasar demasiada hambre). El hecho de que esos resultados hayan pasado desapercibidos para la opinión pública e incluso para la mayoría de los expertos en nutrición quizá se deba a que la investigación fue realizada por dos científicos que en realidad no pertenecen al gremio ortodoxo de la medicina nutricional. Se trata de los entomólogos australianos Stephen Simpson y David Raubenheimer.

¿Entomólogos?, ¿en serio? ¿Y eso va a ser relevante para mi dieta? Incluso muy relevante.

Así que se abre el telón: Simpson y Raubenheimer hicieron un descubrimiento especial en sus observaciones sobre los insectos. Describiré el principio con el que dieron tomando como ejemplo el grillo mormón que el investigador Simpson estudió en detalle.[20]

El grillo mormón, del tamaño del dedo pulgar y de color marrón oscuro, a pesar de su nombre pertenece a la familia de los saltamontes y las langostas. Y al igual que hacen las langostas, y que les ha dado tan mala fama, en primavera millones de individuos de grillo mormón recorren los campos (a una velocidad de entre uno y dos kilómetros por día), en su caso por las praderas del oeste de Estados Unidos. «¿Por qué esta especie hace eso?», se preguntó Simpson.

Este especialista en insectos tenía claro que lo que ponía a esos animales en movimiento era el hambre. Lo extraño era que, a diferencia de las langostas, el grillo mormón no dejaba los campos devastados a su paso. «De hecho, a menudo es difícil decidir si la tropa ha pasado o no por el territorio», constató Simpson con sorpresa.[21] Estos insectos se ponen en marcha a la búsqueda de comida, pero por algún misterioso motivo dejan intacta la hierba por la que transitan a izquierda y derecha. ¿Qué significa eso? ¿Qué andan buscando esos grillos?

Simpson los estaba observando de cerca cuando se fijó en que sin duda comían en su peregrinación pero lo hacían de una manera muy selectiva. Se servían con preferencia, por ejemplo, de las flores de diente de león, de las hojas de plantas leguminosas, se alimentaban de carroña, excrementos y, con frecuencia, se comían unos a otros.

El canibalismo del grillo mormón posee una fama casi legendaria entre los habitantes de estados como Utah e Idaho porque allí es un factor desestabilizante del tráfico rodado: cuando un vehículo atropella a un grillo en la carretera, algunos de sus compasivos congéneres se apresuran de inmediato a lanzarse sobre el camarada perecido, solo para ser aplastados por otro neumático, lo cual atrae a su vez a la siguiente oleada de congéneres, etc., hasta formarse una colisión múltiple.

Esto llevó a que el investigador concibiera una sospecha. Para tratar de aclarar esa conducta, realizó un experimento. Simpson preparó cuatro boles pequeños con alimento pulverizado: proteína en uno, hidratos de carbono en otro, y una mezcla de ambos en el tercero. Un último bol sirvió como control; no contenía ni una cosa ni la otra, sino únicamente fibras vegetales, vitaminas y sal. El científico colocó los pequeños boles en medio de la ruta de los grillos mormones y aguardó a ver con emoción lo que estaba a punto de suceder.

Quedó demostrado que los grillos no se interesaban mucho por los hidratos de carbono puros, a pesar de que en la naturaleza se alimentan también de este componente. En cambio, todos se reunían en torno al bol de hidratos de carbono enriquecidos con proteína, aunque no había duda de que preferían el bol con el cien por cien de proteína «sin diluir». Traducido eso en alimentos podríamos decir que, en lugar de precipitarse sobre las patatas asadas, lo hacían sobre el filete de carne.

De esta manera la corazonada de Simpson quedó confirmada: el grillo mormón no solo tenía hambre, sino también unas necesidades específicas de proteína. ¿Y cuál es la más sabrosa fuente de proteínas en un enjambre de grillos mormones? Exacto: el prójimo. Por ese motivo esos insectos se comen unos a otros.

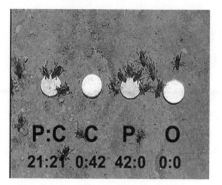

Figura 1.1 Los grillos mormones en su búsqueda de proteína. El bol que está más a la izquierda (P:C) contiene un 21 % de proteína y un 21 % de carbohidratos (el resto son fibras vegetales, vitaminas y sal); el bol C solo contiene carbohidratos (42%); el bol P, solo proteínas (42 %); el bol O contiene fibras vegetales, vitaminas y sal.[22]

Al entomólogo se le fue configurando paulatinamente esta visión general: los grillos mormones se concentran en grandes grupos, lo cual les ofrece cierta protección frente a los depredadores (quienes, por su parte, no tienen nada que objetar a una barrita andante de proteína). Con su preferencia por la proteína, lo primero que hacen es arrojarse en masa sobre las fuentes ricas en proteína de su hábitat, hasta que la agotan. Entonces da comienzo la gran peregrinación a la caza desesperada de más proteína. Lo que empuja a esta especie a avanzar no es tan solo la seductora fuente proteínica que los espera a lo lejos, sino también el colega caníbal ávido de proteína que le va pisando los talones. Sea lo uno o lo otro, el ansia de proteína resultó ser el motor de ese movimiento de masas.

Por una parte, el entomólogo Simpson había dado con un asunto escabroso, por no decir macabro. Por otra, su hallazgo pone de manifiesto que el grillo mormón no es tan exótico como puede parecer a primera vista, en cualquier caso no lo es en lo que se refiere a su apetito persistente de proteína. En cuanto ahondamos en esta materia, llama la atención el hecho de que muchos animales se comportan de una manera muy similar. En resumidas cuentas, podemos hablar de un «efecto de la proteína» universal que abarca a todas las especies y que cabría describir de la siguiente manera: un animal no sale al buen tuntún a la búsqueda de energía, es decir, de puras calorías; más bien sigue hambriento y continúa buscando comida hasta haber cubierto sus necesidades específicas de proteína.

En la alimentación existen tres sustancias que nos suministran energía, esto es, calorías: los hidratos de carbono, las grasas y las proteínas (en realidad, habría que incluir además el alcohol, que también nos aporta energía; otras sustancias, como el agua, la sal o las vitaminas, son indispensables para la vida pero no contienen calorías para quemar). Sobre todo los hidratos de carbono pero también muchas grasas actúan en primera instancia como suministradores de energía. (Más adelante veremos que la cosa se complica un poco con algunas grasas.)

Las proteínas, por su parte, constituyen un caso particular digno de mención. A pesar de ser las responsables de suministrar energía, las proteínas se utilizan sobre todo para la construcción del cuerpo, desde el tejido muscular hasta el sistema inmunológico. Esto explica una de las caras del efecto de la proteína: el ansia incondicional de esta sustancia orgánica tan especial (quien renuncia durante un tiempo prolongado a las proteínas muere). Describámoslo de manera gráfica: en la construcción de una casa, necesitas energía para sus máquinas, es decir, corriente eléctrica. Al principio, podrías quemar las vigas de madera para el tejado o el parquet y utilizar el calor como fuente de energía, algo que no sería muy inteligente porque necesitarás esos materiales como elementos estructurales para la casa en construcción. Las proteínas son elementos estructurales del cuerpo. Sin ese material fundamental no puede construirse ni mantenerse ningún organismo (en esta imagen simplificada, los hidratos de carbono y las grasas serían algo así como dos fuentes de energía intercambiables). Por consiguiente, un nivel mínimo determinado de proteínas es indispensable. Esta es una de las caras.

Luego estaría la otra cara. Porque en el caso de las proteínas también vale la relación inversa, lo que les procura un estatus especial añadido: en cuanto un animal ha cubierto su necesidad de proteína, tiende a dejar de comer, cosa que no ocurre, con diferencia, en el caso de los hidratos de carbono y las grasas. Por tanto, es mucho más fácil darse un atracón de hidratos de carbono y de grasas. Para decirlo de nuevo de manera gráfica: en cuanto tenemos suficiente material de construcción, no seguimos acumulando material para la obra. Pero en lo que respecta a la corriente eléctrica casi nunca nos damos por satisfechos.

Desde un punto de vista de la técnica del metabolismo, esto está relacionado con el hecho de que el cuerpo no es capaz de almacenar el excedente de proteína con la misma eficiencia que emplea para el almacenaje de los hidratos de carbono y las grasas. Nuestro cuerpo acumula y guarda los hidratos de carbono y las grasas mediante formas particulares de almacenamiento que se denominan «glucógeno» (hidratos de carbono almacenados), y «triglicéridos» (grasas almacenadas). En un sentido más amplio, cabría definir nuestros músculos como formas de almacenamiento de proteínas, pero, como todo el mundo sabe, el miocardio no espera ser «quemado» para suministrarnos energía, si bien eso sucede ante una emergencia, cuando padecemos hambre. Sin embargo, en un caso normal, un cuerpo no se pone a «prender fuego» a sus valiosos músculos. Como fuentes de energía prefiere emplear primero las reservas de carbohidratos y de grasas.

Resumiendo: en muchos seres vivos, el abastecimiento de proteínas está regulado con rigor: no desean alimentarse de muy pocas proteínas pero tampoco de demasiadas. Los otros dos principales suministradores de energía —los hidratos de carbono y las grasas— poseen un rango secundario en el control del comportamiento alimentario, es decir, del hambre. Como es natural, también desempeñan un papel, pero están subordinados al principio proteínico, al efecto de la proteína. Este efecto parece extenderse por amplios sectores del reino animal: se muestra en los ratones y las ratas del mismo modo que en las arañas, los peces, las aves, los cerdos e incluso en los primates no humanos, como los babuinos y los orangutanes. Y, ¿quién sabe?, tal vez nos mueva a nosotros también, los primates humanos. Los seres humanos ¿poseemos una exigencia específica de proteína que determine el hambre y, por consiguiente, nuestro comportamiento alimentario?

Cuando les formulé esta pregunta, Simpson y Raubenheimer se hallaban ya desde hacía mucho tiempo en Inglaterra, en la Universidad de Oxford. Allí, el equipo de investigadores se encontró un buen día con la ingeniosa estudiante de zoología Rachel Batley. Y el azar quiso que los padres de Batley contaran con el recurso perfecto para llegar hasta el fondo del efecto de la proteína en la especie *Homo sapiens*: un chalet en los Alpes suizos.

El bufet en el chalet contenía todo lo que ansía un estómago hambriento, al menos durante los dos primeros días. De desayuno se servían cereales y pan francés, había cruasanes, jamón, melón, ciruelas y numerosas frutas más. Durante el almuerzo, se ofrecía desde pan con queso camembert hasta atún, ensaladas y yogur. Tampoco en la cena faltaba de nada: se podía elegir entre pescado, pollo, cuscús, patatas y judías, había a libre disposición carne de cerdo, arroz y verduras, y de postre se llevaba la guinda, entre otros, un pastel de almendras. Los conejillos de Indias —eran diez, tal como ya se mencionó, estamos hablando aquí del primer estudio breve— tenían permiso para comer tanto como quisieran. Solo había que dejar que Rachel Batley pesara antes las raciones y piezas que eligieran y no podían intercambiarse ningún plato entre ellos. De este modo, Batley llevaba la cuenta exacta de qué y cuánto comía cada uno.

El experimento no comenzó en realidad hasta el tercer y cuarto días. Entonces se dividió a los participantes en dos grupos. La mitad quedó asignada al grupo «rico en proteínas», y la otra mitad, al grupo «pobre en proteínas». Es decir, durante los siguientes dos días había dos mesas con un menú muy diferente: en la mesa 1, de la que solo podía servirse el grupo rico en proteínas, los platos principales eran pollo, lomo de cerdo, jamón, salmón y otros pescados, yogur, queso, leche y otros alimentos proteínicos. La mesa 2 estaba compuesta por una selección de alimentos pobres en proteínas, como cruasanes, gofres, pasta, patatas, cuscús, fruta, verdura, zumo de naranja y agua (agua había siempre para todos). De nuevo contaban todos con la autorización para comer tanto como quisieran hasta quedar saciados.

Por último siguieron dos días más en los que volvió a ponerse de nuevo en las mesas el menú común, y todos tenían a su disposición los mismos platos. Con ello se dio por concluida la recopilación de datos.

Con posterioridad, cuando Simpson y Raubenheimer, durante una estancia de investigación en Berlín, analizaron los datos reunidos por la estudiante Batley, obtuvieron la primera prueba experimental de que los seres humanos se comportan igual que los grillos mormones hasta un determinado punto, si bien por lo general de una manera una pizca más civilizada. También a nosotros nos impulsa el efecto universal de la proteína, también nosotros seguimos comiendo hasta haber saciado el hambre de proteínas.

Desde un punto de vista energético, las personas necesitamos —dependiendo del sexo, la estatura, el movimiento, la edad, etc.— alrededor de 2.000 (las mujeres) y hasta 2.500 (los hombres) calorías[23] por día. Todo el mundo sabe que hay personas que comen más que otras, lo cual, según el dogma central de la investigación sobre nutrición, conduce al sobrepeso. La norma dice: una caloría es una caloría, no importa de qué alimento proceda. Si comemos más que lo que quemamos, engordamos, y punto. En consecuencia tiene que funcionar por fuerza lo contrario: quien quiera adelgazar, que se limite a comer menos, por ejemplo, la mitad de todo («Come La Mitad», CLM). Este es el dogma.

Sin embargo, el estudio del chalet suizo revelaba que nosotros, los seres humanos, en realidad nos comportamos de una manera del todo diferente, con consecuencias de amplio alcance en la práctica, por ejemplo si se desea adelgazar. La investigación arroja una luz clara sobre por qué nos resulta tan difícil comer de todo la mitad y por qué el tan elogiado enfoque CLM está condenado a fracasar a la larga. A pesar de que el puro abastecimiento de energía resulta importante, la alimentación es mucho más que un mero suministro de energía, y una caloría no es siempre una caloría, al menos en este sentido.

Así, las personas objeto del experimento asignadas al grupo rico en proteínas, en los días del menú diferenciado no comieron, en comparación, tanto como en los días del menú completo. No. Durante esos días tomaron un 38 % menos de calorías. Y lo hicieron de una manera del todo espontánea, nadie los obligó a ello. Nadie les exigió ni les sugirió que comieran menos.

Llama la atención lo que se infirió del análisis de las sustancias nutritivas consumidas: el menor número de calorías fue el de las personas objeto del experimento que mantuvieron constante y de manera inconsciente su abastecimiento de proteínas. Dicho de otra manera, quien se servía del bufet rico en proteínas no se atiborraba sin límite, sino que dejaba de comer relativamente pronto. Habían satisfecho su hambre de proteína tan pronto debido al contenido proteínico de la comida. Por lo visto, el bufet rico en proteínas saciaba hasta tal punto que las personas objeto de las pruebas, sin saberlo, habían iniciado una dieta «voluntaria».

Justo al revés se comportaron los sujetos del experimento asignados al grupo pobre en proteína: se sobrealimentaron y comieron un 35 % más de calorías. Este hallazgo me parece de gran importancia porque ayuda a explicar por qué en la actualidad tenemos que luchar tanto con el sobrepeso. Al sobrealimentarse, los participantes del grupo pobre en proteína no hacían nada diferente, a un nivel más profundo, que sus amigos del otro grupo: tal como arrojaron los datos, también ellos trataron de mantener a un mismo nivel su consumo de proteínas. Ahora bien, para alcanzarlo tuvieron que hincharse a comer. Su bufé era tan pobre en proteínas, que para bien o para mal no les quedó otro remedio que comer más de lo normal para saciar su necesidad de proteínas. Podríamos formularlo de la siguiente manera: en el camino hacia el mínimo de proteína que el cuerpo necesita para funcionar, apareció una enorme cantidad de hidratos de carbono y de grasas que debían ser engullidos por fuerza.

Desde la perspectiva del dogma clásico de las calorías, los dos grupos se comportaron de una manera inexplicablemente errática, sin duda antagónica. Esa contradicción no se ve clara sino con las gafas del efecto de la proteína. Es entonces cuando el comportamiento en ambos casos se vuelve transparente y predecible: nosotros, los seres humanos, al igual que les ocurre a tantos otros animales, no solo andamos a la búsqueda incesante de energía o de calorías, sino que nos impulsa, además, el ansia de una determinada cantidad de proteínas, y somos extraordinariamente adaptables cuando se trata de asegurar nuestro objetivo proteico. Si se pone a nuestra disposición una alimentación rica en proteínas, la necesidad queda pronto satisfecha, nos sentimos saciados y dejamos de comer. Si la alimentación no cuenta con las proteínas suficientes, seguimos comiendo por instinto, ingerimos hasta que el cuerpo ha recibido lo que necesita, y esto significa que nos sobrealimentamos y engordamos.[24]

Bien, de acuerdo, pero ¿qué tiene esto que ver con el aumento de la obesidad en la época actual? Y ¿qué importancia se le adjudica en concreto para una dieta eficaz?

CÓMO LA REDUCCIÓN MODERNA DE LAS PROTEÍNAS OCASIONA LA SOBREALIMENTACIÓN

En la práctica, en el efecto de la proteína se oculta tanto una buena como una mala noticia. Comencemos por la mala.

Entre las principales fuentes de proteína en Alemania se encuentran, según el Estudio de Consumo Nacional, la carne, el embutido, la leche, el queso, el pan, las sopas, los potajes y el pescado. Los hombres toman a diario, de media, 85 gramos de proteína; las mujeres, 64 gramos. En ambos casos corresponde a un porcentaje en el suministro de energía del 14 % (muy similar, por cierto, al de las personas objeto del experimento en el chalet suizo, quienes mantuvieron su porcentaje de proteína en todas las circunstancias entre el 12 y el 14 %).[25]

Una de mis fuentes favoritas de proteína es el salmón. Y precisamente con el salmón puede exponerse de manera ejemplar el núcleo principal de la mala noticia: el filete de salmón que solemos encontrar en el supermercado y en la pescadería tiene un intenso color naranja y unas llamativas vetas blancas de grasa que recorren la carne. Si el salmón que compras tiene ese aspecto, puedes estar seguro de que es de criadero.

Si tienes posibilidad, en la siguiente compra echa un vistazo a un filete de salmón salvaje y compara. No es fácil, pues el salmón salvaje es dificilísimo de encontrar, prácticamente es imposible que lo oferten fresco en el mercado. Su carne tiene ese color típico entre rosa apagado y rojo chillón, y las vetas de grasa apenas se distinguen, la mayoría de las veces ni se ven.

Con ello hemos llegado al quid de la cuestión: una porción de 100 gramos de filete de salmón contiene 20 gramos de proteínas, tanto si se trata de salmón de criadero o de salmón salvaje. Sin embargo, el filete de salmón de criadero contiene quince veces más grasas que el mismo trozo de salmón salvaje, que solo aporta 1 gramo de grasas (véase la figura 1.2).

Claro, en determinadas comidas esas grasas generosas y jugosas del salmón de criadero se saborean muy agradablemente en la boca, como ocurre por ejemplo con el sushi. Yo como sushi de vez en cuando, prefiero prepararlo yo mismo, y desde el punto de vista de la salud no hay ningún motivo para renunciar a él por completo. Sin embargo deberíamos tener presente una cosa: debido a su contenido calórico, el salmón de criadero presenta una fuerte reducción de proteína. Frente al salmón salvaje, el de criadero está tan marcado por las grasas que cada caloría contiene mucha menos proteína que uno salvaje (es decir, un salmón natural, «normal»). Para saciar tu necesidad de proteína, tienes que comer más calo-

	Salmón de criadero		Salmón salvaje	
	Peso	Calorías	Peso	Calorías
Proteínas	20 g	80 (20 × 4)	21 g	84 (21 × 4)
Grasas	15 g	135 (15 × 9)	1 g	9 (1 × 9)
Hidratos de carbono	0 g	0 (0 × 4)	0 g	0 (0 × 4)
Suma		215		93

Figura 1.2 El salmón de criadero y el salmón salvaje contienen aproximadamente la misma cantidad de proteínas, pero el salmón de criadero es mucho más graso y, por consiguiente, suministra menos proteínas en proporción a sus calorías. Podría decirse que el salmón de criadero tiene una reducción relativa de proteínas. Los datos nutricionales proceden de dos filetes de salmón de mi supermercado, y se refieren a una porción de 100 gramos.

rías. Tu cuerpo te seduce de una manera casi imperceptible a sobrealimentarte. Tú no tienes la culpa. Tu organismo está haciendo su trabajo y se ocupa de que sobrevivas.

Aclaremos un punto importante: no se trata aquí de condenar a las grasas como tales. Al contrario, las grasas omega 3 del salmón son incluso extraordinariamente sanas (igual que muchos otros alimentos grasos, como, por ejemplo, el aceite de oliva, los aguacates y los frutos secos; sobre esto hablaremos en detalle más adelante, en los capítulos sobre las grasas). Lo que decimos es que un salmón de criadero, con las proteínas reducidas, se asemeja a una especie de caballo de Troya que nos infiltra muchas más grasas y, por consiguiente, más calorías de las que suponemos. El cuerpo ansía proteínas, muerde un pedazo de salmón con la esperanza de saciar su hambre de proteína y ¿qué recibe? ¡Una carga concentrada de calorías en forma de grasas como premio!

Las grasas, con 9 calorías por gramo, suministran casi el doble de energía que las proteínas y los hidratos de carbono, que registran 4 calorías por gramo. Así pues, con cada bocado de salmón de criadero ingerimos, en comparación con la variedad salvaje, una cantidad mayor de calorías y no recibimos ni una pizca más de proteínas.

Ahora bien, las grasas también nos sacian, por supuesto, y una dieta grasa, tal como veremos, puede ayudar a algunas personas a adelgazar si al mismo tiempo renuncian a otros alimentos. En general podemos decir que si el fenómeno de la reducción proteínica se limitara al salmón y a otros alimentos grasos sanos, el problema no sería tan grave como es en realidad. Sin embargo, el salmón y las grasas solo constituyen un ejemplo entre tantos sobre la reducción de proteínas en la alimentación actual.

Porque la reducción de proteínas se extiende por todo el paisaje alimentario moderno. Igual que con el salmón de criadero ocurre también, por ejemplo, con la carne y en concreto con el embutido, que está notablemente «engrasado». La carne de los animales salvajes es muchísimo más magra que la carne de los animales de granja que comemos de forma habitual (4 gramos de grasas en comparación con 20 gramos de grasas por cada 100 gramos).[26] El embutido es una categoría en sí mismo, una forma de carne muy procesada que no existe en la naturaleza. Además, el embutido ni siquiera se compone de proteínas sino de grasas. En realidad, no es carne en sentido estricto, sino un producto industrial graso con escasas trazas de proteína.

El problema de la reducción de proteínas es aún más acuciante. Va más allá del tema de las grasas. Podrás objetar que hoy en día es posible llevar una alimentación pobre en grasas. Y tendrías toda la razón. En el supermercado abundan los productos bajos en grasas: yogures de frutas con un 0,1 % de contenido en grasa, galletas sin grasas, bajo en grasas por aquí, bajo en grasas por allá, productos light. ¡El movimiento en favor de la dieta baja en grasas ha producido exquisiteces como las pizzas congeladas y la mayonesa baja en grasas! Así pues, ¿no podemos saciar la necesidad de proteínas sin demasiadas grasas alimentándonos con este tipo de productos bajos en grasas?

Sí, claro, poder, podemos. Ahora bien, «bajo en grasas» no significa «bajo en calorías». Los productos bajos en grasas —para compensar las grasas que faltan, es decir, para hacer que el alimento resulte apetecible después de haber retirado la grasa y de haberlo convertido en algo insípido— a menudo se enriquecen con tanto azúcar, que las proteínas que ese alimento podrían proporcionar quedan de nuevo sumamente reducidas, pero esta vez no con las grasas, sino con los hidratos de carbono. Nuestra situación no ha mejorado; todo lo contrario. Desde el punto de vista de la salud, el azúcar y los hidratos de carbono de rápida digestión son mucho más perjudiciales que la mayoría de las grasas. Por consiguiente, el problema no radica en las grasas en sí, sino en la reducción generalizada de las proteínas.

En cierto modo nos las estamos viendo con un experimento a escala global en el que todos nos servimos de una gigantesca mesa de bufet en la que (no en un grado absoluto pero sí muy elevado si lo medimos en calorías) existe una carencia relativa de proteínas.

En la exigencia de cubrir la necesidad de proteínas, nos alimentamos como las personas del grupo bajo en proteínas en el experimento del chalet suizo, es decir, con demasiadas grasas e hidratos de carbono. La consecuencia es que nos sobrealimentamos sin querer. Nos estamos sobrealimentando con grasas e hidratos de carbono en la búsqueda de proteínas.

Si pensamos que esta sobrealimentación está motivada en última instancia por un instinto de supervivencia profundamente arraigado (tal como ya mencionamos, quien no come suficiente proteína muere), queda aclarada la gravedad de esta situación crítica en la que estamos inmersos. Si yo redujera el oxígeno en el aire, ¿qué harías? Hiperventilar. ¿Qué, si no? ¿Con qué otro remedio cuentas en un caso de emergencia? El cuerpo necesita un mínimo de oxígeno para sobrevivir, así que respirarías más veces. Pero ahora me pongo a enriquecer el aire de oxígeno reducido (proteínas) con calorías (hidratos de carbono y grasas). ¿Qué sucederá? ¡Quién lo habría dicho! Engordas. Engordas porque te gusta estar vivo.

Y ahora prepárate para la siguiente y adecuada reflexión. ¿Acaso en el futuro, para mantener el peso a raya, deberías respirar algo menos de aire? A menudo se comenta que evitar la obesidad, adelgazar y mantener una línea esbelta no es más que un asunto de autodisciplina. Solo se requiere un poco de esfuerzo. Pero ¿qué te parece más realista? ¿Piensas que la humanidad ha perdido en las últimas décadas, de repente y en todo el mundo, su capacidad de autocontrol? ¿O crees que algo en el entorno ha provocado esta situación crítica y está desorientando nuestros instintos naturales? Yo considero un poquitín más plausible esta segunda interpretación. Y un elemento central de esta situación crítica —aunque no el único— consiste en la reducción de las proteínas.

Entretanto, esa reducción proteínica ha adoptado un carácter universal. No se limita al pescado de criadero, ni a la carne de animales de granja, ni al embutido, ni a los alimentos enriquecidos con azúcar. Como regla general, en cualquier alimento procesado cabe esperar una determinada reducción de las proteínas (los productos están enriquecidos con grasas, con azúcar, o con ambas cosas a la vez).

Podríamos decir que algunos «alimentos» de fabricación industrial que abarrotan los estantes de los supermercados son «cebos proteínicos» en toda regla: huelen y saben a proteína pero no nos suministran ninguna cantidad de proteína digna de mención.[27] A continuación expondré una breve explicación al respecto.

El estudio en el chalet suizo fue, como ya se ha dicho, muy reducido, provisional, nada más que un comienzo. Sin embargo, desde entonces el efecto de la proteína se ha confirmado con otros estudios y experimentos más amplios y mejor controlados.[28] Uno de estos experimentos reveló que las personas objeto de las pruebas pertenecientes al grupo pobre en proteínas consumieron más calorías, y estas calorías de más se las procuraron picando entre comidas con preferencia por cosas saladas, sabrosas. También en estas ocasiones las diez personas del experimento no tenían tan solo hambre, tenían un hambre específica de proteínas.[29] Por esta razón echaron mano de alimentos sabrosos: las cosas para picar de este tipo —cacahuetes, almendras o pistachos, por ejemplo— son pequeñas bombas de proteínas. La dosis de proteína queda saciada, paramos de comer; ya solo por este motivo los frutos secos son un aperitivo excelente. No en vano, los frutos secos (véase el estudio de Harvard que mencioné en la introducción) ayudan a mantener el peso.

En el caso de los aperitivos procesados por la industria, la cosa tiene un aspecto muy distinto. Engañan a nuestra exigencia de proteína de una manera endemoniadamente genial. Jamás atribuiría mala intención a un sector del comercio que se comporta con absoluta sinceridad como la industria alimentaria, por supuesto que no. Sin duda ha desarrollado con buena mano la forma de «optimizar» algunos de sus productos con el aura de ser proteína pura aunque en verdad apenas la contienen. Un ejemplo de ello son los nuggets de pollo, que tan mala fama tienen. Bien, vale, eso es comida rápida, claro, pero la mayoría de nosotros consideramos que los nuggets de pollo son una buena fuente proteínica. En verdad, estas «pepitas de pollo» rebozadas se componen en su mayor parte (¡casi el 60 %!) de grasas. Una cuarta parte de las calorías procede de los hidratos de carbono. Y sí, luego, en último lugar, ese producto cárnico manipulado por la industria contiene algunas trazas de proteínas.[30] O pensemos en las patatas chips que tanto adoraba en otros tiempos. Especialmente engañosas son las patatas chips «sabor barbacoa», que prometen al sentido del gusto y al cerebro proteína cárnica en una concentración elevada y como recién salida de la parrilla, pero lo que engullimos son hidratos de carbono y grasas (figura 1.3): comemos y comemos con ganas, con la esperanza inconsciente de saciar la exigencia de proteína, pero no recibimos nada más que una homeopática porción reducida. Y así seguimos comiendo y comiendo.

Una breve conclusión intermedia: evita siempre todos estos cebos proteínicos y en general todos aquellos alimentos que se

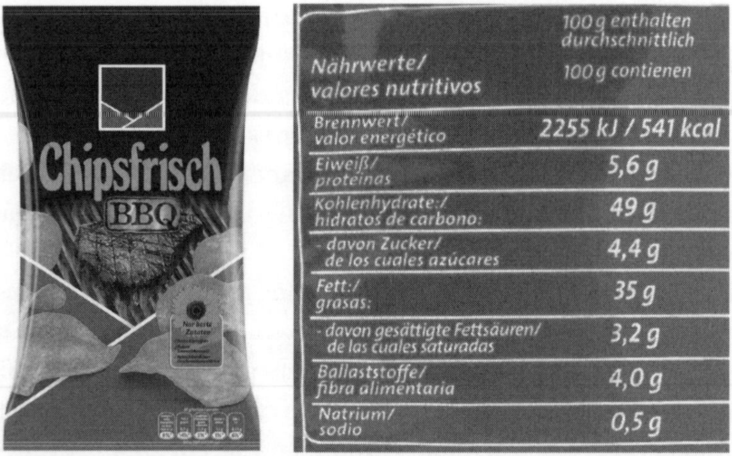

Nährwerte/ valores nutritivos	100 g enthalten durchschnittlich / 100 g contienen
Brennwert/ valor energético	2255 kJ / 541 kcal
Eiweiß/ proteínas	5,6 g
Kohlenhydrate:/ hidratos de carbono:	49 g
- davon Zucker/ de los cuales azúcares	4,4 g
Fett:/ grasas:	35 g
- davon gesättigte Fettsäuren/ de las cuales saturadas	3,2 g
Ballaststoffe/ fibra alimentaria	4,0 g
Natrium/ sodio	0,5 g

Figura 1.3 ¡Queda inaugurada la temporada de las barbacoas! Con aroma a filetes adobados, las patatas chips «sabor barbacoa» prometen a los sentidos y al cerebro una porción concentrada de proteínas, pero la realidad es que engullimos casi únicamente hidratos de carbono y grasas (el porcentaje de proteínas es en este caso de un 4 % de las calorías totales). Estos cebos proteínicos nos incitan a seguir comiendo porque se tarda mucho, muchísimo tiempo hasta que su promesa se cumple y la dosis de proteína queda saciada.

Alimentos no (o poco) procesados	Porcentaje de proteína (calorías)
Pescado y marisco	68,3%
Carne	52,5%
Huevos	36,6%
Leche y yogur	28,4%
Legumbres (alubias, lentejas, garbanzos)	25,6%
Verdura (brócoli, etc.)	24,9%
Pasta	14,2%
Patatas	10,8%
Promedio:	27,6%

Alimentos muy procesados	Porcentaje de proteína (calorías)
Sopas instantáneas	32,3%
Productos de carne procesada (embutidos, etc.)	31,7%
Pizza congelada	16,6%
Pan	13,6%
Pasteles, galletas, etc.	5,8%
Zumos de fruta y refrescos sin alcohol	5,4%
Patatas fritas, patatas chips	5,1%
Postres preparados (por ejemplo, flan)	2,7%
Promedio:	9,5%

Figura 1.4 Los alimentos industriales muy procesados, en comparación con los naturales, tienen reducidas las proteínas de manera generalizada. Este truco endemoniadamente genial de la industria alimentaria conduce a que nos hinchemos de comer y aun así sigamos hambrientos. Una comida que nos saciara por completo sería perjudicial para el negocio. Con el rótulo «porcentaje de proteína» nos referimos al porcentaje de calorías (energía) que proceden de las proteínas. Las categorías están establecidas de manera general (así, por ejemplo, en este análisis del pescado y de la carne no se distingue la procedencia de criadero o salvaje, lo cual, tal como hemos visto, es una diferencia notable. También aquí es válida la regla general: cuanto más natural, menor es la reducción de las proteínas). Una cosa que tal vez sorprenda: la verdura contiene en proporción mucha proteína; el brócoli, por ejemplo, se compone principalmente de proteínas en lo que respecta a las calorías.[31]

inventaron para engañar a tus instintos. Dicho de una manera clara y simple: renuncia a todo alimento industrial. Aunque no siempre se trata de cebos proteínicos, a los alimentos procesados por la industria se les reducen de manera sistemática las proteínas (figura 1.4). Come comida auténtica, natural. Cuanto más natural, mejor. O como decía el periodista estadounidense Michael Pollan: «No comas nada que tu abuela no habría reconocido como comida».[32]

CON QUÉ DIETAS COMEMOS MENOS SIN ESFUERZO

Hasta aquí las malas noticias. Vamos a las buenas. Porque puedes utilizar el efecto saciante de la proteína en tu propio provecho. Muchos platos populares y muchas dietas giran en torno al efecto de la proteína, flirtean con él, en ocasiones sin saberlo.

Sobre la base del principio proteínico, la preferencia de la comunidad paleolítica («alimentación paleolítica», más al respecto en el siguiente capítulo) por los bistecs y la carne de animales que se alimentan de hierba adopta un sentido más profundo: aparte de que esa carne «natural» es más sana, nos ofrece más proteínas por caloría porque es menos grasa.[33] La comida industrial no tiene nada que ver con una alimentación auténticamente paleolítica, y por ello no puede hablarse en absoluto de reducción proteínica, más bien al contrario: en la práctica, *paleo* significa que se engullen proteínas más que suficientes. La consecuencia: nos sentimos saciados con mayor rapidez.

A la facción que está a favor de los alimentos bajos en grasas les afecta el problema desde una perspectiva muy distinta. Intenta rebajar el contenido en grasa de la dieta. Pero a fin de cuentas esto conduce, al menos en parte, a algo similar. Si se apunta a rebajar tan solo el porcentaje de grasas de la dieta, el porcentaje de proteínas tiende a ascender y quedamos saciados antes.

En cambio, los partidarios de la dieta baja en carbohidratos no centran su atención en las grasas sino en aquella otra fuente de energía con la que solemos sobrealimentarnos en la búsqueda de proteínas. Su objetivo es evitar los hidratos de carbono. Muchas dietas famosas bajas en carbohidratos (Atkins, South Beach, Zone, etc.) pueden describirse sin embargo como dietas de alta proteína, ya que en ellas los hidratos de carbono se sustituyen con proteínas. Eso sacia el hambre, uno de los motivos de la popularidad constante del movimiento en favor de las dietas bajas en carbohidratos.

En cambio no existe ninguna dieta baja en proteínas, y si alguien llegara a pensar alguna (por imaginación que no quede), es poco probable que gozara de gran popularidad. Ahora ya sabes por qué. (Tal como se ha dicho, la industria alimentaria es la excepción perversa: una dieta baja en proteínas que desde el punto de vista de la industria representa la «dieta» ideal por antonomasia, esto es, una dieta que siempre nos deje con hambre...)

Como es natural, la mejor dieta es en definitiva aquella que puede mantenerse en el día a día. En este sentido, el bienintencionado principio CLM (come la mitad) es tan correcto como poco realista. Por Dios, como si todo aquel que quiere adelgazar no supiera que come demasiado y que sería una buena idea comer menos. ¡Como si no lo hubiera intentado ya hace tiempo! La verdadera pregunta es esta: ¿cómo hacemos para comer menos y no sufrir demasiado? ¿Cómo puede llevarse a la práctica eso que se dice con tanta facilidad? ¿Qué deberíamos ingerir para no tener ganas de comer tanto? El principio proteínico aporta en este punto una sólida base de partida. Ese principio dice que lo primero que debería asegurar una dieta es que la necesidad de proteínas queda cubierta. Una alimentación rica en proteínas sacia el hambre.

Decenas de investigaciones de estos últimos años corroboran este principio. Para decirlo con claridad: no, las proteínas mismas no son ninguna panacea, y como ocurre siempre en los temas complejos, ni la obesidad ni adelgazar son fenómenos unidimensionales. Existen otros numerosos aspectos que también desempeñan un papel importante, desde los hábitos culturales hasta las bacterias que habitan en el intestino, tal como veremos. No obstante, si existe una conclusión consistente que destaque a partir de los estudios que, por lo demás, suelen contradecirse sobre el tema de adelgazar, es la siguiente: las «dietas proteínicas» son eficaces porque son prácticamente las únicas que llevan a que uno coma menos sin esfuerzo. Veamos dos ejemplos.

En un estudio, unos investigadores daneses impusieron dos dietas diferentes, ligeramente reducidas de grasas, a cincuenta personas obesas que se sometieron al experimento. El porcentaje de grasa del suministro de energía ascendía a casi el 30 %. Nadie debía pasar hambre, todos estaban autorizados a comer tanto como quisieran. Para ello, en el centro de investigación se montó un supermercado donde los participantes podían servirse de manera gratuita.

Aparte de la regla del 30 % de grasas había otra condición más que quedaba garantizada y controlada en el supermercado por un experto nutricionista: la gente del grupo 1 debía limitar su consumo de proteína al 12 %; los miembros del grupo 2, en cambio, debían tener un consumo de proteínas del 25 % —bastante elevado, por tanto— del consumo total.

El experimento se desarrolló durante medio año. Llegado ese momento, las personas sometidas a la prueba perdieron algunos kilos sobrantes, tal como se esperaba. Sin embargo, se revelaron unas diferencias drásticas entre los dos grupos: mientras que los participantes del grupo de proteínas moderadas habían adelgazado una media de «solo» 5,9 kilos, los participantes del grupo de proteínas elevadas habían perdido 9,4 kilos. Algunos llegaron a bajar incluso más de 10 kilos en esos seis meses; pero mientras que en el grupo de las proteínas moderadas solo lo consiguió el 9 % de los participantes, en el grupo de las proteínas elevadas lo logró el 35 % de sus miembros. Resumiendo: a quien come más proteínas, le resulta más fácil adelgazar.

Quien adelgaza obtiene un provecho también en la salud. Así, el perímetro abdominal de los participantes del grupo con alto contenido en proteínas se redujo de promedio unos diez centímetros (en los otros fueron cuatro centímetros), y perdieron el doble de grasa intraabdominal que los del grupo de las proteínas moderadas. Por «grasa intraabdominal» se entiende aquella grasa visceral que se acumula y rodea los órganos como el hígado, los riñones, etc. Cuando un hombre tiene el aspecto de una mujer embarazada en el último trimestre, no le falta grasa intraabdominal. Esta grasa tiene una elevada actividad en el metabolismo y desde el punto de vista de la salud resulta muchísimo más perjudicial que aquella grasa subcutánea que se puede asir entre los dedos (y que más bien es inofensiva).[34]

En otro estudio más reciente realizado por científicos de la Universidad de Washington en Seattle había solo un grupo cuyos participantes se sometieron de forma consecutiva a diferentes dietas. Las dos primeras semanas comenzaron con una dieta estándar que se componía de un 15 % de proteínas, un 35 % de grasas y un 50 % de hidratos de carbono.

Durante las siguientes dos semanas se intercambió una parte de las grasas por proteínas (30 % de proteínas, 20 % de grasas, 50 % de hidratos de carbono), pero se garantizó que las personas objeto de las pruebas ingirieran la misma cantidad de calorías que antes. Como era de esperar, nadie perdió peso de esta manera. En cambio, en la fase rica en proteínas, los participantes informaron que tenían una sensación clara de menos hambre. A pesar de tomar las mismas calorías, se sentían más saciados con la dieta proteínica. Una vez más se demuestra que, en lo que a la saciedad se refiere, una caloría no siempre es una caloría. En el momento en que las calorías son ingeridas en forma de proteínas, nos sentimos saciados con mayor rapidez.

Entonces llegó la última fase, la decisiva. Igual que antes, todos siguieron con esta dieta rica en proteínas, pero estaban autorizados a comer tanto como quisieran durante las siguientes doce semanas. La sorprendente consecuencia fue que al cabo de veinticuatro horas los participantes redujeron su toma diaria de energía en casi 500 calorías sin que nadie se lo pidiera. Los participantes en ese estudio se sentían tan saciados debido al excedente proteínico que, si se les dejaba, comían menos de manera voluntaria.

Este efecto saciante de la proteína se mantuvo durante las siguientes semanas y hasta el final del experimento. Así pues, no es de extrañar que las personas objeto de las pruebas se libraran de una media de casi 5 kilos (la mayor parte de ellos en forma de masa adiposa). Asombrados por el resultado, los investigadores de este estudio hablan del «efecto anoréxico» por parte de la proteína.[35]

He seleccionado dos estudios especialmente impactantes a modo de ejemplo, pero ninguno de ellos representa excepciones ni en la organización ni en los resultados. Reflejan las conclusiones a las que llega la investigación actual relacionada con la obesidad. Recientemente, un equipo internacional de científicos compendió en un estudio panorámico los resultados de 38 investigaciones de este tipo con los datos de más de 2.300 personas que participaron en los experimentos. En resumidas cuentas: las dietas ricas en proteínas conducen a una pérdida de peso más acusada que las dietas pobres en proteínas.[36]

A la vista de estos resultados inequívocos y alentadores podríamos decir: entonces ¿a qué estamos esperando? Si las proteínas sacian así de bien, ¡hinchémonos a bistecs y a pechugas de pollo! ¡A saco con las tortillas, la leche, los huevos y todas las demás bombas proteínicas!

Es cierto que hay personas que han conseguido poner coto a sus problemas de peso con estrategias de este tipo, y no raras veces después de repetidos intentos fracasados a lo largo de los años. Es posible también que algunos hayan salvado incluso la vida de esta forma, aunque sus hábitos alimentarios no se considerarían «objetivamente» (es decir, según la mayoría de nosotros) como los más recomendables. Veremos de una forma más detallada lo que significa esto en un capítulo posterior.

Por ahora detengámonos en esta visión general. Si además del tema de adelgazar, tenemos en cuenta la salud a largo plazo y el fenómeno del envejecimiento, por desgracia ese abastecimiento proteínico desenfrenado complica las cosas. El inconveniente decisivo: determinadas proteínas, cuando se las consume con demasiada frecuencia, fomentan el proceso de envejecimiento. Esas proteínas, ingeridas en exceso, elevan el riesgo de numerosas enfermedades de la vejez. En el siguiente capítulo sabrás qué proteínas son esas y cómo podemos alcanzar el equilibrio correcto entre el peso y la salud. En él encontrarás también la aguja de la brújula de las proteínas, que ofrece una visión resumida de qué proteínas deberías comer más y cuáles menos.

CAPÍTULO 2

LAS PROTEÍNAS II

MOTOR DEL CRECIMIENTO Y DEL ENVEJECIMIENTO

¿MURIÓ ATKINS A CAUSA DE LA DIETA ATKINS?

A comienzos de 2004, llegó a la redacción del *Wall Street Journal* un informe del forense municipal de la ciudad de Nueva York que en realidad era de alto secreto y no estaba destinado a la opinión pública. Ese documento, provisto en la parte superior con el sello de CONFIDENCIAL, estaba fechado el 17 de abril de 2003, y el hombre que había muerto ese día y sobre quien versaba el informe se llamaba Robert Atkins, el inventor de la dieta Atkins.[37]

Hasta entonces siempre se había dicho que Atkins había fallecido a la edad de setenta y dos años como consecuencia de un traumatismo craneal después de resbalar y darse un golpe en la cabeza contra una acera helada de Nueva York cuando se dirigía al trabajo por la mañana. Un accidente tonto, fatal.

Sin embargo, el informe del forense sugería que esa historia del accidente podía esconder la verdad. En cualquier caso, hubo motivos para que se desencadenaran todo tipo de especulaciones. Escritas a mano, con el típico trazo *staccato* de médico, en el informe aparecían abreviaturas como MI, CHF y HTN. Se utilizaba MI para *Myokard*, es decir, infarto de miocardio; CHF significa *congestive heart failure*, esto es insuficiencia cardíaca,[38] y HTN es la abreviatura para *hypertension*, hipertensión arterial. Cualquiera que fuera la causa directa de su caída (¿una acera helada?, ¿un colapso circulatorio o un infarto?), por lo visto el doctor Robert Atkins padecía una dolencia grave del corazón. Además, está probado que Atkins, un año antes de su muerte, en 2002, había sufrido un paro cardíaco, pero atribuido supuestamente a una infección vírica.[39]

Y con ello volvió a avivarse una antigua polémica entre los fervientes admiradores y los enconados detractores de Atkins. Mientras que los partidarios de la dieta de su gurú seguían defendiéndola, para sus adversarios ya no quedaba duda ninguna: ¡Cómo no! ¡Fue la dieta Atkins la que mató a Atkins!

Dejando a un lado el hecho de que en este caso será difícil indagar la verdad, se podría decir que el historial clínico de Atkins es al fin y al cabo un asunto personal que no nos incumbe es absoluto. En contra se halla el hecho de que su dieta se cuenta entre las más famosas del planeta. Goza de una posición más destacada que cualquier otra.

Y Robert Atkins, que era tan modesto que bautizó a la dieta con su propio apellido, abogó en cuerpo y alma por su tipo de alimentación. Hay fotografías en las que aparece sosteniendo, frente a la cámara y con actitud ostentosa, una sartén repleta de tocino y huevos fritos, o posando con tenedor y cuchillo especiales para carne frente a un gigantesco asado al tiempo que sonríe con satisfacción y felicidad. Atkins no solo predicaba la dieta Atkins, la vivía.

Además, en su calidad de médico, Atkins no solo prometía a sus pacientes «adelgazar sin pasar hambre», sino también una energía vital completamente nueva, bienestar y, sobre todo, salud. «La dieta Atkins es, probablemente, la única dieta que tiene tu salud en el punto de mira», publicitaba en 1992 a propósito de su libro *La nueva dieta Atkins*, y en él anunciaba de una manera explícita cómo protegerse de aquellas dolencias que, según se comprobó, él mismo padeció:

> [La dieta Atkins] es muy energética. [...] Ofrece una solución duradera para muchos de los trastornos de la salud más conocidos: cansancio, irritabilidad, depresión, dificultad para concentrarse, dolor de cabeza, insomnio, sensación de vértigo, muchas formas de mialgias y de dolores articulares, acidez de estómago, colitis, hidropesía, síndrome premenstrual, incluso la dependencia de la nicotina. [...] Además, incluso la hipertensión arterial, la diabetes y la mayoría de las dolencias cardiovasculares reaccionan con una extraordinaria rapidez a esta dieta. Como yo era cardiólogo en funciones cuando la prescribí, y entre el 30 y el 40 % de mis pacientes siguen viniendo a mi consulta con problemas cardiovasculares, es fácil imaginar que la mayor parte de mi éxito se fundamenta en las ventajas de esta dieta para el corazón.

Atkins era la encarnación del gurú de la dieta baja en carbohidratos. Según su plan de acción, quien pretenda adelgazar puede comer en abundancia carne, pescado, queso, embutido, tocino, mantequilla, nata y huevos, tanto como desee, pero a cambio debe renunciar a los hidratos de carbono: el azúcar, el pan, las patatas, la pasta y el arroz. En su dieta, el suministro de energía se compone de un porcentaje muy elevado de grasas, pero las proteínas no se quedan para nada cortas: alrededor del 30 % de la ingesta de calorías procede de las proteínas, predominantemente de origen animal,[40] muy por encima del 14 % de proteínas que ingerimos de manera habitual. El hecho de que estas cantidades de proteína den lugar a cierta sensación de saciedad no debería sorprendernos demasiado después del capítulo anterior.

No en vano, la dieta Atkins (baja en carbohidratos) goza todavía de gran popularidad. Y, de hecho, en lo que a la pérdida de peso se refiere, Atkins obtiene unos resultados muy buenos en las pruebas, sobre todo a corto plazo. Las dietas son un asunto muy particular, pero expresado de manera general solo hay unas pocas con las que puedan derretirse tantos kilos de forma tan rápida como con esta.

Un equipo de investigadores de la Universidad Stanford, en California, comparó hace unos pocos años los resultados de 48 tests serios realizados a distintas dietas. Estos resultados, expuestos en la prestigiosa publicación médica especializada *JAMA*, pueden resumirse del siguiente modo: con la dieta Atkins, al cabo de seis meses se pierde una media de 10 kilos (las diferencias entre las personas son considerables,[41] como ya se ha mencionado). Lo cierto es que eso no la hace más revolucionaria que los planes dietéticos de la competencia, pero en la de Atkins se puede comer tanto como se quiera, cosa que no es aplicable a la mayoría de las dietas, como todo el mundo sabe. Aunque esa comparación no esté libre de objeciones, la ventaja recae en favor de la de Atkins.

De todas maneras, y esto también lo confirman los datos, esa notable ventaja se pierde a medida que pasa el tiempo. Es típico que las personas objeto de los experimentos y sometidas a una dieta —da lo mismo cuál— vuelvan a engordar poco a poco al cabo de medio año. Van apartándose cada vez más de la dieta y regresan a sus antiguos hábitos alimentarios. Al cabo de un año, la pérdida de peso es, de promedio, de «tan solo» 6 kilos. Llegados a ese punto, las diferencias entre la dieta Atkins y las demás han desaparecido en su mayor parte, y hay incluso algunas dietas bajas en grasas que obtienen mejores resultados (por la mínima).[42]

Como es natural, todo investigador de dietas desea contar con personas que se sometan obediente y honradamente a las pruebas. Sin embargo, la realidad muestra que solo poquísimos participantes cumplen al cien por cien de las directrices de la dieta que se les asigna (lo cual es comprensible: hay que tener en cuenta que en un experimento científico se aterriza aleatoriamente en un determinado grupo de dieta: no puedes elegir por ti mismo la dieta que tendrás que seguir día a día, y si no te gusta, mala suerte). La mayoría de las personas que se someten a las pruebas hacen más o menos trampas. La dejadez aumenta sin remedio con las semanas y los meses. Esto se pone de manifiesto prácticamente en todas las dietas y de una manera muy concreta en aquellos planes extremos de adelgazamiento, entre los cuales, para muchos, se incluye la dieta Atkins.[43]

También este es un resultado digno de mención: precisamente la dieta Atkins, que en un primer momento suena bien sabrosa, por no decir que parece un banquete en toda regla para comilones, a la larga no resulta tan atractiva para gran parte de nosotros como se sugiere al principio. Muchos no la aguantan, así de sencillo.

Justo aquí se encuentra también, aunque resulte irónico, la buena noticia. Y es que precisamente determinadas dietas ricas en proteínas (Atkins es solo el ejemplo con más renombre), por muy eficientes que puedan resultar cuando se trata de adelgazar con rapidez, a la larga son más bien perjudiciales para la salud, y decir que son «más bien perjudiciales» es quedarse corto. Así pues, en este capítulo trataremos de averiguar cómo pueden aprovecharse las ventajas de aquellos tipos de alimentación que inciden sobre todo en la ingesta de proteínas sin tener que asumir los inconvenientes de la clásica dieta Atkins.

EN LA MADUREZ NECESITAMOS MENOS PROTEÍNAS

Las primeras advertencias sobre el efecto perjudicial para la salud de un exceso de proteínas se pronunciaron décadas atrás, y también Atkins podría haberlas tenido en cuenta si hubiera querido. Así, por ejemplo, un estudio publicado en los años setenta en la prestigiosa revista especializada *Nature* revelaba que existe un medio muy simple de transformar a una rata en una paciente con dolencias de corazón y de riñón: para ello solo hay que aumentar el porcentaje de proteína de su alimentación a los niveles de la dieta Atkins (figura 2.1).[44] En estos últimos años se ha confirmado la sospecha de que algo similar podría ocurrirles a los seres humanos.[45]

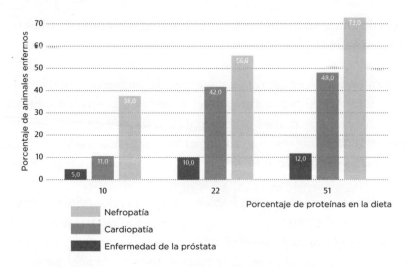

Figura 2.1 Cuanto mayor es el porcentaje de proteínas en la dieta, más resultán afectadas las ratas por todo tipo de dolencias.[46]

A las proteínas ya les precedía cierta fama desde que, en 2014, tras una serie de estudios realizados en diferentes laboratorios del planeta y que generaron mucha expectación, se dedujo que los tipos de alimentación ricos en proteínas pueden acelerar el proceso de envejecimiento y acortar la vida en general.

Uno de los científicos que marcó la diferencia en esos estudios no fue tampoco en este caso un nutricionista sino un gerontólogo llamado Valter Longo, de la Universidad del Sur de California, en Los Ángeles. Longo, director del Departamento de Longevidad de la universidad, resume los resultados de sus largas y minuciosas investigaciones de muchos años de la siguiente manera:

> Estudiamos organismos simples, pero también ratones hasta llegar a los seres humanos, y pudimos demostrar convincentemente que las dietas ricas en proteínas —en concreto cuando las proteínas proceden de animales— son casi tan perjudiciales para la salud como fumar.[47]

¡Como fumar! ¡Madre mía! ¿Cómo llega el científico a esa conclusión radical? ¿Está justificada su afirmación?

Valter Longo y su equipo analizaron los datos nutricionales de casi 6.400 personas a partir de los cincuenta años de edad. En ellos se puso de relieve que las personas que en los años de la madurez (entre los cincuenta y los sesenta y cinco) comen abundante proteína (el 20 % de la ingesta de calorías o más en comparación con quienes consumen menos del 10 %) se enfrentan a un riesgo de mortalidad muy elevado.

Unas palabras al respecto: nuestro riesgo de mortalidad sigue siendo, como es sabido, del cien por cien; la gerontología no ha cambiado hasta ahora nada en este sentido. Así que si lees que el riesgo de mortalidad se ha elevado o reducido, ello se refiere siempre al tiempo (limitado) de observación de una investigación. Dicho con otras palabras: dentro del período de observación (de dieciocho años en este caso) no murieron las 6.400 personas que participaban en el estudio, sino solo una parte de ellas. Lo más alarmante fue que ese riesgo se elevaba al 74 % si se comía proteínas en exceso. El riesgo de contraer cáncer se multiplicaba incluso por más de cuatro, unos números bastante inhabituales en la investigación sobre nutrición y que se muestran más bien en los estudios sobre el hábito de fumar o el abuso del alcohol.[48]

Ahora bien, por muy clara que pueda manifestarse esa asociación, una correlación sola no demuestra que el consumo de mucha proteína sea también la causa del cáncer y de otras enfermedades. Como suele decirse en la jerga científica, la correlación no demuestra ninguna causalidad. Podría darse la coincidencia de que, por la razón que sea, los adoradores de las proteínas lleven una vida menos sana que sus congéneres esquivos a la proteína, y que sea esto último, y no la proteína en sí, lo que eleve su riesgo de mortalidad y el de contraer cáncer.

Ese dilema de la correlación y de la causalidad es un problema fundamental de numerosos estudios sobre la alimentación, y ya ha provocado muchas confusiones y desgracias. Los mitos alimentarios se configuran con frecuencia en este punto. La confusión entre correlación y causalidad es, por ejemplo, el motivo por el cual al café se le colgó el sambenito inmerecido de ser perjudicial para la salud. Había datos que señalaban que un consumo frecuente de café iba acompañado de un elevado riesgo de mortalidad, hasta que se averiguó que, en realidad, el café reduce el riesgo de mortalidad. ¿Dónde estaba el problema? Pues en que el grupo de los cafeteros tiene tendencia a fumar. Si se elimina ese factor perturbador, el café en sí resulta que es bueno.[49]

Por tanto, la pregunta decisiva es: una alimentación rica en proteínas ¿constituye una causa real de padecer cáncer?

Para examinar esta cuestión, Longo y sus colaboradores realizaron un experimento, el cual, a mi entender, rayaba el límite de lo éticamente admisible. Implantaron 20.000 células cancerígenas de mama a unas hembras de ratón y las sometieron a diferentes dietas.

Ya que las células cancerosas y los pequeños tumores microscópicos se forman una y otra vez de manera espontánea (también en los seres humanos), el criterio decisivo para dictaminar un eventual desorden es si se desarrolla el cáncer y en qué grado (a partir de cierta edad dormitan en muchos de nosotros minitumores, que por suerte no crecen de una manera tan descontrolada como para que acaben por matarnos).[50]

En este punto, la alimentación desempeña un papel fundamental. Al fin y al cabo, la alimentación nutre también al cáncer. Resultó que con una dieta proteínica se había desarrollado un tumor en todos los animales sin excepción al cabo de dieciocho días. En cambio, en el grupo de la dieta pobre en proteínas esa «incidencia de tumor» ascendía solo al 70 %. Esto significa que con ayuda de una dieta pobre en proteínas se evitaron muchos tumores, ¡y eso a pesar de que ya existían debajo de la piel 20.000 células cancerígenas![51]

Si recordamos para qué son de verdad buenas las proteínas, esos resultados adquieren también un sentido biológico. Las proteínas sirven para la construcción del cuerpo. Constituyen el material esencial de construcción para el crecimiento celular. Las células del cuerpo poseen en su interior unas moléculas que evalúan si las células pueden crecer o no. Una molécula fundamental de control en este sentido es la denominada mTOR (*mechanistic target of rapamycin*).[52] Las moléculas mTOR están al acecho en nuestras células y observan en qué niveles se hallan la alimentación y la energía. Si el abastecimiento está bien, mTOR puede emitir a la célula la señal de crecimiento y las células pueden hacerse más grandes y más gordas y dividirse, es decir, multiplicarse. De esta manera crecen los tejidos, por ejemplo el tejido muscular.

La molécula mTOR se activa sobre todo por las proteínas. Sin proteínas no hay ninguna actividad mTOR. Las proteínas son, por consiguiente, la señal decisiva para el crecimiento de las células, lo cual no es para nada sorprendente si pensamos que nuestras células están compuestas predominantemente de proteínas.[53] No en vano los culturistas adoran los batidos de proteínas.

Como fórmula simplificada podemos retener lo siguiente (las flechas indican «activación»):

Proteínas ➙ mTOR ➙ Crecimiento celular

En la edad infantil, cuando nos estamos desarrollando, por supuesto que es deseable un continuo crecimiento de los tejidos. Sin embargo, en algún momento estos, en su mayor parte, «dejan de desarrollarse». Como adultos seguimos necesitando cierta medida de crecimiento, aunque solo sea para reemplazar las células consumidas, como las de la piel y otros tejidos y materiales, pero no lo necesitamos ya con tanta intensidad como en la adolescencia. Aquel que en la edad adulta consume proteínas con gran entusiasmo, y pone a las moléculas mTOR a trabajar a toda máquina, está animando a su cuerpo a un crecimiento continuo a pesar de que sus células corporales preferirían un ritmo algo más moderado. Enardecida por las proteínas y por la molécula mTOR, la célula construye y construye, aunque esa furia constructora no está en relación directa con la necesidad. Los productos de construcción, que están compuestos a su vez en su mayor parte por proteínas, se acumulan (en lugar de ser descompuestos y eliminados), forman «grumos» y destruyen las células, por ejemplo las células cerebrales, como ocurre en la enfermedad de Alzheimer.

Podríamos decir que el crecimiento celular se transforma así en envejecimiento celular:

Proteínas → mTOR → Envejecimiento celular

Cuando se expone a los ratones a ciclos de dietas con reducción de las proteínas (una semana con dieta pobre en proteínas, la siguiente semana comida normal, a continuación de nuevo comida pobre en proteínas, etc.), puede retrasarse el desarrollo de la enfermedad de Alzheimer en los animales que ya dan muestras de padecerla. Un motivo para ese efecto: se acumulan menos proteínas dañinas en sus células nerviosas.[54]

No me malentiendas: ni las proteínas ni las moléculas mTOR son «malas», todo lo contrario, no podríamos vivir sin ellas. Una actividad muy escasa de las moléculas mTOR a la larga resulta también desfavorable, en especial para las células musculares, que se van reduciendo poco a poco como consecuencia de ello. Ahora bien, nosotros exageramos con ese tipo de alimentación típicamente occidental y estimulamos al cuerpo a un crecimiento desmesurado en una etapa de la vida en la que esa desmesura en el crecimiento ocasiona más perjuicios que beneficios. En lugar de seguir creciendo, nuestras células se verían mucho más beneficiadas con algún que otro trabajo de mantenimiento. Para las células tiene un gran efecto terapéutico, por ejemplo, tomarse de vez en cuando un respiro para eliminar los «escombros». Este proceso se denomina «autofagia» (hablaremos de esto con detalle más adelante). Cuando las moléculas mTOR están activas, esa autolimpieza queda bloqueada.

Estimular de continuo a las células corporales en favor del crecimiento puede ser peligroso, porque el cáncer lo que quiere es crecer, y los elementos de construcción llamados proteínas son la materia prima principal de la que se componen las células cancerosas nuevas.[55] Por eso una alimentación demasiado rica en proteínas y una mTOR hiperactiva como consecuencia de esa dieta representan un caldo de cultivo ideal para el crecimiento del cáncer. (Dicho sea de paso, también hay sustancias y alimentos que impiden la actividad de la mTOR, como el mencionado café que presumiblemente prolonga la vida,[56] pero también algunas sustancias contenidas en el té verde[57] o en el aceite de oliva. De todo ello hablaremos más adelante.)

Resumiendo: la molécula mTOR es una especie de interruptor principal del proceso de envejecimiento. Sin embargo, las proteínas no solo impulsan a las moléculas mTOR, sino también a otras sustancias señalizadoras del cuerpo que estimulan el crecimiento, razón por la cual se denomina «factores de crecimiento» a estas sustancias señalizadoras. Las proteínas, por ejemplo, estimulan a un factor del crecimiento crítico, similar a la insulina, que se conoce con la abreviatura IGF-1 (*insulin-like growth factor 1*), así como a la insulina misma, la hormona estimuladora del crecimiento.

Más tarde en la vida, aproximadamente a partir de los sesenta y cinco años, los niveles de IGF-1 disminuyen con fuerza.[58] También disminuye la activación de mTOR, en todo caso en las células musculares.[59] Igual que las demás células corporales, las células musculares también envejecen, se atrofian y van muriendo de forma creciente, sin posibilidad de que se regeneren y se sustituyan por otras.

Todo esto conduce a que hacerse mayor vaya acompañado con frecuencia de una atrofia muscular; las piernas y los brazos se vuelven más flacos y débiles. El término técnico de este fenómeno es «sarcopenia». (A partir de los cuarenta años, el cuerpo pierde masa muscular día tras día, lo que lleva a que a una edad avanzada solo tengamos la mitad de la masa muscular que poseíamos cuando éramos adultos jóvenes. Como prevención, se recomienda adquirir el hábito de levantar pesas varias veces por semana, como muy tarde a partir de los cuarenta años; eso fue lo que me empujó a comprarme una pesa rusa, también llamada *kettlebell*, que ahora muevo con regularidad.)[60]

Ante este trasfondo quizá pueda explicarse un fenómeno sorprendente con el que también se toparon Longo y su equipo en su análisis de los datos: a partir de los sesenta y cinco años, aproximadamente, el efecto perjudicial de una alimentación con abundancia de proteínas desaparece. En parte esa relación incluso se invierte: a pesar de que una alimentación rica en proteínas eleva el peligro de contraer determinadas enfermedades, como por ejemplo la diabetes, el riesgo total de mortalidad desciende.

Y este no es el único rayo de esperanza que salve el honor de las proteínas. El equipo de investigación de Longo constató además algo digno de mención: en cuanto el análisis se limitaba a las proteínas vegetales, ese efecto perjudicial desaparecía a cualquier edad.[61] Otras investigaciones de distintos grupos de científicos corroboran este hallazgo. Según los análisis más recientes, ¡el consumo de proteína vegetal va acompañado incluso de un riesgo bajo de mortalidad![62]

Por enigmáticos motivos, el cuerpo reacciona de manera muy diferente (y en parte conduce a efectos contrapuestos) si las proteínas que ingerimos proceden de un animal o de una planta. ¿A qué se debe eso? ¿Qué significa en concreto para nuestra alimentación? Y ¿no hay proteínas animales que podríamos necesitar y que sean beneficiosas para nosotros? ¿No se alimentaban los seres humanos primitivos de cantidades ingentes de carne?

BONDADES E INCERTIDUMBRES DE LA ALIMENTACIÓN PALEOLÍTICA

Si se le da a un animal, digamos a una mosca o a una rata, la posibilidad de elegir libremente entre diferentes «dietas» que varían en sus porcentajes de proteína y de hidratos de carbono, ese animal no escogerá aquella combinación alimenticia con la que vivirá más tiempo, sino aquella que maximice su éxito reproductivo. Dicho con otras palabras: el animal prefiere un tipo de alimentación que eleve la probabilidad de dejar el mayor número posible de descendientes.

Una rata, por ejemplo, se asegura de manera inconsciente de que va a recibir suficientes proteínas para crecer con rapidez y reproducirse pronto. Para la naturaleza, el hecho de que la rata posteriormente en la vida —si es que tiene la suerte de hacerse mayor— se vea aquejada por enfermedades cardíacas y por tumores es del todo secundario. Lo principal es que los genes se hayan copiado.[63]

Una hembra de la mosca de la fruta vive el máximo de tiempo mediante una dieta con una proporción de proteína e hidratos de carbono de 1 a 16 (a una porción de proteína le corresponden dieciséis porciones de hidratos de carbono). Sin embargo, la mosca de la fruta pone la mayoría de los huevos en una proporción de 1 a 4.

¿Por qué dieta se decide la mosca de la fruta si se le permite elegir entre más de media docena de diferentes soluciones de proteínas e hidratos de carbono? Exacto. Elige aquella que posee la proporción de 1 a 4. De esta manera maximiza su producción de huevos pagando a cambio con tiempo de vida.[64]

Simplificando mucho puede decirse que quien se hincha de proteínas está actuando al servicio de la evolución. Cumple con el encargo de la naturaleza y asegura la reproducción de sus genes, pero ¡a costa, a largo plazo, de la propia salud!

Esta perspectiva, en mi opinión, arroja una luz clara sobre la alimentación paleolítica, tan popular en la actualidad y que a mí, en parte, me parece absolutamente recomendable. Según el principio de la dieta paleolítica, el sobrepeso y las enfermedades derivadas se deben a que nos hemos apartado demasiado de la alimentación de los seres humanos primitivos, de la alimentación para la que estamos hechos. En cambio, la delgadez y la salud acompañan a aquel que se alimenta como los seres humanos de tiempos antiquísimos (el término «paleolítico» designa el período prehistórico que comenzó hace aproximadamente 2,5 millones de años con la fabricación de las primeras herramientas de piedra y que abarca hasta el comienzo de la agricultura, hace más o menos 10.000 años).[65]

La alimentación paleolítica posee algunas ventajas, tal como hemos visto. Como en los tiempos de la Edad de Piedra no existía todavía ninguna comida basura industrial (refrescos azucarados, patatas chips con aromas...), este tipo de «alimentación» queda automáticamente descartada, lo cual actúa tanto en favor de nuestra salud como también de nuestra línea. Así pues, la dieta paleolítica, entendida de manera correcta, puede ser muy sana.

Los problemas aparecen cuando se entiende que lo importante en la dieta paleolítica es, sobre todo, hincharse del máximo número posible de bistecs a la parrilla, puesto que, al fin y al cabo, la carne componía gran parte de la alimentación de los seres humanos de la Edad de Piedra. En primer lugar, nunca sabremos con exactitud cuánta carne consumían en realidad nuestros antepasados hace un millón de años. En segundo lugar, y más importante, lo que el ser humano de la Edad de Piedra comiera habitualmente no tiene que coincidir a la fuerza con un tipo de alimentación que favorezca una vida larga, porque esta no es la «meta» principal de la evolución. En este sentido, la naturaleza persigue un objetivo del todo distinto que nosotros. A la evolución no le importa que una mosca de la fruta o una rata llegue a vieja con buena salud. Le da lo mismo que un ser humano celebre su ochenta aniversario (y se ponga a jugar un último partido de tenis con sus nietos). Lo que le importa es que transmitamos nuestros genes, cosa que en la mayoría de los casos hemos resuelto muchísimo antes de cumplir ochenta años. Si una cantidad ingente de carne y de proteínas (animales) nos hace musculosos, nos pone en forma y favorece la fertilidad en los años mozos, aunque a la larga eso conlleve riesgos de enfermedad, ¡es porque seguimos el dictado de la evolución![66]

Comparto con el movimiento en favor de la dieta paleolítica que la carne es, con toda probabilidad, parte de la alimentación natural. Pero, por desgracia, eso no es decir mucho acerca de cómo nos afectan a largo plazo determinadas cantidades de carne. Puede que estemos prestando un gran servicio a nuestros genes con una alimentación rica en carne, pero a nosotros mismos —en la época actual, con la esperanza de vida de hoy en día— más bien nos estamos haciendo un flaco favor.

De hecho, la mayoría de los estudios concluyen que un consumo frecuente y elevado de carne es a la larga perjudicial para la salud. Así pues, deberíamos contenernos en el consumo de carnes rojas (de vaca, de cerdo) y mucho más aún de los productos cárnicos procesados por la industria (embutidos, jamón, salami, etc.). Estos últimos se cuentan entre las fuentes proteínicas más perjudiciales para la salud, con diferencia. Por tanto, si solo estás dispuesto a renunciar a una fuente de carne, lo mejor que puedes hacer es dejar de lado este tipo de comida manipulada de manera artificial.[67]

Sirva este dato para esbozar aquí brevemente esa relación: quien ingiere cada día 60 gramos de carne procesada (eso se corresponde con una sola salchicha de Viena) ya ronda un 22 % de aumento del riesgo de mortalidad en comparación con alguien que se contenta con 10 gramos (lo que se correspondería, grosso modo, con una salchicha vienesa a la semana). En lo que respecta a las carnes rojas: un consumo diario de 120 gramos, es decir, una buen filete, eleva el riesgo de mortalidad —en comparación con 20 gramos al día— en torno al 29 %.[68]

Antes yo comía carne prácticamente todos los días. Una cena sin carne era para mí una especie de chiste malo, en cierto modo me parecía «incompleta» y era una buena manera de agriarme el humor. Me costó mucho invertir esa situación. Con posterioridad, durante largo tiempo, para mí fue un gran desafío culinario cocinar un plato de celebración sin utilizar carne. Pero ¡la cosa funciona! Y a la que tienes algo de práctica cada vez sale mejor.

En la actualidad, unas pocas veces al año me permito un pedazo de carne de caza o un bistec de una vaca que se haya alimentado de pasto. En total como carne entre una y dos veces al mes, preferiblemente de pollo criado al aire libre. Evito sin concesiones toda «carne industrial» procedente de la ganadería intensiva y la carne procesada. La primera incluso por motivos éticos y emocionales: a estas alturas me resulta difícil disfrutar de la carne de animales maltratados. (No estoy juzgando aquí a nadie, solo digo que es algo que ahora me resulta complicado, y eso después de haberme pasado muchos años sin dedicar ni un solo pensamiento a esta cuestión. Sencillamente no se me pasaba por la cabeza que ese pedazo de carne del que yo disfrutaba durante unos minutos había estado sufriendo una vida entera...)[69]

Resumiendo: no renuncio por completo a la carne, y por motivos de salud no habría que hacerlo. Sin embargo, considero que la costumbre de servir carne en la mesa todos los días es mala. Me gusta la expresión «el asado de los domingos». Sea como sea, en mi casa solo hay carne para las grandes celebraciones. Cuando nos reunimos toda la familia a lo largo de una mesa de madera, también me gusta cocinar un asado procedente de una granja cerca de donde vivo, donde los animales viven al aire libre, se los cuida como es debido y no se les ceba con piensos concentrados.[70] Ahora que estoy escribiendo estas líneas me sorprende que no echo de menos la carne.

DIFERENCIA ENTRE LAS PROTEÍNAS DE ORIGEN ANIMAL Y VEGETAL

Pregunta: si uno come tan poca carne, ¿de dónde obtiene las proteínas? ¡Pues de las plantas! Cuando hablamos de proteínas, pensamos de manera automática en la carne, pero hay muchas plantas y setas que se componen asimismo en una parte considerable de proteínas. Los elefantes, los hipopótamos y los gorilas solo comen plantas (hierba, hojas), lo cual no parece ir en detrimento de su constitución física ni de sus músculos. Buenas fuentes proteínicas de origen vegetal son las alubias, las lentejas, los garbanzos, el germen de trigo, los copos de avena, el bulgur, la quinoa, el amaranto, semillas como el lino y la chía, las pipas de girasol y de calabaza, y, cómo no, los frutos secos y la mantequilla de cacahuete o la manteca de almendra. También algunas verduras (por ejemplo, el brócoli, las espinacas y los espárragos) contienen mucha proteína.[71]

Tal como ya se ha mencionado, las proteínas vegetales no solo no resultan perjudiciales, sino que incluso pueden proteger de las enfermedades. Así, por ejemplo, mientras la proteína animal va acompañada de una tensión arterial elevada y del riesgo de padecer diabetes, las proteínas vegetales se asocian a una tensión arterial baja y a poco riesgo de padecer diabetes.[72] Quien come con frecuencia proteínas vegetales —en forma de alubias, lentejas y frutos secos— puede confiar en tener una vida más larga, según un nuevo y extenso estudio de la Universidad de Harvard.[73]

No queda del todo claro por qué las proteínas de procedencia vegetal son más sanas que las de origen animal, pero al menos dos causas pueden tomarse en consideración. Las proteínas se componen de elementos constructores que se denominan «aminoácidos». Hay un total de veinte aminoácidos diferentes. Algunos de ellos, como la arginina y la glutamina, el cuerpo puede formarlos por sí mismo (aminoácidos no esenciales). Otros, como la metionina, la leucina, la isoleucina, la valina y el triptófano, tenemos que comerlos (aminoácidos esenciales). Las proteínas vegetales y animales se caracterizan por distintos perfiles de aminoácidos. Esto podría ser la causa, al menos en parte, de la diferencia.

Para expresarlo sin demasiados rodeos, diremos que las proteínas de origen animal contienen más aminoácidos esenciales, como la metionina; las proteínas vegetales, en cambio, contienen más aminoácidos no esenciales, como la arginina.[74] Y precisamente del exceso de aminoácidos esenciales parece provenir ese efecto perjudicial para la salud e impulsor del envejecimiento. Así, por ejemplo, en el estudio mencionado unas páginas atrás y que se realizó con ratones afectados por la enfermedad de Alzheimer, se les retiraron exclusivamente los aminoácidos esenciales en algunas fases, se completó su dieta con aminoácidos no esenciales, y la enfermedad de Alzheimer se retrasó.[75]

La metionina es un importante aminoácido esencial. Se trata de un caso muy especial, pues toda proteína —que no es otra cosa que una cadena de aminoácidos yuxtapuestos— comienza con la metionina. Si la metionina escasea, la propia producción corporal de proteínas se paraliza. Se detiene la fiebre constructora.

Un método demostrado de prolongar la vida de numerosos animales, como la mosca de la fruta, los ratones y las ratas, consiste en someterlos a una dieta baja en calorías. En estos últimos años se ha descubierto que ese tipo de dietas draconianas no son necesarias en absoluto: a menudo basta con disminuir las proteínas. (A la inversa, se puede malograr el efecto prolongador de la vida de una dieta baja en calorías si se la enriquece con aminoácidos esenciales.) En el caso de la mosca de la fruta, como también en los ratones y las ratas, solo hay que limitar el aminoácido esencial metionina, y los animales viven más tiempo.[76]

Tales resultados, por muy provisionales que sean, han llevado ya a algunos optimistas a propagar solemnemente una dieta con metionina reducida con la esperanza de jugarle así una mala pasada al envejecimiento. Una dieta semejante solo puede llevarse a cabo, por cierto, con un tipo de alimentación vegana bien estipulada; no solo hay que renunciar a todo producto de origen animal, sino también, por ejemplo, a las nueces del Brasil, las alubias rojas y muchos otros alimentos.[77] Para continuar reduciendo el abastecimiento de proteínas, según los autores del «estudio» correspondiente, «se pueden ingerir cantidades generosas de fruta, vino y/o cerveza».[78] ¡Esta sí que es una propuesta original para una dieta prolongadora de la vida!

Pero en serio: tengo mucha curiosidad por conocer los descubrimientos que se están llevando a cabo al respecto. Hay indicios de que también a algunas formas de cáncer les va el aminoácido metionina; en este sentido eventualmente ciertas terapias contra el cáncer podrían beneficiarse de una dieta reducida de metionina.[79]

Sin embargo, en conjunto, la idea de que nuestro destino pueda depender de un solo aminoácido me parece demasiado simple para ser verdad. Digámoslo ya: sí, una dieta vegana puede ser muy sana, con o sin metionina. Entendida de manera correcta, es decir, si no se compone solo de patatas chips con Coca-Cola, la alimentación vegana se cuenta entre las más sanas, tal como veremos enseguida (importante: ¡no olvidar la vitamina B_{12}! Veremos más a este respecto en el capítulo 11, dedicado a las vitaminas). Sin embargo, desde un punto de vista de la salud no es necesario llevar una vida vegana, y algunos resultados indican que se puede vivir de una manera una pizca más sana: hay algunas proteínas de origen animal que han demostrado ser bastante sanas. Veamos cuáles son.

CÓMO EL YOGUR PROTEGE DE LA OBESIDAD Y REJUVENECE EL CUERPO

Las proteínas de origen vegetal y animal no solo se diferencian por la composición de sus aminoácidos. Por lo menos igual de importante es el hecho de que llegan en diferentes «paquetes completos». No podemos cortar con un cuchillo —por muy afilado que esté— y separar las proteínas del filete o del potaje de lentejas.

La carne nos suministra con su proteína, la mayoría de las veces aunque no queramos, gran cantidad de ácidos grasos saturados que apenas están presentes en las plantas. La carne contiene en ocasiones más sal, con probabilidad también más hierro y otras sustancias que no son buenas para la salud (de hecho, no se sabe qué es exactamente lo que resulta perjudicial en la carne roja o en la procesada). En cambio, las plantas a menudo nos suministran, además de sus proteínas, suficiente fibra y otras sustancias que, en parte, poseen un efecto inhibidor del cáncer y que pueden frenar el proceso de envejecimiento.

Este «principio por paquetes» desempeña también un papel importante en dos fuentes proteínicas de origen animal que quiero defender en este apartado porque de ellas procede un efecto estimulador de la salud y quizá incluso un efecto rejuvenecedor: el yogur y el pescado.

Comencemos por el yogur. El yogur no es simplemente una leche espesa; es una forma de leche que ha sido «fermentada» por bacterias, es decir, predigerida. Las bacterias transforman una parte de la lactosa en ácido láctico y convierten al yogur en un alimento casi único (el kéfir es similar y se cree que tiene un efecto más terapéutico, en comparación).[80]

En una serie de experimentos, los investigadores del Instituto Tecnológico de Massachusetts (MIT por sus siglas en inglés), en la ciudad estadounidense de Cambridge, impusieron a los ratones una dieta rica en grasas y azúcares; al cabo de un tiempo, los ratones mostraban un aspecto obeso, pero además su grasa intraabdominal se había hinchado como un globo cautivo. La grasa intraabdominal, como hemos dicho, es técnicamente perjudicial para el metabolismo, pues se acumula en el interior de la región abdominal y produce agentes inflamatorios, como una glándula, lo que conduce a todo tipo de complicaciones para la salud.

Sin embargo, de manera asombrosa, esa adiposidad se evitó por completo cuando se suministraba a los ratones algo de yogur como complemento a su comida rápida.[81] Por lo visto, ese efecto beneficioso no se debe a las proteínas u otros nutrientes, como por ejemplo el calcio, sino a las bacterias generadoras de ácido láctico.

Los experimentos en el MIT demostraron que ni siquiera se precisaba añadir yogur a la dieta de comida rápida de los ratones para provocar el «efecto adelgazante»; bastaba con administrarles en el agua la bacteria generadora del ácido láctico, *Lactobacillus reuteri*, que se halla en el yogur. Lo más sorprendente fue que aunque los ratones que recibían los lactobacilos se alimentaban con la misma cantidad de comida rápida que los ratones del grupo de control, no engordaron y en cambio estos últimos sí lo hicieron. Una vez más quedaba demostrado que engordar o adelgazar no se

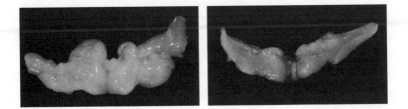

Figura 2.2 A la izquierda la grasa intraabdominal de un ratón que fue alimentado con comida rápida. A la derecha la grasa intraabdominal de un ratón que recibió la misma cantidad de comida rápida, pero que a través del agua recibió adicionalmente la bacteria generadora del ácido láctico: la *Lactobacillus reuteri*.[82]

subordina a una cuestión de ingesta de calorías, sino que depende esencialmente de lo que se come.[83]

¿Qué sucede con el yogur cuando lo ingerimos? A través del estómago llega al intestino delgado y a continuación al intestino grueso, donde determinadas bacterias generadoras de ácido láctico despliegan una acción beneficiosa sobre el sistema inmunológico y sobre los procesos inflamatorios asociados, y no se limita al intestino mismo, sino que afecta al resto del cuerpo. La consecuencia concreta es que nuestro sistema inmunológico se alivia y los procesos inflamatorios se reducen. Justamente en caso de sobrepeso y en la vejez, esta es una noticia que hay que recibir con regocijo. Para defenderse de las infecciones se precisa sin duda de un sistema inmunológico vigilante. Sin embargo, un sistema inmunológico en exceso celoso de su trabajo destruye a la larga el tejido orgánico propio.

Esas relaciones son demasiado complicadas en detalle y no se han explorado por completo. Sin embargo, lo que sí está claro es que el sistema inmunológico también se va deteriorando a lo largo de la vida. Eso conduce, por un lado, a que en la vejez seamos más propensos a las infecciones y estemos más indefensos ante ellas, y en ocasiones una gripe o una neumonía llegan a ser una amenaza para la vida.

Por otro lado, en un sistema inmunológico que funciona bien es normal la retirada activa del agresivo ejército en cuanto ha cumplido su misión y ha vencido a los intrusos. Da la impresión de que ese control sobre el sistema inmunológico se va perdiendo de manera creciente con los años, como si un ejército antes riguroso se hubiera dejado llevar por la anarquía. Exagerando un poco podría decirse que en la vejez el cuerpo está constantemente un poco inflamado.

La acumulación de células viejas y moribundas o de cualquier otro desecho molecular en el transcurso de la vida es probable que contribuya a que el sistema inmunológico se active cada vez con más frecuencia con el paso de los años en un intento desesperado por eliminar «la basura de la vejez».

Pero en la vejez también aumenta el sobrepeso, y este provoca asimismo procesos inflamatorios. Cuando cogemos kilos, no solo se multiplican las células adiposas, sino que engordan todas las células. En algún momento las células adiposas se hinchan de tal manera en un espacio reducido, que se cortan el riego sanguíneo unas a otras. Eso puede llegar al extremo de que algunas de estas células adiposas —también las células adiposas necesitan oxígeno para vivir— padecen una muerte por asfixia en toda regla, lo que a su vez, como ocurre con una herida, activa el sistema inmunológico para eliminar el montón de escombros.[84]

Sean cuales sean sus causas exactas, tanto en la obesidad como en la vejez en general resulta habitual la presencia constante de agentes inflamatorios en el cuerpo, incluso cuando no existe ninguna infección, como durante un catarro, por ejemplo. El punto importante aquí es que los procesos inflamatorios se ponen en marcha con la misma eficacia que todas las dolencias asociadas a la vejez, entre ellas la diabetes, la arterioesclerosis, el cáncer y la enfermedad de Alzheimer. Se cree que el proceso de envejecimiento como tal es propulsado por los procesos inflamatorios:

Procesos crónicos inflamatorios → envejecimiento/dolencias asociadas a la vejez

De todo esto se deduce una regla general: aquellos alimentos que mitigan los procesos inflamatorios son terapéuticos y posiblemente frenan incluso el proceso de envejecimiento. Además, ayudan a combatir el sobrepeso. Muchas sustancias vegetales, como la curcumina amarilla obtenida del rizoma de la cúrcuma o sustancias especiales que contiene el aceite de oliva, así como los ácidos grasos omega 3, actúan como antiinflamatorios (profundizaremos al respecto más adelante), así como determinadas bacterias generadoras de ácido láctico.

En un experimento, los investigadores del MIT alimentaron con yogur a hembras de ratón de edad avanzada. La consecuencia: su pelaje tenía un aspecto llamativamente más brillante y joven que el de las congéneres que no consumieron yogur, y se cree que la causa fue la reducción de los procesos inflamatorios en la piel. En los machos, las bacterias generadoras de ácido láctico impidieron la habitual reducción de los testículos debida a la edad. Los niveles de testosterona seguían siendo altos, los habituales en los jóvenes. Los ratones machos eran más delgados, más activos, poseían más masa muscular, y tenían el pelo más denso.[85] (Y no, esos estudios no fueron financiados por Danone.)

También en nosotros, los seres humanos, el yogur tiene un efecto positivo con sus bacterias generadoras de ácido láctico. Tal como se mencionó en la introducción, en un gran estudio de la Universidad de Harvard, en el que se recogieron los hábitos alimentarios de más de 120.000 personas durante décadas, el yogur destacó como «adelgazante» de primera calidad: cuanto más yogur se come, menor es el aumento de peso que nos afecta normalmente en la madurez. Por cierto, esto no es solo válido para el yogur desnatado. Según un estudio español, el consumo regular de yogur con un contenido normal de grasa va acompañado de un talle más fino.[86] En general, el contenido de grasa en los productos lácteos no tiene un papel decisivo (en el peso, en la salud). ¡La fermentación desempeña un papel más importante!

El hecho de que las bacterias generadoras de ácido láctico pueden ayudarnos a adelgazar ha quedado confirmado por diversos experimentos. En una investigación con un grupo de 125 mujeres y hombres obesos, se les impuso una dieta durante doce semanas, pero a la mitad del grupo se le complementó la dieta con bacterias generadoras de ácido láctico. Después de ese régimen siguieron otras doce semanas en las que todos podían comer de nuevo sus cantidades habituales. Igual que antes, sin embargo, la mitad de los participantes recibió lactobacilos, mientras que a la otra se le despachó una píldora placebo.

En primer lugar, la mala noticia: en los hombres, las bacterias generadoras de ácido láctico apenas marcaron diferencias en los dos grupos de la dieta. Sin embargo, su efecto sí llamó la atención en las mujeres. Las que siguieron la dieta con bacterias generadoras de ácido láctico no solo perdieron más peso y más masa grasa que las del grupo de control; lo que resultó sin duda impresionante fue que esa pérdida de peso se mantuvo incluso después de la dieta, mientras que el grupo de control volvió a engordar poco a poco (figura 2.3).[87]

Incluso en lo relativo al efecto «rejuvenecedor» de la piel, existen unos primeros resultados que concuerdan con los obtenidos en los ratones. En un estudio, 110 mujeres de entre cuarenta y uno y cincuenta y nueve años recibieron durante doce semanas o bien un placebo diario o bien un «tratamiento» con bacterias generado-

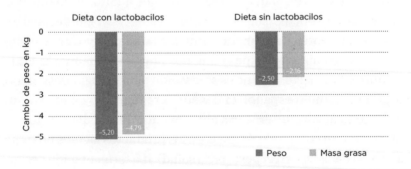

Figura 2.3 Las bacterias generadoras de ácido láctico pueden ayudar, al menos a las mujeres, a adelgazar y a mantener el peso: quien combina una dieta con lactobacilos pierde más peso y masa grasa.[88]

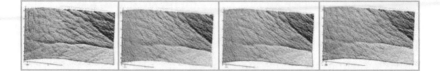

Figura 2.4 En la imagen de la izquierda, la parte de la piel junto al ojo derecho en el inicio del experimento. Las imágenes siguientes, de izquierda a derecha, muestran esa misma zona al cabo de cuatro, ocho y doce semanas, respectivamente, con el complemento de lactobacilos.[89]

ras de ácido láctico. Al parecer, las bacterias generadoras de ácido láctico no solo procuraron un mayor brillo y una mayor elasticidad a la piel, sino que incluso se redujo (ligeramente) la profundidad de las arrugas en la cara (figura 2.4).[90]

No voy a sobrevalorar ese estudio aislado. Pero considerando su planteamiento, me parece más productivo no intentar ocultar el proceso de envejecimiento con todo tipo de supuestas cremas antienvejecimiento o incluso con bótox, la neurotoxina paralizante, y abordarlo de raíz con ayuda de la alimentación. Si frenamos el proceso de envejecimiento desde dentro, le estamos haciendo un bien a todo el cuerpo, en lugar de tratar «meramente» de reparar de manera infructuosa la envoltura externa.

Yo lo hago así: casi cada día —a veces al mediodía, pero lo prefiero mejor como postre en la cena— como un pequeño bol de yogur natural, no azucarado, y frutos. La mayoría de las veces le echo un puñado de arándanos, fresas y/o frambuesas, y añado algunas cucharaditas de semillas de lino y/o semillas de chía, germen de trigo y de tanto en tanto también un poco de copos de avena o cereales sin azúcar; muy raras veces también frutos secos.

LOS «PESCETARIANOS» SON QUIENES VIVEN MÁS TIEMPO

Entre los grupos humanos más longevos del planeta se encuentran los japoneses de Okinawa, si bien esto solo se aplica a la generación mayor que sigue alimentándose todavía, a grandes rasgos, según el método tradicional. (Los jóvenes prefieren la comida rápida, y ya se va perfilando con claridad que la extraordinaria longevidad de los japoneses de Okinawa pronto será cosa del pasado.) Okinawa es una cadena de islas japonesas que se encuentran a unas tres horas de avión al sudoeste de las islas principales de Japón. El tipo de alimentación de los antiguos japoneses de Okinawa estaba, y en la actualidad sigue estando, muy orientado a las plantas, solo de vez en cuando se come un poco de carne de cerdo. Hace algunas décadas, la alimentación en Okinawa no solo constaba en conjunto de muy pocas calorías, sino también de poquísimas grasas y proteínas. Durante un tiempo, los japoneses de Okinawa vivían incluso casi exclusivamente de hidratos de carbono en forma de batatas que allí son muy apreciadas. Esa extraordinaria longevidad en las islas de Okinawa no comenzó sino después de la Segunda Guerra Mundial, cuando su alimentación se enriqueció con pescado y soja, así como con pequeñas porciones de carne y de productos lácteos.[91]

Y en Estados Unidos, en la meca de la comida rápida, también pueden encontrarse a las personas con la esperanza de vida probablemente más elevada. Ahora bien, el grupo al que me refiero pertenece a una comunidad religiosa protestante denominada Iglesia Adventista del Séptimo Día. Un miembro de esta comunidad no entraría motu proprio en ninguna franquicia de McDonald's, considera su cuerpo como una casa de Dios, y lo trata con respeto. (Existen adventistas en todas partes del planeta, incluso en Alemania, y es muy posible que también aquí sean longevos, pero no disponemos de datos al respecto.) Los miembros de esta congregación se mueven con regularidad, apenas ninguno de ellos fuma o bebe alcohol, la mayoría se alimenta con una con-

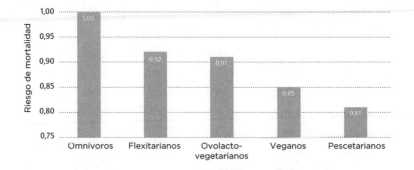

Figura 2.5 Entre los adventistas vegetarianos se ha reducido el riesgo de mortalidad frente a los no vegetarianos. Los flexitarianos son semivegetarianos: consumen carne al menos una vez al mes, ni siquiera una vez a la semana, siendo ilimitado su consumo de huevos y leche. Los ovolactovegetarianos se definen aquí por un consumo de huevos y leche de por lo menos una vez al mes, pero la carne (incluido el pescado) menos de una vez al mes. Los veganos, menos de una vez al mes todos los productos de origen animal. Los pescetarianos, carne menos de una vez al mes, pero al menos una vez al mes pescado, y huevos y productos lácteos sin límite.[92]

ciencia extrema de la salud, muchos —no todos— son vegetarianos. Todo esto contribuye a que los adventistas no solo padezcan menos enfermedades sino que además tengan una esperanza de vida considerablemente más alta que el estadounidense medio. Según algunos estudios, ese plus supone hasta diez años más de vida.[93]

Después de muchos años de realizar investigaciones con más de 70.000 adventistas de California, se ha revelado entre ellos una especie de ranking de la longevidad: los vegetarianos viven más que los no vegetarianos, y entre los vegetarianos destacan bastante a su vez los veganos. Sin embargo, los que más viven son los «pescetarianos», aquellos vegetarianos que comen pescado de vez en cuando. Estamos de nuevo nada más que ante una correlación, pero en este caso la considero de gran valor informativo porque aquellos adventistas que a veces comen pescado (por cierto, preferiblemente salmón)[94] no se diferencian demasiado de los demás adventistas, según puede verse.

A pesar de todo, es una lástima que no haya prácticamente ningún estudio en el que un grupo siga una dieta de pescado y otro una dieta similar pero sin pescado para poder interpretar si se producen diferencias en cuanto a la salud.

Los pocos experimentos que se han hecho en este sentido hablan de todas formas en favor del pescado.[95] Sin embargo, dependemos en general de los estudios de observación. Por lo general todos sugieren que el consumo de pescado reduce tanto el riesgo de contraer enfermedades como el riesgo de mortalidad (véase la figura 2.6).[96]

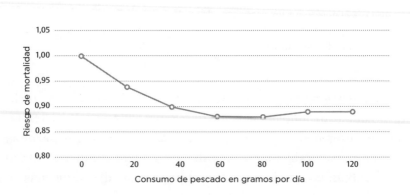

Figura 2.6 El consumo de pescado va acompañado de un descenso en el riesgo reducido de mortalidad. La figura resume los datos de siete estudios observacionales. Veamos brevemente cómo se llega a tales cifras. Se observa una muestra aleatoria de personas lo más representativa posible durante cierto período de tiempo (digamos varios miles de personas durante varios años o décadas). Se registra cuántos no comedores de pescado mueren dentro del período de observación. Ese riesgo se sitúa arbitrariamente en 1 (el cien por cien). Se compara este dato con el riesgo de mortalidad de aquellos que comen pescado y se ve que entre quienes comen pescado se producen menos muertes dentro del período del estudio. En el caso de poseer datos sobre las cantidades ingeridas —como ocurre en este estudio—, el análisis puede afinarse hasta llegar a afirmar que el consumo de pescado de entre 60 y 80 gramos al día va acompañado de un menor riesgo de mortalidad.[97]

Tres restricciones importantes:

- Primera: Estos efectos beneficiosos no son válidos para el pescado frito, que va acompañado de un elevado riesgo de insuficiencia cardíaca, mientras que para el resto del pescado ese riesgo es reducido.[98]
- Segunda: No hay por qué devorar cantidades ingentes de pescado. Tal como puedes comprobar en la figura 2.6, el cénit saludable se alcanza con 60 gramos diarios. Según un reciente estudio sueco basado en los datos de más de 70.000 personas, la cantidad óptima es algo más baja y ronda los 25 gramos (para las mujeres) y los 30 gramos (para los hombres) cada día. Quien comía más, incluso volvía a experimentar un aumento del riesgo de mortalidad, cosa que afectaba sobre todo a las mujeres.[99] Dado que el pescado también contiene sustancias nocivas, yo limitaría su consumo a una o dos porciones a la semana. (En mi caso como una o máximo dos piezas del tamaño de un plato, de aproximadamente 100 gramos cada una, a la semana.)
- Tercera: La elección del pescado es importante. Entre las sustancias nocivas que contiene el pescado se encuentra el metilmercurio, que se acumula sobre todo en los depredadores grandes y de larga vida, como los atunes, los peces espada y los tiburones, así como en el pez sierra. El pangasius o panga —en su mayoría procedente de piscifactorías de Vietnam— contiene cantidades muy elevadas de mercurio y de otras sustancias tóxicas (veremos más al respecto en el capítulo 9). Todos deberíamos abstenernos de comer estos pescados; las mujeres embarazadas, los lactantes y los niños pequeños deberían renunciar a él por completo. Cuidado también con el lenguado que está contaminado de plomo. La trucha, la caballa y sobre todo el salmón, el arenque, las anchoas, el marisco, los cangrejos, las gambas y las ostras contienen por lo general unos niveles muy bajos de mercurio; son recomendables para todos (las embarazadas deberían abstenerse de comer

marisco y ostras crudas como medida de prevención contra posibles infecciones).[100]

Dicho sea de paso, en las autopsias se ha podido detectar una carga ligeramente elevada de mercurio en el cerebro de quienes comen pescado, lo cual no suena nada tranquilizador que digamos. Pero sorprende que esto no parece perjudicar al cerebro —en todo caso según un esmerado estudio—, sino justo al revés: en los aficionados al pescado se muestran menos indicios de esos sedimentos de proteínas que son típicos en la enfermedad de Alzheimer.[101] Quienes comen pescado —así como quienes se abstienen de comer carne— poseen en general un volumen de cerebro cuantificablemente mayor. La atrofia cerebral de lento avance es un fenómeno típico de la vejez, y puede decirse que el cerebro de quienes comen pescado permanece más tiempo joven.[102]

Otro resultado que encaja con los anteriores: la memoria de quienes comen pescado no disminuye con tanta intensidad a medida que pasan los años. En una investigación de larga duración con más de 900 participantes que de promedio sobrepasaban los ochenta años de edad, se demostró que el consumo de pescado una vez a la semana va acompañado de una pérdida menor de la memoria. Esto es válido sobre todo en personas con una variante genética denominada ApoE4 (alipoproteína E) que eleva el riesgo de contraer la enfermedad de Alzheimer. Según algunos cálculos, ¡un consumo semanal de pescado rejuvenece el cerebro alrededor de quince años![103]

Probablemente, ese efecto beneficioso no se debe a sus proteínas (al menos como causa principal), sino más bien a los ácidos grasos omega 3, los cuales —como el yogur— actúan inhibiendo entre otras cosas los procesos inflamatorios (explicación más detallada en el capítulo 10). El pescado contiene, además, muchas otras sustancias valiosas, entre ellas las vitaminas B y la vitamina D. Aparte de esto, este alimento se cuenta entre las pocas fuentes naturales de escasos pero importantes oligoelementos, como el yodo y el selenio.[104]

Por último, desde mi punto de vista el pescado tiene una ventaja más en la que resulta imbatible: y es que no hay que ser un genio de la cocina para preparar un buen plato de pescado, incluso yo soy capaz de tal cosa. Toma por ejemplo una trucha fresca (¡bien escurridiza!), lávala, salpimiéntala y colócala en una bandeja resistente al horno. Agrega unas ramitas de romero, tomillo, algo de perejil u otras hierbas. Además puedes añadir tu verdura favorita. Lo principal es que sepa bien. A mí me parece que los tomates y los calabacines combinan de maravilla, la cebolla también. Aceite de oliva de calidad y algo de vinagre balsámico por encima, algunas rodajas de limón y de ajo, un chorrito de vino blanco y una hoja de laurel, y al horno (máximo, 180 °C). ¡Un banquete de gala *à la Brújula* listo en tan solo veinte minutos!

PROTEÍNAS: RESUMEN Y RECOMENDACIÓN DE *LA BRÚJULA*

Las proteínas no son solo suministradoras de energía sino que sirven para la construcción del cuerpo. Ello afecta al tejido muscular, a la sangre, a los huesos, al sistema inmunológico, etc. Algunas hormonas y muchas otras sustancias semiquímicas son asimismo moléculas proteínicas. La molécula mTOR es también una proteína. Para el elemento constructor denominado proteína es válido lo siguiente: necesitamos una cantidad mínima para sobrevivir, una cantidad específica que no puede reemplazarse con las otras dos fuentes abastecedoras de energía (los hidratos de carbono y las grasas). Si no recibimos ese mínimo, seguiremos comiendo, como hacen muchos animales, hasta que hayamos satisfecho el hambre de proteína.

Al contrario de lo que ocurre con los hidratos de carbono y las grasas, el cuerpo no puede almacenar de manera eficaz el excedente de proteína. Por eso la ingesta de proteína está estrictamente regulada: en circunstancias normales, no deseamos ni muchas ni demasiado pocas proteínas (el «efecto de la proteína»). La mayoría de las veces la cantidad de proteínas ingeridas oscila en torno al 15 % de la ingesta total de energía.

Las dietas exitosas se caracterizan, por lo general, por un consumo elevado de proteínas porque estas, de las tres sustancias principales de la nutrición, son las que mejor sacian. En cuanto el hambre de proteína queda satisfecha, solemos parar de comer (esta no es una ley absoluta).

Nuestro cuerpo no solo necesita proteínas, sino también determinadas grasas, vitaminas, minerales, etc. Quien desee adelgazar, debería tener en cuenta el principio de las proteínas y experimentar con una alimentación un poco más rica en proteínas.

Pero si dirigimos la mirada hacia un envejecimiento sano, la elección de las proteínas es un factor decisivo. Los tipos de alimentación como la dieta Atkins que apuestan sobre todo por las carnes (rojas), el jamón, el embutido, etc., conducen sin duda a una rápida pérdida de peso. Eso resulta alentador y puede ser útil en algunos casos individuales, sobre todo a corto plazo. Sin embargo, a la larga una alimentación con un exceso de proteínas de origen animal acelera el proceso de envejecimiento y eleva el riesgo de contraer todo tipo de enfermedades asociadas a la vejez.

Hay que recordar que pueden alcanzarse unos efectos comparables de adelgazamiento e incluso unas sensaciones de saciedad aún mejores con fuentes proteínicas del todo sanas.[105] Entre ellas están el pescado, el marisco (la carne de ave mejor como segunda opción), el yogur (también el requesón, que va en la dirección del queso y contiene mucha proteína), las setas y, en general, todas las proteínas de origen vegetal, sobre todo las lentejas y las alubias, el brócoli y otras verduras, pero también las semillas y los frutos secos. (Una recomendación general: come dos puñados de frutos secos cada día; yo adoro los frutos secos y como algo más que eso.) A modo de orientación, echa un vistazo a la brújula de las proteínas en la página siguiente.[106]

Semillas de lino

Frutos secos   Lentejas

Gérmenes de trigo   Alubias

Setas   Garbanzos

Beneficiosas

Yogur

Pescado azul

Pollo criado en libertad

Queso

Huevos

Leche

Caza

Vaca de pasto

Carne roja industrial

Panga

Pescado frito

Jamón

Embutido

Perritos calientes

Perjudiciales

Brújula de las proteínas

Las proteínas más sanas las obtenemos de las plantas y de las setas. Entre las fuentes de origen animal son recomendables, sobre todo, el yogur y el pescado. Hablaremos acerca de las legumbres, como las lentejas, las alubias y los garbanzos, sobre todo en el capítulo 6. Deberíamos abstenernos de comer carnes rojas de origen industrial, así como panga (capítulo 10), pescado frito y productos cárnicos demasiado procesados, como el jamón, el embutido y los perritos calientes.

CAPÍTULO 3

INTERMEZZO

EL INGREDIENTE DECISIVO DE LA DIETA IDEAL ERES TÚ

¿QUÉ ES MÁS (IN)SANO, LOS HIDRATOS DE CARBONO O LAS GRASAS?

Si una cantidad moderada de proteínas es ideal para nosotros (ni mucho, ni demasiado poco), eso significa que tenemos que recurrir por fuerza a otras fuentes. Las proteínas abarcan apenas alrededor del 15 % del total de la ingesta de calorías, razón por la cual, desde un punto de vista puramente técnico y porcentual, el plato continúa vacío en un 85 %. ¿Con qué vamos a llenarlo? ¿De qué otros nutrientes principales deberían proceder el resto de las calorías? ¿De los hidratos de carbono o de las grasas? ¿Cuál de estas dos sustancias nutritivas es más sana?

Suena a pregunta fácil, incluso inocente, pero quien la formula ya puede ir preparándose. Es como saltar al río Amazonas con bancos de pirañas hambrientas. En ninguna otra cuestión las opiniones se dividen con tanto encono, y dependiendo de cómo se responda, se acabará antes o después en uno de los dos bandos enemistados en lo fundamental.

Hubo un tiempo en que la respuesta estaba clara: deberíamos comer la mayor cantidad posible de hidratos de carbono y evitar los alimentos ricos en grasas. Esta era la opinión del bando de la dieta tradicional baja en grasas. Según esta posición, las grasas no solo engordan porque suministran más calorías por gramo que los hidratos de carbono, sino que además, sobre todo los ácidos grasos saturados, propician enfermedades pues elevan los niveles de colesterol en la sangre.

Más adelante analizaremos con detenimiento las diferentes grasas, pero detengámonos aquí para hacer una breve reflexión. Los ácidos grasos saturados se encuentran sobre todo en la mayoría de los productos de origen animal, como la carne, el embutido, la leche entera, el queso, la mantequilla, etc. Y, en efecto, los ácidos grasos saturados elevan los niveles de colesterol en la sangre, especialmente el adverso colesterol LDL (también hablaremos más tarde de él). El colesterol se fija en las paredes de las arterias (lo que se llama «obstrucción arterial» o, en el lenguaje médico, «arterioesclerosis»),[107] lo cual contribuye al riesgo de infarto de miocardio, o bien, si el infarto tiene lugar en el cerebro, al riesgo de un ictus:

Ácidos grasos saturados ➝ Niveles elevados de colesterol ➝ Infarto

Solución: una dieta baja en grasas

La posición que defiende una dieta baja en grasas sigue predominando ahora igual que antes en el mundo de la medicina y goza del mayor respaldo «más oficial», aquí en Alemania, por ejemplo, de la Sociedad Alemana de la Alimentación (DGE). En consecuencia, una dieta baja en grasas suele echar mano con mucha frecuencia de los hidratos de carbono en forma de pan, pasta, arroz y patatas, que pasan a ser de manera universal «alimentos básicos».

¿El pan, la pasta, el arroz y las patatas? Perdón, ¿cómo dice? A los oídos de un defensor de las dietas bajas en carbohidratos eso suena a una mezcla de venenos cuidadosamente preparada. Los abogados de las dietas bajas en carbohidratos y otros que se muestran críticos con la postura dominante argumentan que, aunque las autoridades sanitarias nos llevan avisando desde los años ochenta sobre los supuestos peligros de un exceso de grasas, y a pesar de que tal advertencia se ha visto acompañada de la conquista de los estantes de los supermercados por montones de artículos light, resulta evidente que ello no ha conducido a que estemos ni más delgados ni más sanos. Al contrario, el sobrepeso y la diabetes se han disparado en ese mismo período de tiempo. Bueno, eso no es de extrañar, dice la comunidad en favor de las dietas bajas en carbohidratos, ya que las grasas, y no en último lugar los ácidos grasos saturados y el colesterol, han sido demonizados con total injusticia. Los verdaderos peligros estaban al acecho y eran otros.

Esta personificación más moderna de la dieta baja en carbohidratos se llama LCHF, del inglés *Low-Carb, High-Fat* (baja en carbohidratos, alta en grasas). En la dieta LCHF se da la bienvenida a todas las grasas naturales, es decir, a la mantequilla, la nata, el queso, la leche entera, el aceite, como el de oliva y el de coco. En cambio se rechaza la margarina, un aceite que se ha endurecido de modo artificial en un proceso industrial para que pueda untarse.

Sin embargo, los malos desde el punto de vista de la dieta LCHF son los hidratos de carbono. En los primeros lugares de la lista negra está el azúcar, al que le siguen muy de cerca las patatas, el arroz, el pan y la pasta. Además, según la dieta LCHF hay que evitar en general las verduras que crecen bajo la tierra en lugar de por encima de la superficie. Desarrollarse bajo la tierra es sinónimo de almidón, y el almidón es un carbohidrato de concentración elevada, formado por numerosas moléculas yuxtapuestas de azúcar (glucosa), por eso no es bueno, argumentan. Eso significa que, además de las patatas, hay que prescindir también, por ejemplo, de las zanahorias, la remolacha colorada o las chirivías. En cambio son preferibles las lechugas, todos los tipos de col, los tomates, el brócoli, los calabacines, las berenjenas, etc.

¿En qué se basa exactamente la comunidad de la dieta baja en carbohidratos para posicionarse en contra los hidratos de carbono? Son decisivos tres aspectos:

- **Argumento n.º 1 de la dieta baja en carbohidratos:** Los hidratos de carbono, sobre todo los que se digieren rápido como el azúcar y los refrescos azucarados sin alcohol, pero también el pan, las patatas y el arroz, inundan la sangre con el monosacárido glucosa (en el azúcar y en los refrescos sin alcohol se añade fructosa; más al respecto en el capítulo 4). En consecuencia, el páncreas secreta insulina. Bajo la acción de esta hormona, el flujo de azúcar es transportado de la sangre a las células. Para conseguir dominar ese subidón de azúcar, el páncreas reacciona según las circunstancias con una secreción de insulina tan intensa a veces, que el nivel de azúcar en la sangre desciende de golpe y se llega a una hipoglucemia. En otras palabras: necesitamos un tentempié de inmediato. Y no un tentempié cualquiera, sino uno que eleve el nivel de azúcar en la sangre lo más rápidamente posible. ¡Eso significa que necesitamos —qué ironía— hidratos de carbono de inmediato! De esta manera oscilamos todo el día entre un éxtasis de azúcar y un hambre canina.
- **Argumento n.º 2:** La hormona insulina no se encarga solo de llevar la glucosa de la sangre a las células; la insulina es, además, una hormona que se ocupa del almacenamiento de grasas. Dicho de otra forma: los hidratos de carbono conducen a la secreción de insulina, lo cual lleva al almacenamiento de las grasas. Cuando circula suficiente insulina en la sangre, se bloquea la quema de grasas; a nivel hormonal resulta imposible perder peso.
- **Argumento n.º 3:** Y por si todo esto fuera poco, esos picos repetidos de glucemia y de insulina son sin duda perjudiciales para la salud, impulsan el proceso de envejecimiento y, en consecuencia, diversas dolencias típicas de la vejez: su espectro abarca desde la diabetes hasta el cáncer.

Hidratos de carbono → Picos de glucosa en la sangre y de insulina → Almacenamiento de grasas/Dolencias típicas de la vejez

Solución: una dieta baja en carbohidratos

Así se manifiestan, para que sirva de orientación general, las dos posiciones. Sus detalles resultan tan complejos que solo me veo capaz de explicarlas poco a poco. Pero antes de abordarlas con detenimiento, reflexionemos aquí acerca de una pequeña cuestión. ¿No cabría pensar que este asunto tendría que haber ido aclarándose poco a poco después de tantas décadas de investigación? ¿No tendría que ser bien sencillo a estas alturas emitir un juicio acerca de cuál de las dos escuelas enfrentadas tiene razón? Sin embargo los hechos constatan que en cuanto se debaten los pros y los contras de los dos puntos de vista resulta extraordinariamente difícil, por no decir imposible, emitir un juicio rotundo. Qué curioso, ¿verdad? ¿No es desconcertante que existan dos «bandos» tan opuestos y que ambos puedan esgrimir pruebas y argumentos razonables, desde procesos bioquímicos, pasando por testimonios individuales hasta llegar a experimentos sistemáticos? ¿Dónde se origina esta enconada contradicción?

También podríamos formular esa pregunta de la siguiente manera: ¿hasta qué punto resulta creíble que todos los defensores de la dieta tradicional baja en grasas lleven décadas tan equivocados? Y a la inversa: ¿hasta qué punto es probable que los numerosos detractores de esta posición —entre los que se cuenta, entre otros, la Universidad de Harvard— sean todos sin excepción unos idiotas y unos charlatanes? Y si ambas cosas no fueran correctas, ¿de dónde resulta esa contradicción? ¿Cómo puede moderarse o resolverse?

Confieso que esta cuestión me ha estado persiguiendo muchos meses. El objetivo principal de *La brújula de la alimentación* es trazar una dieta a partir de los conocimientos actuales, en parte contradictorios, y de las concepciones nutricionistas; pautar unos hábitos alimentarios que reúnan todos los aspectos positivos para la salud sin considerar bandos ni ideologías. Partí de la base de que tiene que existir un tipo de alimentación que resulte ideal, óptima, una dieta que realmente sea la que mejor satisfaga las necesidades del cuerpo. Una alimentación así, en consecuencia, debería ser ideal también para los múltiples y enemistados partidarios de los hidratos de carbono y de las grasas. Así pues, ¿cuál es más sana, una dieta pobre en grasas y rica en carbohidratos (PGRC) o una dieta pobre en carbohidratos y rica en grasas (PCRG)? PGRC o PCRG, ¡he aquí la cuestión!

Durante un tiempo esas ocho, o cuatro, letras me llevaron al borde de la locura. No obstante, poco a poco y después de un agobiante tira y afloja, la cosa fue cambiando. En mí creció la convicción de que mi hipótesis fundamental como tal estaba errada. Sí, cuanto más me sumergía en esta materia, con más claridad se demostraba que el intento de fijar un tipo perfecto de alimentación universal para todos nosotros no solo es una tarea imposible sino incluso contraproductiva, y esto vale especialmente en lo que se refiere a esa división relativa entre los hidratos de carbono y las grasas.

Hay dos razones para ello. En primer lugar, la pregunta «¿Qué es más sano, los hidratos de carbono o las grasas?», no es la cuestión decisiva; mucho más importante es preguntarse sobre los tipos de hidratos de carbono y de grasas. La calidad desempeña un papel mucho más decisivo que la cantidad. Algunas grasas y algunos hidratos de carbono son sanos; otros, menos. Por tanto, la línea divisoria entre los hidratos de carbono y las grasas no se justifica, esa línea es artificial e improductiva. Hasta cierto punto, este principio es válido para todos nosotros.

Ahora bien, existe una excepción importante: algunas investigaciones recientes señalan que no todos toleramos de igual manera la ingesta de muchos hidratos de carbono. Cada vez son más las personas para las que los hidratos de carbono representan un problema en su metabolismo; padecen una especie de «intolerancia a los carbohidratos». Así pues, para ese grupo será más conveniente una alimentación rica en grasas y con reducción de los carbohidratos. Más aún: a menudo, en cuanto esas personas se decantan por una alimentación baja en carbohidratos experimentan una especie de revelación, una liberación después de años de frustración. Por fin queda saciada el hambre, por fin esos kilos de más van desapareciendo, y enseguida se sienten mucho mejor. En caso de que pertenezcas al grupo de personas que no toleran muchos hidratos de carbono, será muy importante tanto las cantidades que ingieras como la manera en que lo hagas, además de la calidad de los hidratos de carbono y de las grasas. Una dieta rica en grasas y baja en carbohidratos será la mejor opción (describiré con detalle este caso en el capítulo 5).

Desviémonos por un momento de la visión general. El hecho de que el cuerpo de algunas personas funcione bien solo con una dieta baja en carbohidratos podría arrojar una luz interesante sobre la larga pugna entre los partidarios de la dieta baja en grasas y los de la dieta baja en carbohidratos: ¿Por qué los que están a favor de la dieta baja en carbohidratos combaten la posición dominante (baja en grasas) con tanta tenacidad y con argumentos siempre nuevos? Pues bien, porque el pan, la pasta, el arroz y las patatas pueden representar, en efecto, una especie de mezcla tóxica. No para todos, ni siquiera para la mayoría (de ahí la posición tradicional), pero sí para el organismo de un determinado grupo de individuos, y eso se agrava en según qué circunstancias. Sobre cuáles son esas circunstancias y sobre si te cuentas entre esas personas que no toleran demasiados hidratos de carbono hablaremos, como ya hemos dicho, más adelante. En este capítulo voy a abordar algo más de cerca la situación general y expondré por qué una alimentación rica en carbohidratos pero también en grasas puede ser sana por principio. Pasemos ahora a los hidratos de carbono y más adelante nos centraremos en las grasas.

MUCHOS HIDRATOS DE CARBONO: DE OKINAWA A LOS ADVENTISTAS

A decir verdad, hasta hace unos pocos años se había convertido en costumbre condenar los hidratos de carbono más o menos en bloque. Yo propondría que cada vez que se hable de lo malos que son los hidratos de carbono se recuerde por un instante el tipo tradicional de alimentación de los japoneses del archipiélago de Okinawa: allí tenemos a un grupo humano que se cuenta entre los más sanos del mundo, y ¿qué comen esas personas? ¡En su mayor parte, hidratos de carbono! Antiguamente los hidratos de carbono componían no menos del 85 % de las calorías de su dieta. Eso ha ido cambiando con el paso de las décadas, pero el porcentaje sigue siendo de casi el 60 % hoy en día.

En cambio, en la alimentación tradicional de Okinawa solo el 6 % de la energía procedía de las grasas. Reflexionemos un momento sobre la frase anterior... A menudo se habla de una dieta «baja en grasas» cuando el suministro de energía procedente de las grasas ronda el 30 % o menos. Decir que la alimentación tradicional de Okinawa es «baja en grasas» sería, por consiguiente, quedarse muy cortos. Es (era) una dieta muy baja en grasas.

Y lo cierto es que no parece haber perjudicado a los japoneses del archipiélago de Okinawa. La generación de los mayores no solo alcanza una edad avanzada poco habitual, sino que padecen notablemente menos enfermedades cardiovasculares, diabetes, cáncer, demencia, etc., que nosotros. Entre los ancianos japoneses de Okinawa encontramos alrededor de cincuenta centenarios por cada 100.000 personas; esa es una tasa que representa más del doble que en la mayoría de los países industrializados (Alemania cuenta en la actualidad con «solo» veintidós centenarios por cada 100.000 habitantes).[108] Dicho de otra manera: no parece que los hidratos de carbono por sí mismos puedan resultar tan inquietantemente tóxicos.

Detengámonos ahora en el gran «pero»: y es que, al analizarlo más de cerca, el caso de Okinawa se revela como muy especial, pues solo puede trasladarse con pinzas a nuestra situación. Hasta hace unos pocos años, los japoneses de Okinawa en general comían muy poco. Su renuncia a la glotonería se atribuye a una enseñanza de Confucio llamada *hara hachi buy*, que significa algo así como que hay que comer solamente hasta que el estómago se haya llenado en un 80 %. Su salud y su longevidad podrían deberse por tanto a esa especie de «restricción de calorías». Esta sería incluso mi primera sospecha.

Cabe decir que, esta limitación en la ingesta de calorías se considera uno de los medios más efectivos para alargar la vida de los organismos y las especies animales más dispares, como la levadura, los gusanos, las moscas, los peces, los ratones y hasta los monos.[109]

Pero en realidad sigue sin estar claro cuál es el factor determinante en la longevidad de los japoneses tradicionales de Okinawa. No lo sabemos. A esto se añade que su cultura y su forma de vida difieren en lo fundamental de las nuestras, por no hablar de las características genéticas. Así pues, no está fuera de lugar preguntarse en qué medida pueden servirnos de modelo concreto. Fuera como fuese, en lo que se refiere a la cantidad de nutrientes principales, sabemos que los ingieren con moderación.

Este es el caso también de muchos otros grupos humanos llamativamente sanos que han sido investigados en los últimos años, como por ejemplo los tsimané, un pueblo cazador y recolector que vive a orillas de un afluente del Amazonas en Bolivia. Entre los tsimané casi no se dan casos de arteriosclerosis. Este dato, asombroso y alentador, podría significar que el factor decisivo para que el principal asesino actúe lo estaríamos provocando nosotros mismos y por consiguiente sería evitable. Dicho de otra forma: es muy probable que la arterioesclerosis no sea una consecuencia inevitable del envejecimiento, por mucho que habitualmente nos lo expliquemos así.

La alimentación de los tsimané se compone en un 72 % de hidratos de carbono, un 14 % procede de grasas y un 14 % de proteínas. Se trata de una alimentación con predominio de lo vegetal. ¿Es la dieta la que cuida el corazón de los tsimané? Podría ser. Pero también podría ser su estilo de vida en general. Los tsimané viven en chozas sencillas cubiertas con cañas, sin agua corriente y sin electricidad. Salir de caza, practicada en parte todavía con arco y flechas, puede durar tranquilamente ocho horas o más, durante las cuales los tsimané peinan la selva tropical y recorren hasta dieciocho kilómetros. Los tsimané están todo el día de pie, pasan menos del 10 % de la jornada sentados.[110] La enseñanza que puede extraerse no se resume en decir que ingerir muchos hidratos de carbono es sano, sino en que una alimentación natural que consista en su mayoría en plantas (ricas en carbohidratos), acompañada de muchísimo ejercicio, es muy sana.

Aquí en Alemania, el consumo de carbohidratos está un poco por debajo del 50 % (aproximadamente un 47 %); las grasas, en cambio, contribuyen con un 36 % a la ingesta de calorías. Nuestra alimentación, comparada con la de Okinawa y con la de los tsimané, se compone de menos carbohidratos y en cambio es bastante rica en grasas.[111] De lo cual podría extraerse la conclusión de que deberíamos comer menos de estas últimas y más hidratos de carbono. Esto es exactamente lo que nos aconsejan la Sociedad Alemana de la Alimentación (DGE) y otros defensores de las dietas bajas en grasas. Según la DGE, al menos el 50 % de las calorías deberían provenir de los hidratos de carbono.[112] Y está claro que esa recomendación puede conducir a una alimentación muy sana.

Puede, pero no tiene por qué ser así por fuerza. En primer lugar, ingiriendo más hidratos de carbono no se vive automáticamente de una manera más saludable. El azúcar, como todo el mundo sabe, es un carbohidrato y no precisamente una vitamina benefactora (hablaremos de ello en el siguiente capítulo). En segundo y más importante lugar (pues, como es natural, la DGE no aconseja el consumo de azúcar, a pesar de que, por desgracia, hay fanáticos de las dietas bajas en grasas y gurús veganos[113] que minimizan los efectos del azúcar): existen tipos de alimentación ricas en grasas que han demostrado repetidas veces, en estudios a gran escala, ser muy beneficiosas. El problema es que ese tipo de alimentación extraordinaria no se conoce lo suficiente. Notables expertos en nutrición —entre ellos Walter Willett, de la Universidad de Harvard—[114] la consideran algo así como el non plus ultra de una alimentación terapéutica: estoy hablando de la dieta mediterránea. Dependiendo del metabolismo, el porcentaje de grasas de la dieta mediterránea en relación con las calorías puede comportar el 40 % o aún más (mientras que los hidratos de carbono constituyen de media menos del 40 %).

Las grasas, esa sustancia nutritiva principal, han sido demonizadas durante largo tiempo y muchos siguen considerándolas como una especie de veneno que enferma y engorda, así que conviene que nos detengamos aquí en la dieta mediterránea, rica en grasas y sana. Los conocimientos en nutrición recogidos en estos últimos años sobre estos hábitos alimenticios revelan sencillamente que no existe ninguna base racional para la lipofobia. Más aún: con una alimentación rica en grasas se puede llegar a viejo de una manera muy saludable.

Resumamos a continuación los enunciados principales:[115]

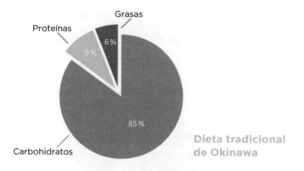

La alimentación tradicional de Okinawa es extremadamente rica en carbohidratos y muy pobre en grasas y muy saludable.

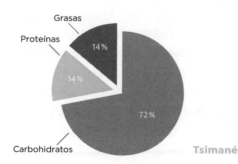

La alimentación de los tsimané se compone de un poco menos de hidratos de carbono y un poco más de grasas. También resulta muy saludable.

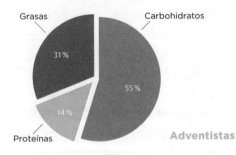

Grasas · Carbohidratos · 31% · 55% · 14% · Proteínas · Adventistas

La alimentación de los adventistas («pescetarianos») abunda también en carbohidratos. Contiene relativamente menos grasas, pero de todas formas es una cantidad suficiente como para que no pueda hablarse de una dieta «baja en grasas». También es muy saludable.

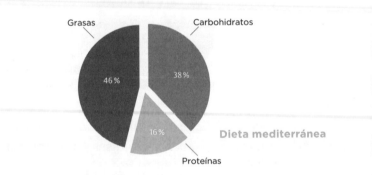

Grasas · Carbohidratos · 46% · 38% · 16% · Dieta mediterránea · Proteínas

La dieta mediterránea contiene en general más grasas que hidratos de carbono. Y también resulta muy saludable.

LA DIETA MEDITERRÁNEA RICA EN GRASAS: TAN TERAPÉUTICA QUE EL EXPERIMENTO SE INTERRUMPE

La dieta mediterránea se llama así porque se basa en lo que se comía originariamente en las regiones en torno al mar Mediterráneo, sobre todo en el sur de Italia y Grecia, en particular en Creta. El concepto resulta ambiguo. Aquel que entre en una franquicia de McDonald's con vistas al Mediterráneo en el puerto de Génova no recibirá ninguna dieta mediterránea. Con esto quiero decir que los hábitos alimentarios de muchos de los actuales habitantes de la cuenca mediterránea ya no se corresponden necesariamente con aquella alimentación que el trofólogo imagina cuando comienza a entusiasmarse con ella.

Bien, de acuerdo, esto es una obviedad, pero conviene aclarar algo más: la pizza Margarita o los espaguetis a la boloñesa (uno de mis platos favoritos de antaño) tampoco son platos a los que uno recurriría, en los círculos especializados, como ejemplos típicos de dicha dieta. Insisto: para un experto en nutrición la pasta no es ni el cuerpo ni el alma de la dieta mediterránea, aunque nos sintamos inclinados a equipararla con una montaña de pasta. En este sentido podría discutirse si la expresión «dieta mediterránea» es acertada, pero a mí me parece que la vida es demasiado corta para llevarse malos ratos con las expresiones y los conceptos. Lo importante es que quede claro a qué nos referimos cuando hablamos de dieta mediterránea desde el punto de vista de la investigación actual sobre nutrición.

Estos son sus componentes principales:

- Abundante verdura (de proximidad y de temporada), legumbres y fruta.
- Preferiblemente productos integrales, como el pan integral.
- Regularmente frutos secos y semillas.
- Vino en las comidas.
- Mucho aceite de oliva virgen extra.
- Poca leche y productos lácteos (principalmente en forma de queso y de yogur, es decir, con preferencia por los productos lácteos fermentados).
- Pescado varias veces por semana.
- Preferiblemente carne blanca, de aves; solo unas pocas veces al mes carne roja (de cerdo y de vaca).
- Hasta siete huevos por semana.

- Muy pocos dulces (la fruta es el postre habitual).
- Generosa utilización de hierbas y de ajo para condimentar, pero algo menos de sal.[116]

Con ayuda de un breve cuestionario como el que se utiliza en los tests de los experimentos para saber en qué grado se ajustan los participantes a la dieta mediterránea, puedes determinar con facilidad tu propio «factor mediterráneo» (figura 3.1): cuantos más puntos consigas, más mediterráneamente estarás comiendo en el sentido idealizado de la terminología nutricionista. El «valor mediterráneo» determinado de esta manera es algo más que un simple juego. Cuanto más elevado sea el valor alcanzado, menor será, por ejemplo, el riesgo de sufrir hipertensión arterial, diabetes y obesidad, esta última sobre todo en la región abdominal.

Es importante resaltar que las grasas desempeñan un papel decisivo. Está demostrado que algunos de los alimentos más ricos en grasas y que se suele pensar que engordan pueden ayudar a adelgazar en el marco de una dieta mediterránea. Los frutos secos, por ejemplo, tal como han señalado muchos estudios, están asociados con un menor riesgo a la hora de ensanchar la cintura. Dicho de otra manera, es más fácil que alguien que pica frutos secos con regularidad tenga una barriga plana que quien se abstiene de comerlos. ¡Incluso el aceite de oliva, según estos análisis, se cuenta entre los «adelgazantes»! (Mientras que, a la inversa, los refrescos carentes por completo de grasas se consideran uno de los mayores engordantes que existen; veremos más al respecto en el siguiente capítulo.)[117] Estos resultados nos dan ya un primer indicio de que no todas las grasas que comemos son almacenadas como grasas de manera automática por nuestro cuerpo. Las grasas no engordan por defecto. Para algunos alimentos ricos en grasas, como los frutos secos y el aceite de oliva, se puede incluso afirmar lo contrario.

Todas estas conclusiones proceden de sencillos estudios observacionales en los cuales, como ocurre siempre, no se sabe si existe también una relación causal, es decir, si los frutos secos o el aceite

Testa tu «factor mediterráneo»

Pregunta	1 punto por cada coincidencia
¿Utilizas aceite de oliva como principal fuente de grasas?	Sí
¿Cuánto aceite de oliva ingieres al día?	Por lo menos 4 cucharadas
¿Cuánta verdura comes al día? (1 porción = 200 gramos)	Al menos 2 porciones (de las cuales al menos 1 porción es verdura cruda o lechuga)
¿Cuánta fruta comes al día?	Al menos 3 porciones
¿Cuántas porciones de carne roja o procesada comes al día? (1 porción = entre 100 y 150 gramos)	Menos de 1
¿Cuántas porciones de mantequilla, margarina o nata comes al día? (1 porción = 12 gramos)	Menos de 1
¿Cuántos refrescos sin alcohol bebes al día?	Menos de 1
¿Cuánto vino bebes a la semana?	Al menos 7 copas (de 100 mililitros, es decir, aproximadamente una botella)
¿Cuántas porciones de legumbres (alubias, lentejas, garbanzos) comes a la semana? (1 porción = 150 gramos)	Al menos 3
¿Cuántas porciones de pescado comes a la semana? (1 porción = aprox. 150 gramos)	Al menos 3
¿Cuántas porciones de dulces comes a la semana? (pasteles, galletas, etc.)	Menos de 3
¿Cuántas porciones de frutos secos comes a la semana? (1 porción = 30 gramos)	Al menos 3
¿Prefieres la carne blanca (pollo y pavo) a la carne roja (hamburguesas y embutidos)?	Sí
¿Cuántas veces a la semana comes sofrito (salsa hecha con tomate, cebolla, ajo y aceite de oliva)?	Al menos 2 veces

Figura 3.1 Con este cuestionario se examina en los experimentos en qué medida el sujeto en cuestión se alimenta conforme a la idealizada dieta mediterránea que tan sana ha demostrado ser en muchos estudios. Cuantos más puntos, más «mediterránea» es la alimentación. En comparación con siete o menos puntos totales, con diez o más puntos se reduce al menos un 50 % el riesgo de padecer un episodio cardiovascular grave (ictus, infarto de miocardio). Los tres aspectos de la dieta que influyen más en la reducción de ese riesgo son (por este orden): la verdura, los frutos secos y el vino.[118]

de oliva provocan de verdad esos efectos beneficiosos. Sin embargo, entretanto, se han llevado a cabo varios experimentos que confirman algunas de estas observaciones de una manera contundente. Así, por ejemplo, un equipo de investigadores españoles realizó hace unos pocos años un vasto estudio, con casi 7.500 participantes, sobre el tema de la dieta mediterránea. A la mitad de las personas que se sometieron a las pruebas se les instruyó para que en los siguientes años comieran de manera consecuente una dieta mediterránea rica en grasas. Mientras tanto, la otra mitad del grupo de control debía alimentarse con una dieta baja en grasas.

Todos los participantes en el experimento poseían un elevado riesgo de padecer una dolencia cardiovascular, y la pregunta era si ese riesgo podía reducirse con una alimentación rica en grasas o, al contrario, con una dieta baja en grasas. «¡Vaya pregunta!», dirás negando con la cabeza. Está claro que hay que abstenerse de comer grasas si se quiere mimar al corazón.

En el grupo de la dieta mediterránea alta en grasas, los investigadores dispensaron a la mitad un litro de aceite de oliva a la semana para su libre uso. A la otra mitad del grupo se les abasteció, en cambio, con frutos secos gratuitos (una mezcla de 30 gramos de nueces y avellanas, así como de almendras cada día). De esta manera se crearon dos subgrupos: uno con aceite de oliva y otro con frutos secos. Al grupo de control con la dieta pobre en grasas no se le dispensó ningún alimento extra.

El resultado del experimento fue sensacional. Transcurrió de una manera tan espectacularmente beneficiosa para aquellos que siguieron la dieta mediterránea y, en comparación con ellos, de una manera tan perjudicial para el grupo de control, que una comisión ética recomendó interrumpir el test al cabo de unos años, porque, en su opinión, a juzgar por los resultados alcanzados, no había justificación posible para que al grupo de control se le siguiera privando por más tiempo de aquella alimentación terapéutica rica en grasas.

En especial, en el grupo que siguió la dieta mediterránea alta en grasas —en relación al grupo de control— disminuyó de forma drástica el riesgo de sufrir un ictus. En el subgrupo que tomó aceite de oliva, el peligro de un ictus se redujo en un 33 %; en el de los frutos secos extra, en torno al 46 %. Análisis posteriores demostraron además que quien llega a los ocho o nueve puntos en el cuestionario sobre la dieta mediterránea ve disminuido el riesgo de sufrir una grave complicación cardiovascular, como un ictus o un infarto de miocardio, en torno al 28 % en comparación con las personas que habían obtenido siete o menos puntos. A partir de diez puntos y hasta el máximo de catorce, ese peligro se reduce incluso un 53 %.[119] Resumiendo: a aquel que más mediterráneamente come, mejor le va el corazón.

Ese estudio español se publicó en 2013 en la prestigiosa revista *New England Journal of Medicine*[120] e hizo popular en todo el mundo la dieta mediterránea, que ya poseía cierta fama debido a otros resultados positivos anteriores. (Algunos años antes se había realizado en Francia un experimento similar que fue interrumpido también a causa de sus espectaculares buenos resultados.)[121]

Y una y otra vez salen a la luz informes positivos sobre la dieta mediterránea. Investigaciones recientes muestran, por ejemplo, que una alimentación de este tipo va acompañada de un deterioro del cerebro cuantificablemente menor en la vejez.[122] En algunas personas obra de modo sorprendente incluso contra las depresiones.[123]

Así las cosas, las grasas celebran su exitoso regreso a la escena nutricional a causa de estos resultados positivos y de otros que veremos más adelante. Sí, podemos afirmar que la dieta baja en grasas está cada vez más y más pasada de moda y que en estos últimos años las grasas están cada vez más en el candelero. ¡Y es del todo comprensible! La dieta mediterránea no solo es sana sino que además sabe muy bien, algo que confirmarán sin dudarlo muchos lectores.

El aceite de oliva contribuye de manera natural a este hecho, lo cual no se debe solamente a lo sabroso que es. Además, refuerza el gusto de las comidas. ¿Has probado alguna vez a retirar el aceite y las grasas de la sartén sin detergente, solo con agua tibia? Todos sabemos que las grasas se pegan, manchan, son pertinaces. Y lo mismo ocurre en la boca: las grasas no solo procuran una consistencia agradable sino que en cierto modo también retienen los sabores en el paladar. Permanecen adheridos en la cavidad bucal, como en una cazuela, y de esta manera pueden desplegar su aroma, en lugar de ser engullidos de inmediato. Las grasas son, por consiguiente, una especie de reforzante natural del sabor. ¡Magnífico!

No obstante, todo este entusiasmo no debe hacernos olvidar que la dieta mediterránea rica en grasas (existen también variantes bajas en grasas) «solo» es una de las diversas vías hacia una alimentación sana. El porcentaje de grasas en el grupo de la dieta mediterránea del experimento español al final fue de un 41 %, una cifra elevada. Pero ese porcentaje fue también alto en el grupo de control, pues alcanzó el 37 % pese a las indicaciones expresas de que comieran menos grasas. La diferencia tan notable en el riesgo de padecer un ictus sugiere más bien que lo importante no es tanto la cantidad absoluta de grasas ingeridas como toda la alimentación en su conjunto. En concreto, no creo que sea solo el predominio de las grasas lo que hace tan saludable a la dieta mediterránea, de la misma forma que la enorme cantidad de carbohidratos no parece ser el factor determinante en la salud y en la longevidad de la alimentación tradicional de Okinawa o de la alimentación tsimané. Todo apunta a que el secreto de las culturas que disfrutan de una alimentación muy saludable, desde Okinawa, pasando por la selva tropical boliviana hasta determinadas regiones del Mediterráneo, es que comen comida auténtica en lugar de comida industrial. La alimentación procede directamente de la naturaleza y con predominio, aunque no de manera exclusiva, de fuentes vegetales.[124]

POR QUÉ ES TAN IMPORTANTE QUE CONFIGURES TÚ MISMO TU TIPO DE ALIMENTACIÓN

La mayoría de las guías de nutrición toman partido por una determinada orientación alimentaria, por algún «plan», ya sea vegetariano, vegano, bajo en grasas, bajo en carbohidratos, ya sea por la dieta paleolítica, la dieta de la piña o cualquiera de las variantes de la dieta mediterránea. Y a continuación, a partir de estudios cuidadosamente seleccionados, se «demuestra» por qué ese plan nutricionista es superior a los demás.

Por un lado, un punto de vista tan reducido y una toma de partido tan parcial nos hacen la vida más fácil. Por otro lado, se nos obliga a seguir ese régimen por pura arbitrariedad, ajustándonos al milímetro a esa doctrina de la salvación. Si comes exactamente así (como un cazador tsimané, como un japonés de Okinawa, como A o como B de aquella región montañosa a orillas del Mediterráneo), adelgazarás y te librarás de padecer enfermedades hasta que alcances una edad avanzada. Desde un punto de vista objetivo, semejante recomendación no se sustenta porque se ha demostrado que en el asunto de la nutrición existen muchas corrientes que podemos seguir para llegar sanos a la ancianidad.

Así pues, cabe abordar de una manera más abierta y con buena conciencia este asunto, e incluso deberíamos hacerlo, pues cada cual tiene su propio cuerpo. Seguir a ciegas un plan dietético conduce la mayoría de las veces a su abandono. En lugar de someter a la fuerza al cuerpo a seguir una dieta, deberíamos escucharlo, percibirlo y experimentar con diferentes tipos de alimentación más allá de los dogmas y de las ideologías para averiguar cómo reacciona nuestro organismo a una alimentación determinada. Esa es la manera ideal de diagnosticar lo que para cada uno es correcto dentro de lo recomendable. El hecho de que cada persona tiene su propio cuerpo debería bastar para descartar que pueda existir una dieta ideal para todo el mundo, aunque así lo sugieran la mayoría de los gurús nutricionistas y también las instituciones «oficiales».

El hecho de que seamos diferentes dota a este asunto, al menos a primera vista, de cierta complicación. Esa recomendación estricta válida en todas las circunstancias y para todo el mundo deja de tener sentido. Al mismo tiempo eso significa que cuentas con más posibilidades para configurar tus propios hábitos alimentarios. No te hagas esclavo de una dieta que presta más atención a una autoridad externa que al propio cuerpo. Piensa que tu organismo también es una autoridad.

¿Qué suele ocurrir con una dieta? Intentamos llevarla a cabo durante un tiempo, en contra de lo que nos pide el cuerpo, hasta que ella en algún momento, hartos y asqueados, la abandonamos. ¿Qué hay de extraño en ello? La dieta es un plan ajeno a nosotros que intentamos imponer a nuestro cuerpo. Tanto el éxito inicial como el temprano fracaso de muchas dietas vienen de fábrica en su concepción rígida y estrecha de miras. Al principio funciona porque estamos bastante motivados, pero a la larga deja de hacerlo porque esa alimentación, a la que no estamos acostumbrados, nos viene a contrapelo. No sabemos qué cocinar, los platos no saben bien, nos provocan flatulencias, náuseas, etc. La consecuencia es que comemos menos y, por consiguiente, adelgazamos. Por exactamente los mismos motivos tarde o temprano abandonamos la dieta. (Eso no sucede cuando seguimos una orientación dietética que se demuestra que está hecha a nuestra medida.)

Tengo una buena amiga que cada vez que viene a mi casa y toma demasiado aceite de oliva y frutos secos, por la noche da vueltas y más vueltas en la cama sin conciliar el sueño y con una sensación de estreñimiento. Al parecer, a ella le sienta mejor un tipo de alimentación bajo en grasas. Forzarla a adoptar una dieta rica en grasas y baja en carbohidratos sería algo del todo improductivo.

Para que una dieta tenga éxito debe perdurar en el tiempo, lo cual solo se consigue cuando ese tipo de alimentación no se percibe en exceso como un tener que aguantar por fuerza. En este sentido, y aunque el asunto pueda parecer de entrada algo más complejo, es una suerte que no exista una única vía alfombrada de rojo para una alimentación sana, sino varias, porque eso significa que puedes configurar tu alimentación por ti mismo de modo que encaje con tu cuerpo lo mejor posible. Y esto, a su vez, hace que sea más probable que la mantengas.

Tal como hemos visto, tenemos poco margen de maniobra en lo que respecta a la cantidad de proteínas que debemos ingerir. Sin embargo, en lo que se refiere a los hidratos de carbono y las grasas, se abre un gran abanico en cuanto a las cantidades relativas, por la sencilla razón de que para la mayoría de nosotros no es importante esa relación de cantidad. Mucho más importante es comer las grasas y los hidratos de carbono que son saludables. En el siguiente capítulo hablaremos sobre qué hidratos de carbono y grasas deberíamos evitar. Comenzaremos con los hidratos de carbono, y de inmediato nos adentraremos en su forma más seductora y funesta, la *femme fatale* entre los carbohidratos: el azúcar.

CAPÍTULO 4

LOS HIDRATOS DE CARBONO I

EL AZÚCAR, ESE HÍBRIDO SEDUCTOR Y PELIGROSO

> El azúcar me da miedo.
>
> Lewis C. Cantley, oncólogo estadounidense
> líder en investigación sobre el cáncer[125]

HAY DULZURAS QUE MATAN

Algunos lo tenemos claro por nosotros mismos, pero todo aquel que tenga hijos sabe por experiencia y por los nervios sufridos que el azúcar es una sustancia muy especial. Mi hijo de cuatro años, por ejemplo, es un detector hipersensible de azúcar. Lo husmea con tanta precisión, que recuerda un contador Geiger bien calibrado capaz de detectar cualquier resto, por ínfimo que sea, de ondas radiactivas. No es ninguna broma si digo que solo por la vehemencia con la que reclama su salsa de tomate de cultivo ecológico, tan de moda en la actualidad por los anuncios, soy capaz de efectuar una estimación sorprendentemente fiable sobre los gramos azúcar que lleva esa salsa (para una cantidad de más de 10 gramos de azúcar por cada 100 gramos de salsa, el contador Geiger se dispara con la máxima intensidad, y cualquier intento de convencer a mi hijo para que elija una alternativa más sana resulta del todo inútil, incluso valiéndome de los trucos psicológicos más refinados de un padre desesperado...).

Uno se pregunta: ¿qué es lo que hace al azúcar tan especial? «¡Oh, qué dulzura!», «qué dulce», «diabético», solo un puñado de palabras para esbozar la ambivalencia de esta misteriosa sustancia. Así pues, ¿qué esconde, cómo actúa? Observemos más de cerca el secreto de la peligrosa seducción del azúcar.

En primer lugar, centrémonos brevemente en la palabra «azúcar». Los términos «azúcar» e «hidratos de carbono» suelen usarse como sinónimos, lo cual crea cierta confusión. Cuando hablo de azúcar en este capítulo me refiero a esa sustancia blanca y brillante que podemos comprar en el supermercado en paquetes de un kilo y que usamos para hacer pasteles o para endulzar el café. Así pues, se trata de aquello que también se describe como «azúcar de mesa» o «azúcar granulado». Los expertos denominan a esta forma de azúcar «sacarosa» (en inglés: *sucrose*). Pero por lo general solemos llamarlo simplemente «azúcar».

Sin embargo, el azúcar de mesa es apenas una de las muchas y diferentes «formas de azúcar» que existen. En la jerga especializada, a la familia entera de los azúcares se la denomina «sacáridos» o, de una manera más coloquial, «hidratos de carbono» o «glúcidos». Existen en todo tipo de formas y tamaños. Así, hay «monosacáridos» diferentes, como la glucosa y la fructosa, sobre las que hablaremos enseguida con detalle. Imagínate estos monosacáridos como piezas de Lego. La glucosa podría ser una pieza de color verde y la fructosa una pieza de color amarillo. A los monosacáridos y a otras variantes de azúcar que se componen de muy pocas piezas se los denomina «carbohidratos simples». Luego están los polisacáridos, que están formados por numerosas piezas, también denominados «carbohidratos complejos». El ejemplo paradigmático es el almidón, que se compone de millares de moléculas de glucosa yuxtapuestas, es decir, de un montón de piezas de Lego de color verde unidas entre sí.

Vamos a centrarnos ahora en el azúcar de mesa, al que a partir de este instante y en este capítulo me referiré simplemente como «azúcar», igual que en el lenguaje popular. Muchos se quedan sorprendidos cuando se les dice que este azúcar «corriente» también se compone no de una pieza de azúcar sino de la unión de dos piezas de azúcar diferentes: la glucosa y la fructosa. Así pues, una pieza verde unida a una pieza amarilla de Lego. Cada molécula de azúcar es, por tanto, un híbrido, y en este hecho radica la mayor parte del desastre.

En alemán a la glucosa se la llama también «azúcar de la uva», y a la fructosa, «azúcar de la fruta». Estas denominaciones coloquiales son igualmente equívocas, porque las frutas contienen siempre las dos variantes de azúcar, la glucosa y la fructosa. Sí, un grano de uva lleva glucosa, pero además, y aproximadamente en la

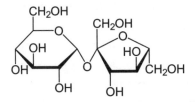

Figura 4.1 El azúcar de mesa es un disacárido, es decir, está compuesto de dos moléculas de azúcar (dos monosacáridos): una molécula de glucosa (izquierda) y una molécula de fructosa (derecha). Las dos moléculas son muy similares, pero no idénticas: como puede observarse, la glucosa es por su estructura un hexágono, mientras que la fructosa es un pentágono. Las moléculas están acopladas a través de la O central, que representa un átomo de oxígeno. H es un átomo de hidrógeno; C, un átomo de carbono. Allí donde se tocan las líneas se encuentra habitualmente un átomo de carbono (por mor de la simplificación se quita la C de esas zonas). El azúcar de mesa es una forma de muchos «azúcares» diferentes que en la jerga técnica se denominan «hidratos de carbono». Los hidratos de carbono se caracterizan, dicho de manera general, por una proporción de átomos de carbono con moléculas de agua (H_2O) de 1 a 1. O bien, resumido en una fórmula química: $C_x(H_2O)_x$. Si x es, por ejemplo, 6, entonces la fórmula molecular total tanto de la glucosa como también de la fructosa será: $C_6H_{12}O_6$. Los hidratos de carbono son, por consiguiente y tal como su nombre indica, átomos «hidratados» (acuosos) de carbono.

misma cantidad, contiene fructosa (alrededor de 7 gramos por cada 100 gramos de uvas). A la inversa, la glucosa no solo se encuentra en la uva sino en todas las frutas, incluso en la verdura, sí, en todo el reino vegetal. La glucosa es la sustancia de base de alimentos tan alejados de la uva como el pan, la pasta, el arroz y las patatas. Por esta razón, no tiene sentido que utilicemos aquí las expresiones «azúcar de la uva» ni «azúcar de la fruta», sino «glucosa» y «fructosa».

De acuerdo, aclaremos algo: quizá debido a que «azúcar de la fruta» suena a frutas sanas, entre la gente suele ser motivo de gran extrañeza enterarse de que precisamente el porcentaje de fructosa (azúcar) puede dañar al cuerpo de una manera excepcional. Como sabemos, el veneno está en la dosis, y esto es también válido para la fructosa.

Incluso es portinente de una manera muy especial, ya que el ritmo con el que el azúcar penetra en nosotros desempeña un papel decisivo: cuanto más rápido son transportadas las moléculas de azúcar en el cuerpo y alcanzan el hígado, peores son las consecuencias. En este sentido existe un parentesco absoluto con el alcohol: como todo el mundo sabe, beberse de una sentada media botella de cava con el estómago vacío no tiene el mismo efecto en nosotros que disfrutar de la misma cantidad de cava durante toda una velada con un menú de cinco platos.

Existe una similitud más con el alcohol: el azúcar también atenúa la reacción ante el estrés y nos calma, incluso tiene algo de consolador y de euforizante, razón por la cual saqueamos las reservas de helado y de chocolate cuando sentimos frustración o sufrimos penas de amor. Algunos comemos más y otros menos cuando estamos estresados, pero lo sorprendente —tal como han demostrado las investigaciones— es que en momentos de estrés todos, incluso quienes comen poco, tendemos a echar mano de lo dulce![126]

Mientras el cerebro se entrega a la borrachera de azúcar, el hígado sufre en silencio. En lo que a este se refiere, se produce un ataque comparable cuando apagamos la sed de golpe, en lugar de con cava, con medio litro de Coca-Cola o con un zumo de frutas. El motivo tiene un nombre: fructosa.

FRUCTOSA, LA HACEDORA DE GRASA O LOS PREPARATIVOS PARA UN INVIERNO QUE NUNCA LLEGA

Sigamos el camino que recorre una Coca-Cola, un té frío dulce, un refresco o un zumo desde la boca hasta el interior del cuerpo. Es así: como ese líquido no precisa que lo desmenucemos, después de una breve pausa se dirige desde el estómago hacia el intestino delgado, donde el híbrido denominado azúcar se descompone en sus dos compuestos (a no ser que las moléculas de glucosa y de fructosa estén ya separadas en el alimento, como ocurre en parte con la fruta o con el jarabe de maíz industrial, también llamado «isoglucosa» o jarabe de glucosa con alto contenido en fructosa, que desde octubre de 2017 puede emplearse de manera ilimitada en la Unión Europea). A partir de las moléculas acopladas de glucosa y fructosa se obtiene ahora glucosa y fructosa puras.

Separadas de esta manera, ambas moléculas son lo suficientemente pequeñas para atravesar la pared intestinal, donde se acumulan en la vena porta que conduce al hígado. En el hígado los caminos de las dos gemelas del azúcar se separan; mientras que la glucosa se limita a llevar una existencia muy convencional, su extravagante hermana, la fructosa, se comporta de una manera especial.

Si el hígado necesita energía, se permitirá una parte de la glucosa. En el momento en que esté «saciado», dejará seguir su marcha a las moléculas de glucosa. Esta se extiende entonces a través de la sangre por el resto del cuerpo y puede ser absorbida por aquellas células que necesitan energía en esos momentos, por ejemplo las células musculares o el cerebro. El cerebro adora la glucosa y consume grandes cantidades. Hasta aquí todo es un proceso bastante corriente. Muchas bombas de carbohidratos de mala fama, como el pan, la pasta, el arroz y las patatas, no contienen nada o apenas nada de fructosa, sino principalmente glucosa en forma de almidón. La glucosa puede ser utilizada por cada célula del cuerpo como dispensadora de energía.

Ahora bien, el azúcar, la miel, los refrescos, las frutas y los zumos de fruta no se componen solo de glucosa, sino también —en lo que al azúcar se refiere, digamos grosso modo que en su mitad— de fructosa, y esta fructosa recibe un tratamiento sin duda diferente en el cuerpo. Las moléculas de fructosa son también conducidas al hígado a través de la vena porta. Sin embargo, una vez llegadas allí sucede algo extraño: independientemente de lo saciado que esté el hígado, este absorberá como una esponja casi todo el flujo de las moléculas de fructosa y en parte las transformará en grasas en sus células. Por consiguiente, para el hígado la fructosa no es en absoluto lo mismo que la glucosa, aunque ambas suministren el mismo calor (léase «cantidad de energía») si se las quema en un recipiente de acero (este es el método con el que se determina el número de calorías: una kilocaloría es, por definición, aquella cantidad de energía que se necesita para incrementar en un grado centígrado un kilo de agua).

Nadie sabe por qué el cuerpo procesa la fructosa de esta manera especial. Debe de tener relación con la historia de la evolución; sí, puede que este mecanismo nos salvara la vida en tiempos remotos. El biólogo molecular Lewis Cantley estableció una hipótesis al respecto que me parece muy convincente. Cantley se cuenta entre los investigadores del cáncer más importantes de Estados Unidos. Descubrió una molécula de proteína que pertenece al código de señales de la insulina y de la mTOR. Por ello le concedieron en 2013 el Breakthrough Prize in Life Sciences, dotado con tres millones de dólares (mucho más que el premio Nobel). Este galardón fue fundado, entre otros, por el inventor de Facebook, Mark Zuckerberg, así como por el cofundador de Google, Sergey Brin. Cantley dice:

Las frutas maduran al final del ciclo de crecimiento, lo cual significa en general y en casi todos los hábitats que no dispondrás de mucha fruta para comer en los próximos meses. Para sobrevivir, lo mejor es transformar en grasas todo lo que comas hasta ese período. [...] Este es el motivo por el cual la fructosa fue tan espectacular para nosotros hace diez mil años. Nos ayudó a sobrellevar esa hambruna que se repetía cada año. En la actualidad ya no se produce ninguna carencia de alimentos [en nuestro país], y así de simple es como engordamos.[127]

Por lo general, los animales regulan su peso de una manera muy estricta. El cuerpo de un animal no «quiere» estar ni muy delgado ni demasiado gordo, a no ser que ese espécimen se prepare para un período difícil, por ejemplo para una hibernación; entonces acaparará tanta energía como le sea posible. Una energía valiosa que el cuerpo almacenará como reserva de grasas.

Una hipótesis: cuando un animal o incluso el ser humano ingiere cierta cantidad crítica de fructosa, esta sustancia no solo se transforma en grasas, no, esa afluencia de fructosa anuncia al cuerpo además, como una especie de campanilla de alarma, que el invierno es inminente. Así pues, ¿qué hace el cuerpo mientras esa campanilla de la fructosa suena con toda intensidad? Conecta el modo de ahorro total: cualquiera que sea el alimento que ingiramos, se dará prioridad a la función economizadora en forma de grasas. La fructosa acciona en cierto modo el «interruptor de las grasas» en nosotros y pone en funcionamiento un programa arcaico de ahorro de energía.[128] Esto es lo que nos sucede cuando consumimos a diario una buena cantidad de Coca-Cola o de zumos de fruta.

Podríamos seguir especulando en este sentido y pensar que habría sido una inteligente estrategia de la evolución que nos gustara la fructosa de tal modo que desarrolláramos una avidez tal de glucosa, que en algún momento los arbustos y los árboles se quedarían sin frutos y esa adicción se autoliquidaría pronto. Entonces, cuando llegara el invierno, tendríamos que contentarnos con una fría abstinencia de azúcar, pero a cambio habríamos desarrollado un buen colchón de grasas para mantener el calor. Esto es pura especulación, por supuesto.

Pero supongamos que haya algo de cierto en estas especulaciones: podríamos decir que en la Edad de Piedra esa sabiduría de hibernación de nuestro cuerpo nos ayudó en la lucha por la existencia gracias a los atracones de frutas que nos dábamos en otoño. En un mundo en el que el azúcar está presente en todo (hay que esforzarse mucho para no comer azúcar), esa sabiduría se ha salido de sus goznes y ha girado en nuestra contra: debido a que la industria alimentaria tiende a dar un toque de azúcar a todos sus productos, el cuerpo siempre está creyendo que se encuentra a las puertas de una glaciación siberiana y todo el año se prepara para un invierno calórico que nunca llega.

Cuando le pregunté al investigador Lewis Cantley sobre aspectos más concretos de este asunto, me dijo que la industria de la alimentación se está aprovechando deliberadamente de esta «adicción al azúcar» heredada en la evolución. «Lo peor es que la industria alimentaria posee todos los incentivos para enriquecer sus productos con azúcar porque el azúcar es uno de los ingredientes más baratos —dice Cantley—. Abusa de nuestra adicción para incrementar sus ventas.»[129]

El modo concreto como el cuerpo metaboliza el azúcar arroja más luz acerca de esa adicción por lo dulce. El hecho de que la fructosa —una de las dos mitades del azúcar— es procesada casi de manera exclusiva por el hígado desencadena la siguiente consecuencia grave: a pesar de que la Coca-Cola y otros dulces son «alimentos» que aportan un elevado grado de energía, la mitad de esta no llega al centro de control: el cerebro. Y eso porque es interceptada por el hígado y transformada en grasas. No es de extrañar que el cerebro envíe entonces el siguiente mensaje: ¡puedes beber tranquilamente un trago más o seguir picando pues todavía me falta bastante glucosa! Para saciar y contentar al cerebro, se necesita, por tanto, en comparación con el almidón habitual o con la glucosa pura, el doble de azúcar.[130]

Muchos de nosotros conocemos demasiado bien este fenómeno: un refresco, un zumo o un paquete de gominolas con forma de osito no nos dejan satisfechos por muy ricas en calorías que sean. Claro, en algún momento dejas de picar o de beber, pero eso sucede más bien porque te sientes culpable o, quizá, porque te sientes físicamente mal, tal como lo formula el autor científico estadounidense, y crítico con el azúcar, Gary Taubes.[131]

No es una casualidad que no exista dieta alguna, al menos que uno pueda tomarse en serio, que permita un generoso consumo de azúcar, sino todo lo contrario: da lo mismo si se trata de una dieta baja en carbohidratos, baja en grasas, mediterránea o paleolítica, los dulces casi siempre acaban siendo la primera víctima. Todos los planteamientos nutricionales serios abogan por una renuncia más o menos drástica del azúcar. Considero muy convincentes los resultados que hablan en contra de este componente. Cuanto menos azúcar se ingiera, mejor.

Incluso si se demostrara que la hipótesis acerca del interruptor de las grasas es falsa, una cosa sí está clara: el azúcar no suministra al cuerpo ninguna sustancia nutritiva y en cambio aporta abundantes calorías. En este sentido se habla a menudo de «calorías vacías», lo cual es una expresión extraña. Hablar de «calorías vacías» apunta a que el azúcar, en cierto modo, representa una forma de energía pura. Parece que de esta manera los efectos negativos se refieran únicamente a que el azúcar desplaza a alimentos ricos en sustancias nutritivas, ya que necesitamos cierta cantidad de nutrientes y de energía.

A la vista de los efectos desfavorables para el metabolismo que el azúcar provoca, me parece que el concepto «calorías vacías» es una subestimación clara de las repercusiones reales que tiene el azúcar en el cuerpo y, por lo tanto, no acierta a describirlo como debería. Comparemos: el alcohol también aporta suficiente energía y por consiguiente también puede desplazar a alimentos ricos en sustancias nutritivas, cosa que sucede con frecuencia en casos de alcoholismo. No obstante, a nadie que haya estado en una Fiesta de la Cerveza en Alemania se le ocurriría pensar que las calorías del alcohol puedan definirse con el término «vacías», sino más bien que el alcohol en sí mismo y en dosis elevadas es perjudicial, con independencia de que desplace a otros alimentos más sanos. Lo que quiero decir con esto es que las calorías del azúcar no son «neutrales», no son meramente perjudiciales porque desplacen a otras sustancias nutritivas, sino que el azúcar es perjudicial por sí mismo. La orientación dietética de la alimentación baja en grasas, paleolítica, etc., sería superior a nuestro tipo habitual de alimentación ya solo por el hecho de que contiene muy poco azúcar (esto también es válido, por supuesto, para la alimentación tradicional de Okinawa.)[132]

¿Qué significa esto para el día a día? Lo importante en definitiva es la dosificación. Así lo veo yo: un trozo de pastel de vez en cuando, un helado de vainilla una calurosa tarde de verano o un postre dulce no representa probablemente ningún problema, sobre todo no lo es si adopta esa forma de crema catalana irresistible que a veces —en contadas ocasiones— me prepara mi esposa. Tampoco una cucharadita de azúcar en el café o en el té tiene tanta importancia si se compara con el hecho de que medio litro de Coca-Cola contiene catorce de estas cucharaditas (una cucharadita de azúcar equivale aproximadamente a 4 gramos). Y, aunque te cueste creerlo, ese zumo de manzana sin filtrar con una apariencia tan sana y procedente de cultivos ecológicos que tengo en casa en este momento (¿quién se habrá atrevido a introducirlo en la nevera de extranjis?) ¡contiene la misma cantidad de azúcar que una Coca-Cola!

En la práctica esto significa que se debe tener precaución sobre todo con las bebidas. Los mayores abastecedores de azúcar en la alimentación son los refrescos como Coca-Cola, Fanta, Pepsi y compañía, pero también las muchas y populares bebidas «energéticas» e incluso los zumos 100 % de fruta. Todos ellos no solo contienen una cantidad desproporcionada de azúcar, sino que además, por su estado líquido, transportan el azúcar al sistema circulatorio a una velocidad semejante a una transfusión por vía intravenosa.

Yo, personalmente, evito todas estas bebidas azucaradas. De vez en cuando me tomo un zumo de naranjas recién exprimidas, un zumo de granada o de remolacha. La miel (también una mezcla de fructosa y de glucosa) la empleo con cierta regularidad pero con moderación, en realidad solo para las vinagretas de las ensaladas. Las alternativas tan elogiadas por los veganos, como la popular miel de agave, no son, por desgracia, ni una pizca mejores; la miel de agave se compone incluso exclusivamente de fructosa, razón por la cual sabe tan dulce: la fructosa tiene un sabor bastante más dulce que la glucosa.

Así que para endulzarnos la vida solo nos quedan los edulcorantes artificiales, como el aspartamo, la sacarina y la sucralosa. ¿Cómo tenemos que valorarlos? ¿Son una buena alternativa? Por regla general, estos edulcorantes están clasificados en su mayor parte como «seguros». Un argumento que se aduce en este sentido afirma que el cuerpo es incapaz de metabolizar estas sustancias fabricadas sintéticamente. Eso es cierto, pero pasa por alto una nimiedad: «nosotros» no estamos formados solamente por «nosotros».

En lo más profundo del intestino (proporcionalmente con mayor frecuencia en el intestino grueso) viven en silencio miles y miles de millones de bacterias; esta población de microbios tiene el nombre de «microbiota».[133] La microbiota supone en su conjunto entre uno y dos kilos de tu peso corporal y, al igual que nosotros, tiene hambre. Mucha hambre. Ahora bien, estas pobres bacterias permanecen en cierto modo en la retaguardia y solo reciben para comer aquello que les dejamos (aquello que el intestino delgado les deja) como restos indigeribles. Esos restos pueden ser algo muy sano, por ejemplo las fibras vegetales de un pan integral. Sin embargo, esos restos también pueden no ser del todo saludables, y en esta categoría se encuentran, según los primeros resultados provisionales, los edulcorantes artificiales.

Un equipo de investigadores israelitas del Instituto Weizmann de las Ciencias ha llegado a la conclusión de que el consumo de edulcorante perturba claramente el equilibrio de la flora bacteriana en el intestino en apenas pocos días. Algunos tipos de bacterias más desfavorables se expanden, mientras que otras más terapéuticas (por ejemplo, *Lactobacillus reuteri*) se atrofian. Esta perturbación del equilibrio de la microbiota acarrea consecuencias no solo para el intestino grueso, sino que actúa de manera negativa en todo el cuerpo. Ese desequilibrio conduce sobre todo a que no podamos procesar como corresponde la glucosa en la sangre, y este es el primer peldaño en la ruta hacia la diabetes. Además hay indicios de que los edulcorantes artificiales pueden contribuir a la obesidad (aunque los resultados en este punto son contradictorios). Así pues, apostando por los edulcorantes en lugar de por el azúcar, para evitar el sobrepeso y la diabetes, podría salirnos el tiro por la culata; cosas de la ironía. Esta es la conclusión de los investigadores israelitas en la revista científica *Nature*:

> Los edulcorantes artificiales fueron introducidos con el objetivo de rebajar la ingesta de calorías y mantener en parámetros normales el nivel de azúcar en la sangre sin tener que renunciar al sabor dulce. [...] El ascenso del consumo de edulcorantes va acompañado de la proliferación drástica de la obesidad y de la epidemia de diabetes. Los resultados sugieren que los edulcorantes podrían haber contribuido de manera directa justamente a expandir aquella epidemia cuando realmente se pensaron para combatirla.[134]

Resumiendo: ¡los edulcorantes no son nada recomendables! Ahora podríamos preguntarnos si de verdad es necesario renunciar con severidad religiosa a todo el azúcar y a los edulcorantes. La respuesta, por una parte, es: probablemente no. Por otra, aunque uno sea prudente y se contenga con el azúcar, ingerirá casi inevitablemente gran cantidad, porque —tal como menciona Cantley— hace muchísimo tiempo que se añade azúcar a todos los productos: el pan, los yogures, el embutido y el jamón, el kétchup y las salsas de tomate, los cereales, etc. (En parte esto es válido también para los edulcorantes, en especial para los productos light, como es natural.) En algún caso concreto, en mi opinión, no hay por qué renunciar a un alimento muy sano solo por el hecho de que contenga algunos gramos de azúcar. Un ejemplo: la col lombarda en conserva lleva un añadido de azúcar, pero, en comparación con la mayoría de las alternativas, sigue siendo una elección bastante buena. Sin embargo, deberíamos ser conscientes del exceso de azúcar de muchos productos de la industria alimentaria.

El estado de la cuestión es este: quien se pone dos terrones de azúcar en el café o cocina una tarta de limón, al menos tiene claro que está comiendo azúcar y sabe también en qué cantidad. En ese caso está en su mano, si quiere, tomar menos azúcar. En cambio la mayoría de las veces los alimentos de la industria nos introducen su cargamento de azúcar a la fuerza y en cada comida. No hay ninguna objeción a un postre dulce, pero si cada plato se convierte bajo mano en un postre, entonces algo va muy mal. En la próxima compra, presta atención a este punto. Este es otro de los motivos por los que conviene cocinar en casa lo máximo posible, con ingredientes frescos, provenientes de la naturaleza, sin procesar, en lugar de hacerlo con productos fabricados por la industria.

Por cierto, para el café y para el té he encontrado un sucedáneo que no solo es más sano, sino que, en mi opinión, procura un mejor sabor. Siempre disfruto de mi café con algunos trocitos generosos de chocolate muy negro que contiene proporcionalmente poco azúcar; la tableta entera de 100 gramos de mi chocolate al 90 % contiene 7 gramos de azúcar, «solo» dos cucharaditas. El chocolate con leche contiene alrededor de 50 gramos de azúcar, por tanto siete veces más. Además, el chocolate negro contiene sustancias vegetales bioactivas denominadas «flavonoides» que distienden los vasos sanguíneos, reducen la tensión arterial y elevan la sensibilidad a la insulina (enseguida veremos más acerca de este tema).[135] ¡El chocolate negro es, junto con los frutos secos, mi tentempié favorito!

Suelo beber el té con algo de fruta (una sugerencia: un Sencha Uchiyama[136] con una manzana es delicioso). ¿Fruta? Pero ¿no contiene también fructosa? Sí, pero en cantidades manejables. Además, no conozco a nadie que engulla voluntariamente cinco o seis manzanas, una tras otra, o dos kilos de uva de golpe (aunque ese haya podido ser el caso de algún que otro ser humano hambriento de la Edad de Piedra en otoño). Exprimidas en forma de zumo de manzana o mosto, en cambio, sí entran en el organismo en pocos segundos. Quien come tres o cuatro porciones de fruta entera al día no tiene por qué preocuparse para nada del azúcar que contienen esas frutas. A mí me encantan las bayas, como los arándanos, las fresas, las frambuesas y las moras; contienen un poco de azúcar, pero a cambio son sustancias muy terapéuticas que, entre otras cosas, inhiben la absorción del azúcar en el intestino delgado y, por consiguiente, contrarrestan un «subidón de azúcar».[137] En este sentido no hay que tener ningún miedo de las frutas enteras.

Además, el azúcar en la fruta está ligado en una estructura intacta con las fibras vegetales. Las moléculas de azúcar se van desprendiendo de la fruta y pasan poco a poco al sistema circulatorio. El hígado no se ve inundado de golpe por un tsunami de azúcar.

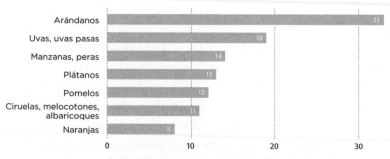

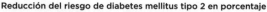

Reducción del riesgo de diabetes mellitus tipo 2 en porcentaje

Figura 4.2 Quien come fruta —fruta entera— puede contar con un riesgo menor de padecer diabetes. Los zumos de fruta, en cambio, van acompañados de un riesgo elevado. Aquí se ve lo que sucede si sustituyes tres vasos de zumo de fruta a la semana por un porcentaje comparable de diferentes frutas enteras. Por ejemplo, si sustituyes el zumo por arándanos, el riesgo de padecer diabetes disminuye un 30 %. Estos cálculos están basados en datos nutricionales de más de 150.000 mujeres y 36.000 hombres.[138]

Al exprimir la fruta, una buena parte de la fibra y de otras sustancias beneficiosas se desechan: el zumo resultante se compone en su mayoría de agua y de azúcar. Los batidos de frutas son algo mejores. Pero también aquí la acción radical de la batidora destruye la estructura de la fruta de tal modo que nada obstaculiza una digestión rápida y el azúcar concentrado se introduce de golpe en el cuerpo. Y, pese a que las sustancias nutritivas como tales sigan estando presentes, una fruta entera es mucho más que la mera adición de sus sustancias nutritivas.[139] Antes tomaba cantidades ingentes de zumo de fruta y de batidos pensando que con ello hacía al menos algo bueno para mi salud. En la actualidad no me bebo la fruta (casi) nunca; me la como.

DEL HÍGADO GRASO AL ENVEJECIMIENTO CELULAR

El híbrido llamado azúcar no solo engorda sino que, a la larga y en cantidades suficientes, también provoca enfermedades, si bien no siempre está del todo claro si puede separarse un efecto del otro. Si el hígado queda anegado de fructosa, transformará esa fructosa en grasas, tal como ya esbozamos más arriba. La cosa funciona así: cuanta más fructosa se ingiere, mayor será la habilidad del hígado para asimilarla. Comienza a adaptarse. Esto significa que, a través de la activación de determinados genes, el hígado perfecciona la transformación de la fructosa en grasas.

Sin embargo, el hígado, como todos los demás órganos del cuerpo, no está hecho para almacenar grasas, para ello está el tejido adiposo, principalmente el tejido adiposo que se halla justo bajo la piel. Cuando las grasas se acumulan sin control en lugares del cuerpo en los que no debería, se habla con propiedad de grasas «ectópicas». (Del griego *ektos* = fuera, y *topos* = lugar, es decir, grasas en un lugar equivocado; la grasa intraabdominal que se acumula alrededor de los órganos es, en un sentido general, una forma de grasa ectópica; en un sentido específico se designa con ese término el exceso de grasas en las células del hígado, del páncreas, de los músculos, etc.) La grasa ectópica es perjudicial porque el exceso de grasa perturba a las células en el desempeño de sus funciones normales.

El trastorno funcional de más graves consecuencias (y al que me referiré una y otra vez sobre todo porque es el que aparece con mayor frecuencia) se denomina «resistencia a la insulina». Si se acumula grasa en las células hepáticas, se volverán menos sensibles a la hormona insulina. Se entorpece la transducción de la señal de la insulina en el interior de la célula. Esta «resistencia a la insulina» provoca que el páncreas tenga que secretar más insulina para compensar esa sensibilidad reducida. Así pues, la resistencia a la insulina significa un nivel creciente de insulina en la sangre. Así las cosas, dado que la insulina, como ya se ha mencionado, es una hormona de almacenamiento de grasas, nos hallamos entonces en las mejores condiciones para, en primer lugar, estar cada vez más gordos (sobre todo si, como ocurre a menudo, la sensibilidad a la insulina de las células adiposas no está todavía limitada)[140] y, en segundo lugar, para caer en la diabetes.

En tercer lugar, oncólogos como Lewis Cantley están convencidos de que el azúcar a través de esta vía de la insulina eleva incluso el riesgo de contraer cáncer, ya que la insulina es también una hormona que estimula el crecimiento (de manera similar a la proteína mTOR, e incluso en una relación directa con ella: la insulina activa la mTOR precisamente a través de aquella molécula proteínica que Cantley descubrió). Por desgracia, la insulina no solo estimula a las células normales, sanas, para el crecimiento, sino que la mayoría de las formas de cáncer poseen asimismo antenas receptoras para la insulina y son estimuladas por esa hormona para su crecimiento y proliferación. «La insulina no solo le dice al tumor que se infiltre glucosa, sino que además le dice que absorba aminoácidos así como que forme proteínas y grasas, ¡todo lo que un tumor necesita para crecer!», tal como me ilustró Cantley personalmente.[141] El oncólogo Cantley, dicho sea de paso, evita el azúcar por este motivo siempre que puede.

Veamos un resumen de lo esencial: los flujos regulares de fructosa conducen a una acumulación de grasa en el hígado. La grasa en las células embota al hígado y lo vuelve insensible a la hormona insulina, lo cual conduce a una secreción extra de esta sustancia, lo que a su vez fomenta el desarrollo de numerosas dolencias, desde el sobrepeso hasta el cáncer.[142]

La misión del hígado, tal como ya hemos dicho, no es hacer un acopio de grasas. Al contrario, el hígado provee al cuerpo energía en forma de glucosa y en concreto también de ácidos grasos. El hígado se encarga de distribuir las grasas excedentes por el resto del cuerpo, al que, en un principio, esa energía le puede ser de mucha ayuda.

En ese cometido, el hígado introduce en las grasas unas moléculas transportadoras creadas para tal fin. Podemos imaginarnos esas moléculas transportadoras como pequeñas boyas que portan una carga —las grasas— y que nadan por el sistema circulatorio. (Las boyas están cargadas además con la sustancia denominada «colesterol», que es similar a la grasa. El colesterol, entre otras cosas, es un componente de la envoltura de las células corporales y, por consiguiente, es una sustancia que es utilizada asimismo por las células.)

¿Por qué se toma el hígado la molestia de construir esas laboriosas boyas? Porque sería un desastre que la sangre se convirtiera en un caldo de pollo. La grasa y el agua no se llevan demasiado bien, como todo el mundo sabe, no se mezclan, de modo que las moléculas grasas libres formarían grumos en la sangre acuosa, igual que ocurre con la grasa flotante en el caldo. Para evitar eso, el hígado coloca las moléculas de grasa en pequeñas boyas. En el momento en que las boyas transportadoras están provistas de suficientes moléculas de grasa (así como de colesterol), el hígado las envía al sistema circulatorio. Entonces efectúan un largo viaje por nuestro cuerpo, durante el cual van llamando a la puerta de los diversos órganos y células para preguntarles si tal vez necesitan algunas grasas.

La respuesta típica de las células musculares es: «¡Anda, aquí nos llega energía! ¡Perfecto, dame un poco!», y se quedan con una parte de las grasas. Sin embargo, en esa oferta excesiva de grasa, con frecuencia las células musculares absorben más grasa de la que consumen. La consecuencia es que en las células musculares se acumulan grasas, lo que conduce a que estas se vuelvan insensibles a la hormona insulina. El diagnóstico de diabetes cada vez está más y más cerca.

Las boyas transportadoras que el hígado crea y envía al sistema circulatorio son lipoproteínas de muy baja densidad (las VLDL, por sus siglas en inglés, son una estructura proteínica provista de diferentes grasas de una densidad por lo general muy baja). Como una furgoneta de reparto, una macromolécula VLDL transporta moléculas de grasa y colesterol por los órganos y las células corporales. Dado que la macromolécula VLDL entrega su carga de grasa durante el viaje, se va volviendo sucesivamente más pequeña y se transforma finalmente en LDL (lipoproteína de baja densidad). La LDL es, por consiguiente, un resto de VLDL.

Sin embargo, el hígado construye también sus propios vehículos de transporte para llevar de vuelta al hígado el excedente de colesterol en las células corporales. Esta molécula transportadora se denomina HDL (lipoproteína de alta densidad, por sus siglas en inglés). Como regla está generalmente admitido que unos niveles elevados de LDL son malos y que, en cambio, unos valores elevados de HDL son favorables. Una alimentación rica en azúcar eleva los niveles de LDL y reduce el colesterol HDL. Las excesivas macromoléculas de LDL con colesterol se acumulan en las paredes arteriales, lo cual provoca una inflamación y conduce a una obstrucción de las arterias. Por decirlo de una manera simple: no solo las grasas, también el azúcar puede conducir a una obstrucción arterial.

Especialmente desafortunada es la situación en la que el hígado se ve inundado con fructosa en un intervalo de tiempo muy breve (en general esto es válido para todos los carbohidratos de digestión rápida); entonces crea en consecuencia, tal como podemos imaginarnos, muchas partículas grasas que se denominan «triglicéridos». Para librarse de ese flujo de grasas, el hígado mete el mayor número posible de partículas grasas (triglicéridos) en sus vehículos de transporte de VLDL. En ese proceso se originan —y este es un punto decisivo— unas boyas VLDL pronunciadamente grandes, gordas, y muy grasas.

Igual que todas las VLDL, estas boyas de transporte VLDL tan gruesas entregan sus triglicéridos a las células durante su viaje por el cuerpo y, en el proceso, se van haciendo cada vez más pequeñas, como en una cura de adelgazamiento. Así, estas partículas VLDL especialmente grandes se convierten, después de la cura de adelgazamiento, en pequeñas partículas LDL que se infiltran en las paredes arteriales. Son estas pequeñas partículas LDL (término técnico: *small, dense LDL* o sdLDL) las que resultan ser cada vez más y más dañinas. Tal como ha sido corroborado en los últimos años, estas partículas incrementan el riesgo de un infarto de miocardio en un grado considerablemente mayor que las partículas LDL. Por tanto, el azúcar contribuye con diferencia a la obstrucción de las arterias y, por consiguiente, al peligro de padecer un infarto.

Resulta sin duda estremecedor observar en qué medida el consumo intenso de azúcar incrementa el riesgo de mortalidad por infarto. Una investigación llevada a cabo con la colaboración de la Universidad de Harvard arrojó como resultado que aquellas personas que ingieren entre el 10 y el 25 % de sus calorías en forma de alimentos a los que se ha añadido azúcar (la mayoría de las veces se trata de refrescos sin alcohol, postres dulces, zumos de fruta endulzados y dulces) pueden contar con un incremento del 30 % en el riesgo de mortalidad debido a enfermedades cardiovasculares. En el caso de un 25 % o más en la ingesta de calorías a través del azúcar añadido, ¡el riesgo de mortalidad llega incluso a triplicarse![143]

Una y otra vez las bebidas azucaradas sobresalen como lo peor en estos estudios. Puede decirse sin exagerar que las bebidas como Coca-Cola, Fanta, Pepsi y compañía no solo son, con diferencia, los representantes más insalubres de los carbohidratos, sino que se cuentan entre los «alimentos» más insanos en general (en lo que se refiere a los zumos de fruta 100 % natural, los resultados son más controvertidos y están más entremezclados, tal vez porque contienen sustancias bioactivas de la fruta que contrarrestan el efecto dañino del azúcar).

Asimismo, se cree que las bebidas azucaradas impulsan el proceso de envejecimiento como tal. En un análisis reciente, en el que participó, entre otras personas, la premio Nobel australiana y estadounidense Elizabeth Blackburn, se constató que cuantos más refrescos sin alcohol toma una persona, más cortos son sus telómeros.

Todo aquel que haya oído hablar alguna vez sobre los telómeros sabe que una reducción de estos elementos es una mala noticia. Por lo general, nuestra herencia genética se halla en las células en un envoltorio bioquímico denominado «cromosoma». Los extremos de los cromosomas son muy sensibles, pero los telómeros los protegen, igual que los extremos de los cordones de los zapatos están preservados por un pequeño envoltorio de plástico o de metal. En cada división celular se produce una reducción de este envoltorio cromosómico protector. Expresado de un modo simple puede decirse que cuanto más cortos son los telómeros, más vieja es la célula. En algún momento los telómeros están tan «usados», que la célula muere.

Blackburn y sus colegas descubrieron que en aquel que bebe cada día un vaso de Coca-Cola, Fanta, etc. (alrededor de 235 mililitros, no llega siquiera al cuarto de litro), el envejecimiento de las células, medido por los telómeros, avanza en torno a 1,9 años. Con medio litro diario (590 mililitros) de este tipo de refrescos pueden añadirse incluso 4,6 años al envejecimiento habitual de las células. Esto corresponde a una aceleración del envejecimiento en forma de reducción de los telómeros ¡como solo se conoce entre los fumadores![144]

Muchos de los procesos metabólicos que he ilustrado aquí se han descubierto experimentando durante décadas con modelos animales.[145] En cambio, muchas de las relaciones perjudiciales de un elevado consumo de azúcar en nosotros, los seres humanos, están basadas en estudios observacionales en los cuales se recomienda siempre el escepticismo. Es perfectamente posible que las personas que adoran los refrescos de cola y demás no se cuenten entre los más grandes entusiastas del gimnasio, mientras que las personas concienciadas con la salud suelen evitar las bebidas azucaradas. ¿Cómo podemos estar seguros de que es realmente el azúcar y no un estilo de vida poco saludable el que provoca la aceleración del envejecimiento y una muerte prematura? Repitamos la vieja pregunta: ¿causalidad o correlación?

A esto se añade el hecho de que el azúcar contribuye sin duda a un exceso de calorías y, por consiguiente, a la obesidad, y esta, la obesidad, podría provocar una parte de los problemas observados. Coca-Cola y otras empresas productoras de refrescos sin alcohol adoran este argumento. Al fin y al cabo eso significa que ellas no fabrican productos que son eventualmente dañinos, como los cigarrillos, sino que a la postre los culpables somos nosotros: no somos capaces de contenernos y además nos movemos demasiado poco. Dicho con otras palabras: somos unos insaciables y unos vagos.

Llegados a este punto, solo los estudios efectuados con personas pueden arrojar luz sobre este asunto. A pesar de que este tipo de experimentos bordean la lesión física, únicamente con su ayuda puede determinarse si esos modelos de metabolismo resultan correctos, si el azúcar —en unas cantidades que no son impracticables en el día a día— causa de verdad los problemas de salud observados. En los últimos años se han llevado a cabo algunos de estos experimentos, laboriosos y caros, y en general confirman las sospechas. Voy a entresacar aquí dos investigaciones que considero especialmente relevantes y que destacan por una seriedad y una solidez indiscutibles.

En el primero de estos estudios, unos investigadores daneses subdividieron aleatoriamente en cuatro grupos a un contingente de cincuenta personas obesas con unas edades comprendidas entre los veinte y los cincuenta años. Todos los participantes en las pruebas debían alimentarse durante un año como solían hacerlo de forma habitual pero con una pequeña modificación: el grupo 1 debía beber cada día un litro de refresco de cola; el grupo 2, un litro de leche desnatada (1,5 % de contenido de grasa); el grupo 3, un litro de refresco de cola light; el grupo 4, un litro de agua.

Como es natural, ese cotejo con el refresco de cola light y con el agua no es una jugada que digamos muy limpia, ya que esas bebidas no contienen calorías. Tanto más emocionante era preguntarse si entre los grupos 1 y 2 (refresco de cola versus leche) se percibirían diferencias, porque el refresco de cola y la leche desnatada eran prácticamente idénticos en cuanto al número de calorías (el refresco de cola utilizado en el experimento contenía 440 calorías por litro; la leche incluso un poco más: 460 calorías).

Y en efecto: al cabo de medio año se evidenciaron diferencias notables entre los grupos. En las personas que tomaron el refresco de cola —tal como habían vaticinado los modelos metabólicos—, los triglicéridos en la sangre se dispararon hasta el 32 %, y el colesterol total se incrementó en un 11 %, mientras que en los demás grupos no cambió nada en este aspecto. Aún más llamativa fue esa diferencia cuando se analizó el hígado: en las personas que tomaron el refresco de cola, la acumulación de grasas en el hígado —en comparación con el grupo que bebió leche— se incrementó en un 143 %. Lo cierto es que el incremento total de grasas fue similar en todos los grupos. Sin embargo, la ingesta diaria del refresco de cola provocó una expansión específica de la grasa intraabdominal. Cuando las boyas de transporte VLDL van de casa en casa con sus triglicéridos en el cuerpo para repartir sus grasas, por lo visto les gusta descargar las grasas especialmente allí donde no deben y donde ocasionan perjuicios.[146]

En resumen, los resultados reunidos se organizarían en la siguiente cascada:

1. Una alimentación rica en azúcar y prolongada en el tiempo conduce a la adiposidad del hígado. En consecuencia, el hígado se vuelve insensible frente a la hormona insulina.
2. El hígado intenta deshacerse del excedente de grasa y expide las moléculas grasas en grandes partículas de transporte (VLDL) cargadas hasta los topes de triglicéridos, y las envía, entre otros lugares, a los músculos, que, como consecuencia, también acumulan grasa y se vuelven insulinorresistentes.
3. Como respuesta a la resistencia a la insulina, el páncreas incrementa la producción de insulina. Circula más insulina en la sangre. Se incrementa el riesgo de contraer todo tipo de enfermedades asociadas con la edad, desde la obesidad hasta el cáncer.
4. Las grasas excedentes del hígado son descargadas, además, en la región abdominal. La grasa intraabdominal se hincha y desencadena, junto con esas sustancias inflamatorias dañinas, la resistencia a la insulina y el desarrollo de enfermedades típicas de la vejez.
5. En el transcurso de su recorrido por el cuerpo, las partículas VLDL, en origen muy gordas, se transforman en las pequeñas partículas LDL (sdLDL), que en parte se acumulan en las paredes arteriales y las obstruyen. El riesgo de infarto de miocardio se agudiza de nuevo.

Así pues, estamos hablando de un buen fardo de dolencias, compuesto en esencia por el hígado graso, la resistencia a la insulina/diabetes, el sobrepeso y el riesgo muy elevado de contraer una enfermedad cardiovascular.

Otros experimentos sugieren que esta devastadora avería del metabolismo debería atribuirse sobre todo a la fructosa del azúcar. En uno de esos estudios se dividió a las personas objeto de las pruebas en dos grupos; durante diez semanas se les administró tres veces al día o bien un vaso con glucosa o bien uno de fructosa en abundancia. Al cabo de las diez semanas, todos los participantes habían engordado, sí, pero una observación más precisa reveló de nuevo drásticas diferencias entre los sujetos sometidos al experimento. Así, en el grupo que tomó glucosa, las calorías excedentes se acumularon en forma de grasa directamente bajo la piel, justo allí donde deben almacenarse las grasas. En el grupo de la fructosa, la mayor parte de las calorías extra se almacenaron como grasa intraabdominal. La fructosa, además, condujo a una voluminosa formación de grasa en el hígado y a una resistencia a la insulina; conforme iban pasando las semanas con esa «dieta de fructosa», más ascendían los niveles del peligroso sdLDL (mientras que todo esto no se dio en el grupo que tomó glucosa).[147]

COMPENDIO SOBRE EL AZÚCAR

¿Qué conclusión podemos extraer de todo esto? Tal vez una prudente: en el pasado se demostró que había sido contraproducente condenar un grupo de sustancias nutritivas como las grasas. «Si dejas las grasas y especialmente los ácidos grasos saturados, todo irá bien», nos dijeron durante mucho tiempo. ¿Y qué hicimos nosotros? Fuimos obedientes y, entre otras cosas, comenzamos a apostar cada vez con mayor frecuencia por productos exentos de grasas pero que a menudo contenían abundante azúcar añadido. Ese consejo absolutamente bien intencionado demostró ser muy miope a posteriori (cuando, como todo el mundo sabe, es fácil ser el más listo). Un efecto secundario de la lipofobia fue el decantarse por el azúcar y otros carbohidratos procesados, lo que resultó fatal. Eso no era lo que se pretendía, claro está, pero es que en definitiva algo tenemos que llevarnos a la boca. Así pues, cuidémonos de esa trampa de la demonización.

No obstante, me parece que la advertencia ante un abuso del azúcar es de otra índole. En primer lugar, en este caso no se trata de condenar a todo un grupo de sustancias nutritivas, sino a una muy concreta. Pero es que el azúcar o la fructosa como tales no son «malos», se trata más bien de las cantidades extremadamente artificiales, nunca antes conocidas en la historia, con las que tenemos que vérnoslas en la actualidad; esas dosis ingentes son las que, a la larga, dañan nuestro cuerpo. Y no hay que subestimar el ritmo vertiginoso con el que ingerimos esas cantidades demasiado abundantes de azúcar en según qué circunstancias (con refrescos de cola, con zumos de fruta y demás), cosa que contribuye al perjuicio que nos hacemos.

Este es mi resumen: la renuncia a los refrescos y la moderación con los dulces y zumos de fruta constituyen ya, probablemente, medio camino hacia una alimentación sana. Quien procura que su desayuno deje de ser un postre y evita que sus platos principales sean postres enmascarados, disfrutará mucho más de una dulce sobremesa.

CAPÍTULO 5

LOS HIDRATOS DE CARBONO II

POR QUÉ EL CUERPO DE ALGUNAS PERSONAS SOLO REACCIONA A UNA DIETA BAJA EN CARBOHIDRATOS

EL HOMBRE QUE IBA A MATARSE A ATRACONES... Y FRACASÓ CON MUCHO ÉXITO

Sten Sture Skaldeman era un hombre gordo que no paraba de ganar peso. Para adelgazar se atuvo a las recomendaciones «oficiales» en asuntos de nutrición. Renunció a la mantequilla, comía mucho pan, pasta y polenta. La consecuencia: siguió engordando. Cuando cumplió los cuarenta, Skaldeman pesaba más de cien kilos. Desesperado, lo intentó con dietas radicales. Perdió peso en poco tiempo, pero luego volvió a recuperarlo enseguida hasta superar los 125 kilos.

Skaldeman comenzó a estudiar libros de dietética. En uno de ellos se decía: «No engordarás si no comes grasas». Skaldeman siguió este «principio» y engordó. En algún momento, este sueco de 1,75 metros de estatura llegó a alcanzar los 150 kilos en la balanza. Los dolores de las articulaciones se volvieron insoportables, y, en ocasiones, Skaldeman necesitaba ayuda para ponerse una camisa. Las cosas no andaban tampoco muy bien para su corazón, que, desbordado, apenas estaba en condiciones de bombear y suministrar sangre a su voluminoso cuerpo. Los pasos hasta el buzón de su casa representaban para él un desafío enorme. Cada pocos metros tenía que detenerse a recuperar el aliento.

En una de las visitas médicas le anunciaron que tenía la tensión arterial más alta que se había registrado nunca en el hospital.[148] Un cardiólogo le diagnosticó insuficiencia cardíaca. Además —y este es un punto de información fundamental para este capítulo—, le detectaron unos niveles astronómicos de insulina en ayunas. Dicho con otras palabras: las células corporales de Skaldeman habían acumulado tanta grasa, que ya no reaccionaban a la hormona insulina, lo cual provocaba que su páncreas intentara compensar ese estado con una elevadísima secreción de esta sustancia. «Mi vida era un infierno», fue la frase escueta y drástica con la que Skaldeman roaumió su situación de por aquel entonces.[149]

Hasta que llegó un día, después de haber vuelto a fracasar en su intento de adelgazar, en que ya no pudo más. Eso ocurrió en el otoño de 1999; no había cumplido siquiera los sesenta y era padre de cuatro hijos. A pesar de todo, se hallaba al borde de sus fuerzas y decidió hacer caso omiso de todas las recomendaciones nutricionistas. Decidió dejarse ir. Solo comería aquello que le gustaba. Asumió que con ello se iría demasiado pronto a la tumba.

Y así fue como Skaldeman cambió por completo su menú de un día para otro. ¡Adiós a las prescripciones y a las prohibiciones! Se hacía unos huevos con tocino para el desayuno, al mediodía almorzaba su carne favorita, y por la noche, para variar, aún más carne. Costillas de cordero, solomillos preparados con bien de mantequilla y salsas cremosas grasas. Por un lado, todo eso resultaba magnífico, sobre todo porque puso coto por fin al hambre constante y se sentía saciado. Por otro lado, Skaldeman tenía claro que su cuerpo no soportaría durante mucho tiempo ese modo de vida poco saludable.

Entonces llegó la gran sorpresa: al cabo de unas semanas Skaldeman se subió a la báscula y, por primera vez desde hacía décadas, no oyó el ¡peng!, el sonido familiar y odioso del muelle de la báscula. Misteriosamente la aguja se detuvo antes de llegar al tope. Un año después, estaba delgado y se sentía en forma como un antílope joven.[150]

LA «RESISTENCIA A LA INSULINA»: EL TRASTORNO METABÓLICO DEL MUNDO BIEN ALIMENTADO

En el mejor de los casos, la mayoría de los trofólogos y médicos despacharían la transformación de Skaldeman como una «anécdota simpática». Tal vez la tildarían de «interesante» e incluso de «conmovedora», pero no la considerarían prueba de nada, más bien la verían como algo engañoso, pues ese tipo de dieta Atkins con la carne, como sabemos, no es de las más sanas. Así pues, ¿por qué cuento su historia? ¿Acaso he olvidado mis anteriores explicaciones sobre Atkins y las proteínas de origen animal?

No doy esta información sobre Skaldeman porque considere que su cambio de dieta sea sano y recomendable. Todo lo contrario. Con los conocimientos que poseemos en la actualidad no hay duda de que no lo es. Para mí, la nueva dieta de Skaldeman no es ningún modelo, al menos no lo es para todos nosotros. No, yo diría que lo de Skaldeman es un caso extremo. Sin embargo, a veces un ejemplo así nos revela algo importante sobre la situación general, señala el núcleo de un fenómeno fundamental y lo exhibe ante nuestros ojos con nitidez. La razón por la que informo acerca de Skaldeman es que su experiencia nos enseña algo decisivo. Ahora bien, ¿qué exactamente?

Quizá no me habría tomado del todo en serio esa metamorfosis de Skaldeman si en estos últimos años no se hubieran producido tantísimos descubrimientos que corroboran en lo fundamental lo que él experimentó. Estos nuevos conocimientos revelan que su historia es mucho más que una mera anécdota. Esto comienza con la siguiente observación que parece simple, casi obvia, pero que en la práctica resulta muy importante: cuando se prueban diferentes dietas (Atkins, Zone, planteamientos de dietas bajas en carbohidratos, etc.), se llega a la conclusión de que el éxito de una dieta determinada es un asunto por completo individual. Da lo mismo la dieta que se pruebe: siempre hay una serie de personas que se someten a los experimentos y adelgazan con éxito. Pierden 10, 20 o hasta 30 kilos en un año, en casos excepcionales, como por ejemplo Skaldeman, incluso muchos más. Su cuerpo se adapta sorprendentemente bien a la nueva alimentación, como si hubiera sido creada para él. En otras personas, esa misma dieta no produce ningún efecto y, aún peor, ¡algunas incluso engordan!

Varios estudios de la Universidad Stanford, en California, han investigado este aspecto durante muchos años.[151] En un test inicial, los investigadores impusieron cuatro dietas diferentes por procedimiento aleatorio a más de trescientas mujeres obesas, desde la dieta Atkins hasta una baja en grasas. La conclusión al cabo de un año fue que, a pesar de que la dieta Atkins resultó ser, de promedio, la más efectiva, hubo mujeres que no adelgazaron absolutamente nada; algunas estaban incluso más gordas que al inicio de la dieta Atkins después de un año. Algo similar ocurrió en el régimen bajo en grasas. Sí, este fenómeno se observó en todas las dietas.

Sorprendente, ¿no es cierto? Vale, pero es ahora cuando la cosa se pone interesante. Al principio del experimento se había practicado un análisis de sangre a todas las mujeres, y al final de la prueba los investigadores volvieron a examinar los datos una vez más y compararon los valores sanguíneos con la variación del peso. Y entonces se detectó algo sumamente importante: las mujeres con una elevada sensibilidad a la insulina reaccionaban mejor a una dieta baja en grasas que a una dieta baja en carbohidratos, un efecto con el que se han topado también otros equipos de investigadores.[152] Sin embargo, en las mujeres con una marcada resistencia a la insulina se produjo un cuadro del todo distinto, justo lo contrario: era como si su cuerpo no se llevara nada bien con una alimentación pobre en grasas. Esas mujeres apenas perdieron peso si habían ido a parar al grupo de la dieta baja en grasas.

Su cuerpo reaccionaba mucho mejor a una dieta con pocos carbohidratos. Esta interrelación se ha observado también en varias investigaciones de diferentes universidades (en general ese efecto es más claro y consistente que el producido por la dieta baja en grasas en las personas que son sensibles a la insulina).[153] Para resumir diremos que cuando el cuerpo es sensible a la insulina está en condiciones de procesar los hidratos de carbono de manera correcta, incluso en cantidades enormes. Pero cuando existe una resistencia a la insulina, los hidratos de carbono se convierten en un problema. Por consiguiente, la resistencia a la insulina es, expresado de una manera simple, una forma de intolerancia a los carbohidratos.

Si se profundiza un poco más en los resultados de estas pruebas, se constata que las personas insulinorresistentes a las que se les prescribe una alimentación pobre en grasas y rica en carbohidratos no pueden aguantar esa dieta. ¡Simplemente la abandonan! Es como si ese tipo de comida les fuera a contrapelo por completo.[154] ¿Cuál podría ser el motivo de ese rechazo? ¿Qué opinas? ¿Cuál suele ser la razón por la que no aguantamos una dieta? Las causas pueden ser muchas, por supuesto, pero en la mayoría de los casos el hambre desempeña el papel decisivo. ¿Tal vez una dieta baja en grasas sea especialmente insatisfactoria para determinadas personas porque, por alguna razón, las deja insatisfechas?

Antes de examinar más de cerca esta cuestión, retengamos por un momento que existe ese grupo de personas insulinorresistentes para quienes una dieta pobre en grasas está condenada al fracaso. «Pobre en grasas» significa por fuerza que los componentes principales de la alimentación son los carbohidratos. Como ya sabemos, la recomendación «oficial» sobre nutrición es desde hace décadas —también aquí en Alemania— evitar las grasas y comer carbohidratos, en forma de pan, patatas, pasta o incluso polenta. Por tanto, quien como Sten Sture Skaldeman siga obedientemente las directrices nutricionistas corrientes pero sea insulinorresistente verá que sus intentos bienintencionados por adelgazar no llevan a ningún lado, pues hace exactamente aquello que en su cuerpo no funciona por razones a las que nos vamos a referir enseguida. Hasta que uno no se atreve, como Skaldeman, a saltarse esas recomendaciones, hasta que uno no osa hacer lo «prohibido» y no se familiariza con esa dieta baja en carbohidratos, «peligrosa» y de mala fama, el cuerpo no reacciona y las grasas acumuladas no comienzan a derretirse.

La amarga ironía es que son precisamente las personas obesas las que suelen padecer la resistencia a la insulina.[155] Las causas son las siguientes: con una sobrealimentación continuada, el tejido adiposo en algún momento deja de ser capaz de almacenar más grasas adicionales (en lo que respecta a las grasas, las diferencias individuales son muy considerables). Cuando, en casa, los lugares reservados al almacenamiento están llenos, pero seguimos almacenando bienes de consumo, el resto de la vivienda deberá hacer sitio al torrente de nuevas adquisiciones. Más tarde o más temprano todas las habitaciones, incluidos los dormitorios, quedan atestadas. Una cosa similar le ocurre al cuerpo humano cuando su capacidad normal para acumular grasas (el tejido adiposo que se halla justo bajo la piel) llega al límite: en lo sucesivo las calorías excedentes en forma de grasas son almacenadas en lugares donde no debería haber grasas, es decir, en la región intraabdominal y en las células de, por ejemplo, el hígado y los músculos.

La grasa intraabdominal segrega agentes inflamatorios que pueden provocar una resistencia a la insulina, pero entonces a esto se le añaden las grasas en las células del hígado y de los músculos. Esta grasa perturba las transducciones de señales en estas células, entre ellas la transducción de la señal de la insulina, lo cual conduce asimismo a la resistencia a la insulina. (Así pues, hasta cierto punto el hecho de engordar al principio con la sobrealimentación es el precio que tenemos que pagar para no padecer por vía directa de resistencia a la insulina y de diabetes: las calorías extra son «guardadas» bondadosamente por el tejido adiposo sano. Cuanto más desbordados están los clásicos depósitos de grasas sin que puedan acoger más calorías, más se estrecha el cerco de la resistencia a la insulina y de la diabetes.)

Dicho de una manera escueta, la «adiposidad» del cuerpo conduce a la resistencia a la insulina. En la actualidad, la obesidad se está convirtiendo en una norma global, y la resistencia a la insulina es cada vez más habitual en esta nueva normalidad: la resistencia a la insulina es, por antonomasia, el trastorno del metabolismo propio del mundo bien alimentado; ha dejado de ser una excepción y lleva camino de convertirse en la regla. Por esta razón, y porque las consecuencias son tan drásticas, hablo con frecuencia sobre este asunto en este libro.

Resumamos: por regla general, cuanto más gordos estamos y, sobre todo, cuanto más amplio es nuestro perímetro abdominal, más insulinorresistentes somos.

El sobrepeso conlleva, por tanto, cierto grado de resistencia a la insulina. Dicho de otra manera, y con ello llegamos al punto decisivo de esta cuestión: cuando más necesitamos una dieta, nuestro cuerpo ya no reacciona a las recomendaciones nutricionales convencionales, sino que lo hace tan solo a una dieta menospreciada por la mayoría de los expertos: ¡una dieta baja en carbohidratos! Se nos desaconseja, incluso se nos advierte en contra de un tipo de alimentación que es el más efectivo en nuestra situación y en lugar de eso se nos recomienda una dieta que nuestro cuerpo, por desgracia, rechaza.

La figura 5.1 plasma[156] esta acción recíproca: las personas sensibles a la insulina que pretendan perder peso se las arreglarán mejor con una dieta baja en grasas. Las personas insulinorresistentes, en cambio, tendrán más éxito con una alimentación baja en carbohidratos. Quien quiera perder peso debería formularse la siguiente pregunta crucial: ¿cómo están mis niveles de insulina? Mis células corporales ¿son sensibles a la insulina o insulinorresistentes?

El nivel de insulina solo puede constatarse con seguridad en una consulta médica o bien en un laboratorio. Sin embargo, hay al-

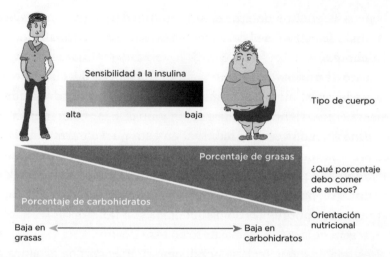

Figura 5.1 Los indicadores externos fiables de lo sensibles que son las células corporales son el peso y la circunferencia de la cintura. Con un peso normal y una circunferencia de cintura por debajo de los cien centímetros, la resistencia a la insulina es más bien escasa. Esto significa que el cuerpo reacciona bien a la hormona insulina. En este caso resulta favorable una alimentación baja en grasas y rica en carbohidratos. Cuantos más kilos de más pongamos en la balanza y cuanto más se ensanche nuestra cintura, mayor será el riesgo de una resistencia a la insulina. En estas circunstancias se recomienda una dieta baja en carbohidratos y rica en grasas. (Tal vez te preguntes si el tipo de la izquierda necesita de verdad una dieta. Y llevas razón: no la necesita. Pero, por favor, no interpretes literalmente las caricaturas de la figura sino como los dos extremos de un continuo.)

gunos indicadores «externos» que sugieren una resistencia a la insulina. De este modo, el riesgo se eleva si:

- somos obesos y no nos movemos;[157]
- tenemos un perímetro de cintura de más de cien centímetros (medido a la altura del ombligo);[158]
- tenemos parientes cercanos (padre, madre, hermano, hermana) que padecen diabetes mellitus tipo 2. La mayoría de las veces, la diabetes mellitus tipo 2 es una consecuencia directa de la resistencia a la insulina; en ese estadio, el cuerpo ya

no consigue superar la resistencia a la insulina con suficiente insulina (incrementada cada vez más) para regular la glucemia. La consecuencia es que la sangre está sobreazucarada todo el tiempo;[159]

- padecemos hipertensión arterial, sobre todo cuando se repiten valores como 140/90 mmHg y más elevados. (La unidad de medida mmHg significa «milímetros en la columna de mercurio»; Hg es el símbolo químico del mercurio. La abreviatura procede del latín *hydrargyrum*.) De un tiempo a esta parte, los tensiómetros para medir la tensión arterial son asequibles; vale la pena un control regular;
- si el médico nos ha confirmado que, conforme a los valores de los lípidos en la sangre, los triglicéridos presentan valores elevados (a partir de 150 miligramos por decilitro, o bien 1,7 milimoles por litro) y el colesterol HDL está demasiado bajo (grosso modo, por debajo de los 40 miligramos por decilitro, o bien un milimol por litro).[160]

Lo que puedes medir por ti mismo es el nivel de azúcar en la sangre. Los diabéticos lo hacen constantemente. Los medidores de azúcar en la sangre son muy económicos. Un nivel de azúcar en la sangre elevado, ya sea en ayunas y/o después de una comida rica en carbohidratos, constituye asimismo un indicador de resistencia a la insulina: tus células obedecen mal a la orden de la insulina, y la consecuencia es que por tu sangre circula demasiado azúcar.

Tal vez te preguntes cómo es posible que el nivel de azúcar en la sangre en ayunas, por la mañana antes de desayunar, sea elevado. Después de todo llevas horas sin comer nada. La respuesta es esta: el causante es el hígado. Por la noche, cuando el nivel de azúcar en la sangre desciende, precisamente porque no comemos nada, el hígado interviene y bombea glucosa al sistema circulatorio para que el cerebro quede abastecido de glucosa en todo momento. La insulina inhibe esa formación de glucosa del hígado para que no se exceda. De este modo, la insulina regula también de noche el nivel de azúcar en la sangre. Ahora bien, si el hígado está graso y se ha vuelto insensible a la insulina, esta pierde ese efecto de freno, razón por la que el nivel de azúcar en la sangre permanece (demasiado) alto incluso en ayunas. Por consiguiente, un elevado nivel de azúcar en la sangre por la mañana constituye un indicador de un hígado insulinorresistente.

Por lo general, el nivel de azúcar en la sangre por la mañana antes de desayunar oscila entre los 70 y los 100 miligramos por decilitro (en milimoles por litro: entre 3,9 y 5,6). Todo valor que supere los 100 está por debajo del nivel óptimo. A partir de 126 (= 7 mmol/litro) se habla de manera oficial de diabetes. Atención: para las embarazadas los valores son aún más estrictos; en este caso se habla de una diabetes gestacional a partir de aproximadamente entre los 92 y los 95 miligramos por decilitro.

Después de una comida (rica en carbohidratos) el nivel de azúcar en la sangre asciende en todos nosotros; ahora bien, si escala a los 200 (11,1 mmol/litro), la cosa se está descontrolando. Eso indica que tus músculos son insulinorresistentes y no toleran la admisión de azúcar en la sangre. En el caso de que te detectaras una elevada glucemia, lo recomendable sería ir al médico para aclarar cuál es la causa y qué hay que hacer.

LAS GRASAS COMO COMBUSTIBLE ALTERNATIVO

Cuando somos jóvenes y estamos delgados y nos movemos mucho, las células corporales suelen ser extremadamente sensibles a la hormona insulina. Eso significa que nuestro cuerpo consigue aprovechar sin problemas los hidratos de carbono que consumimos y que llegan a la sangre, es capaz de «quemarlos», como suele decirse. El metabolismo de los carbohidratos está intacto.

Con el paso de los años, la sensibilidad a la insulina va disminuyendo, lo cual conduce a que entrados en años ya no soportemos demasiado bien tantos carbohidratos. Así pues, la vejez es otro factor de riesgo para la resistencia a la insulina.

A este respecto conviene saber lo siguiente: tu sangre contiene en ayunas no mucho más de una cucharadita de glucosa (alrededor de 5 gramos). Si partimos del hecho de que en el cuerpo hay entre 5 y 6 litros de sangre, en los que están disueltos esos pocos gramos de azúcar, una cosa queda clara: la sangre no es un líquido especialmente dulce. (Como aclaración: cuando mencionamos la «glucemia» siempre nos referimos a la glucosa.)

Nada más comer unas rebanadas de pan o un plato de patatas o de pasta, este cuadro cambia a corto plazo: la cantidad de azúcar en el sistema circulatorio se multiplica. Estos hidratos de carbono se componen sobre todo de almidón, es decir, de puras moléculas de glucosa yuxtapuestas. Estas largas cadenas de glúcidos son descompuestas en el intestino para formar moléculas individuales de glucosa que acto seguido pueden ser absorbidas por el intestino. La sangre es enriquecida ahora en toda regla con el monosacárido glucosa, pero el cuerpo no quiere que en la sangre circule ni mucha ni demasiado poca glucosa. Un exceso de glucosa ocasiona perjuicios porque el azúcar en la sangre tiende a «pegarse» a todo tipo de estructuras, especialmente a las estructuras proteínicas del cuerpo.

Así, por ejemplo, las moléculas de glucosa se pegan a la hemoglobina, la sustancia que tiñe de rojo las células sanguíneas. A partir de la medición del porcentaje de hemoglobina pegada se determina el denominado nivel de HbA1c (hemoglobina glicosilada). El nivel de HbA1c no es revelador porque nos señale el nivel de azúcar en la sangre en ese momento, sino porque indica el estado de la glucemia de los últimos dos o tres meses. Si ese nivel es elevado (a partir aproximadamente del 6 %), eso significa una regulación limitada: el nivel de azúcar en la sangre es demasiado elevado siempre, el cuerpo «se pega» por dentro, lo cual representa una forma de envejecimiento.

Dicho sea de paso, hay algunas especies y sustancias vegetales (como, por ejemplo, los ya mencionados flavonoides en el chocolate negro) que son capaces de impulsar la sensibilidad hacia la insulina de las células corporales con efectos positivos en el nivel de azúcar en la sangre. Un ejemplo que vale la pena destacar en este sentido es la canela: el consumo regular de canela conduce a una reducción de los niveles de azúcar en la sangre, lo cual trae consigo una reducción del nivel de HbA1c. Atención: hay que elegir la canela «auténtica» de Ceilán (Sri Lanka), no la canela china de Cassia que contiene abundante cumarina, una sustancia que resulta tóxica en dosis elevadas.[161]

Dado que las moléculas de glucosa se comportan de una manera tan agresiva en el sistema circulatorio, el cuerpo reacciona de inmediato cuando se produce un incremento: trata de retirar de la sangre las moléculas de glucosa excedentes y de echar el cerrojo de seguridad a las células corporales. A la inversa, el cerebro reacciona con pánico cuando el nivel de azúcar en la sangre cae por debajo de un límite crítico, pues depende de un constante suministro de energía para su funcionamiento y su supervivencia y no puede adquirir ese suministro de manera directa a través de las grasas. El cerebro depende de un abastecimiento constante de glucosa.

Así pues, el nivel de azúcar en la sangre se halla sometido a una estricta vigilancia. En ella, la hormona insulina, como ya sabemos, desempeña uno de los papeles clave. La insulina se ocupa de que el nivel de azúcar en la sangre permanezca a unos niveles constantes. En cuanto la insulina es segregada por el páncreas y llama a la puerta de las células corporales, estas abren sus esclusas repetidas veces para absorber las moléculas de azúcar que se hallan en la sangre. Esto sucede cada vez que ingerimos una comida rica en carbohidratos (compuesta por glucosa).

Sin embargo, la insulina no se ocupa tan solo de que la glucosa pase por la esclusa de las células corporales. Es, además, una hormona del almacenamiento de las grasas. La lógica biológica que hay detrás es la siguiente: por lo general, cuando circula abundante glucosa por las arterias significa que acabamos de comer. Si los niveles de glucosa y, por consiguiente, los niveles de insulina son demasiado elevados, es señal de que se está produciendo un buen abastecimiento de energía y por tanto no es necesario que quememos grasas para utilizarlas como fuente de energía. Por este motivo, la insulina bloquea la quema de grasas. Dado que la resistencia a la insulina por parte de los músculos y del hígado trae consigo una elevación de los niveles de insulina, si somos insulinorresistentes el tejido adiposo conservará con obstinación sus grasas (hasta que en algún momento ya no reaccione tampoco a la insulina). De esta manera, puede que en según qué circunstancias dispongamos de unos depósitos de grasas bien abastecidos pero no podamos echar mano de esa fuente de energía; es lo mismo que ocurre con una cuenta a plazo fijo de la que no podemos sacar fondos. Así llegamos a explicarnos cómo es posible que dispongamos de un buen colchón de grasa y sin embargo estemos hambrientos. A causa de la adiposidad, muchas células corporales se han vuelto insulinorresistentes, lo que trae consigo unos niveles elevados de insulina, lo que a su vez conduce a que las grasas no puedan utilizarse como fuente de energía porque la insulina bloquea la quema de grasas.

Las correlaciones exactas son complicadas, como ocurre siempre, y en ningún caso han sido descifradas por completo; sin embargo, una hipótesis fundamental es que cada vez que una persona insulinorresistente ingiere una buena cantidad de hidratos de carbono —pan, patatas asadas, una montaña de arroz—, lo que está haciendo es arrojar gasolina al fuego, porque el flujo de carbohidratos hace que se incrementen los niveles de azúcar en la sangre y de esta manera aumentan aún más los ya muy elevados niveles de insulina.

Incluso las proteínas que comemos conducen, hasta cierto punto, a un incremento de la insulina. Las grasas son los únicos nutrientes principales que desde un punto de vista metabólico son menos dependientes de la insulina.[162] Este podría ser el motivo por el cual el organismo de las personas insulinorresistentes reacciona mejor a una alimentación pobre en carbohidratos y rica en grasas: el cuerpo de alguien insulinorresistente procesa el combustible grasas de un modo sencillamente más eficiente que el combustible hidratos de carbono. Por consiguiente, las grasas son una «fuente de energía alternativa» que una persona insulinorresistente puede emplear con efectividad.[163]

Los estudios demuestran que si alguien con resistencia a la insulina renuncia a los carbohidratos, cambia su alimentación y adopta las grasas como combustible primario, todo su metabolismo se transforma favorablemente.[164] El descontrol crónico de la insulina vuelve a calmarse, su nivel desciende, queda abolida —así se especula en la actualidad— la actividad de almacenamiento de las grasas por parte de la insulina: las grasas pueden escapar por fin del tejido adiposo y ponerse a disposición del resto del cuerpo. Es como si uno pudiera acceder por fin a su dinero a plazo fijo. Aunque uno coma cantidad de grasas o, mejor dicho, debido a que uno come cantidad de grasas, los panículos de grasa se derriten gracias a los niveles reducidos de insulina. La consecuencia beneficiosa es que se libera la energía excedente, se sacia esa hambre constante.

Por cierto, ese proceso de curación puede apoyarse y acelerarse con la práctica del deporte. En cuanto nos movemos, las células comienzan a absorber de manera «automática» la glucosa de la sangre, de una manera independiente por completo de la insulina. Según sea la intensidad, las células musculares pueden absorber ¡hasta cincuenta veces más glucosa cuando hacemos deporte![165] Aparte de esto, el deporte contribuye a que el cuerpo reaccione con mayor sensibilidad a diversas señales de saciedad después de una comida (entre las cuales la insulina se encuentra en una posición determinante). Así pues, no hay duda de que el deporte puede ayudar a adelgazar.

Ahora bien, ¡el deporte no es suficiente por sí solo![166] El motivo radica en que el ejercicio físico da hambre y es fácil darse un atracón después de practicarlo.[167] En un estudio, unos psicobiólogos británicos prescribieron un programa de deporte de varias semanas a un grupo de personas. En ese estudio quedó demostrado que las personas en quienes el deporte provocó una clara pérdida de peso echaron mano durante ese tiempo de más frutas y verduras. En cambio otras, por los motivos que fueran, comieron menos frutas y verduras y tendieron a consumir más comida basura, con la consecuencia de que, a pesar del deporte practicado, apenas adelgazaron.[168] Dicho de otra manera: aun cuando uno se mueva mucho, para adelgazar lo decisivo sigue siendo la alimentación.

Antaño yo mismo pensaba que podía hincharme a comer de todo porque salía a correr con ganas todos los días. Ese es un pensamiento equivocado, un disparo que suele salir por la culata. En cambio, quien combina el deporte con un cambio sano en la alimentación experimenta de verdad unas transformaciones profundas: se siente más equilibrado, más vivo, disminuye la tensión arterial, se reduce el estrés, mejora la calidad del sueño (lo cual a su vez es una ayuda contra el estrés, etc.). Y sí, más allá de todo esto o, mejor dicho, interrelacionado con todo esto, está demostrado que el ejercicio físico es la medicina más eficaz precisamente contra la resistencia a la insulina. Y la expresión «más eficaz» no es aquí ninguna exageración: junto con la pérdida de peso, hacer deporte, según sólidos y rigurosos estudios, actúa mejor contra la resistencia a la insulina y como método de protección contra la diabetes que la metformina, el medicamento que se prescribe con mayor frecuencia para combatir la diabetes.[169]

UNA DIETA BAJA EN CARBOHIDRATOS MÁS ALLÁ DE ATKINS

En muchos sentidos, la comunidad a favor de la dieta baja en carbohidratos tiene razón: el cuerpo de los insulinorresistentes se caracteriza por cierta intolerancia a los carbohidratos. Hacen bien no solo en renunciar al azúcar, sino también en evitar todas las bombas de hidratos de carbono, como el pan, las patatas, la pasta y el arroz. Como la resistencia a la insulina está en pleno avance a causa del incremento del sobrepeso, todo indica que el movimiento en favor de la dieta baja en carbohidratos irá ganando en popularidad.

El punto más débil de la facción baja en carbohidratos es, en mi opinión, el siguiente: son muchos los admiradores de la dieta baja en carbohidratos que prestan tanta atención a la hormona insulina que en ocasiones se quedan ciegos a la hora de observar la situación de conjunto. Lo principal para ellos es que disminuyan los niveles de insulina. Con gusto ocultan el hecho de que exista ese u otro factor adicional que desempeña un papel importante en una alimentación sana.

He conocido a muchos partidarios (inteligentes) de la dieta baja en carbohidratos que, en consecuencia, igual que Sten Sture Skaldeman, no escatiman en absoluto con la ingesta de carne, tocino y huevos. Dado que estos alimentos apenas contienen carbohidratos, son «buenos». Y punto. Cuando se les menciona con prudencia los resultados que señalan que el consumo excesivo de proteínas animales, y sobro todo de productos cárnicos procesados, acarrea bastantes problemas (dejando a un lado el hecho de que también las proteínas estimulan la insulina), por regla general el tema de conversación cambia. Para muchos admiradores de la dieta baja en carbohidratos, los hidratos de carbono ponen tan enfermos y son tan condenadamente malos que en comparación con ellos todo lo demás se convierte en inofensivo o incluso en medicina terapéutica. Y en los casos extremos puede que esa actitud tenga cierta justificación. ¿Vive Skaldeman en la actualidad de una manera más saludable que hace veinte años? Por lo visto, sí. ¿Fue una buena idea para él cambiar de alimentación? Sin duda. ¿Su dieta es ideal? Seguro que no. ¿A una persona insulinorresistente no le queda otro remedio que seguir su ejemplo? No.

Es el momento de un resumen. Si quieres perder peso y sospechas, o sabes por tu médico, que tu sensibilidad a la insulina es limitada, inténtalo con una alimentación con reducción de los carbohidratos. Lo más aconsejable es que experimentes dos o tres semanas con ella para ver cómo reacciona tu cuerpo. Yo lo hago así: cuando llevo unas semanas pasándome (la mayoría de las veces a causa del estrés o de los viajes), puedo regresar con relativa facilidad, y en cierto modo sin sufrimiento, reduciendo poco a poco y durante algún tiempo los carbohidratos. Y no practico ninguna dieta Atkins. Quien quiera probar una dieta baja en hidratos de carbono, no tiene por qué, o más bien no debería, seguir ninguna dieta Atkins. También funciona de otra manera más sana:

- Renuncia a la carne procesada en forma de embutido, tocino, jamón, salami y perritos calientes. De vez en cuando está bien un pedazo de carne de caza, un bistec de carne de vaca que se haya alimentado con pasto y la carne de aves criadas en libertad, pero mucho mejor es el marisco y, sobre todo, el pescado graso.
- La mantequilla, la nata y el aceite de coco están permitidos, pero es mejor recurrir con generosidad a un aceite de oliva de alta calidad (varias cucharadas diarias). Dos cucharadas de aceite de oliva al día ayudan a los diabéticos tipo 2 con sobrepeso no solo a adelgazar; al cabo de unas pocas semanas tendrán un nivel más bajo de azúcar en la sangre y unos niveles reducidos de HbA1c.[170]
- Para seguir colaborando en la quema de grasas puedes probar también un aceite TCM (o MCT por sus siglas en inglés para *medium-chain triglyceride*, es decir, ácidos grasos de cadena media; veremos más al respecto en los siguientes capítulos dedicados a las grasas). El aceite de coco suele caracterizarse como aceite TCM, pero solo contiene un 15 % de esos valiosos ácidos grasos de cadena media. De todas formas, también existen aceites «puros» TCM (la mayoría extraídos del aceite de coco); según los resultados de los primeros experimentos, ayudan a adelgazar y elevan el grado de sensibilidad a la insulina (digo esto con precaución, ya que los resultados son todavía muy nuevos y sobre todo porque se trata de un producto procesado).[171] Dosis diaria recomendada: entre 10 y 20 gramos, lo cual corresponde a alrededor de entre dos y tres cucharadas. Últimamente estos aceites TCM se han vuelto populares en buena parte gracias al *bulletproof coffee*, con el que uno puede tratar su lipofobia ya de buena mañana. La receta: una taza de

café, una cucharada de mantequilla elaborada con leche de vacas que pasten en prados, y una o dos cucharadas de aceite TCM. Se mezcla todo bien y se bate con una batidora. ¡Quien no despierte con esto es que no tiene remedio!

- Bienvenida toda forma de verdura. Come tanta como te sea posible, con la excepción estricta de las patatas, que hacen ascender el nivel de azúcar en la sangre con excesiva rapidez (veremos más al respecto en el siguiente capítulo).

- Come ensaladas grandes, aliñadas con una cantidad generosa de semillas. Varias veces por semana ceno «solamente» un montón de ensalada (canónigos, lechuga, rúcula, etc.), algunas veces con gambas, falafel o diferentes setas (*Boletus edulis* o chantarelas). Una sugerencia al margen: tanto las salsas para ensalada como el falafel pueden enriquecerse de maravilla con cúrcuma, una especie de jengibre de color amarillo-anaranjado que eleva la sensibilidad a la insulina de las células.[172]

- Come con frecuencia fuentes de proteínas y de grasas sanas: alubias, lentejas, garbanzos, frutos secos, aceitunas y aguacates (a pesar de que las alubias contienen abundantes carbohidratos, son beneficiosas; lo veremos en el siguiente capítulo).

- Todas las setas comestibles (champiñones, shitake, etc.) son muy recomendables.

- El queso está bien, los huevos, con moderación, también (yo compro solamente huevos de gallinas que se han criado al aíre libre. La regla general: como máximo, siete huevos a la semana, es decir, máximo uno por día). Una de mis comidas favoritas baja en carbohidratos es una ensalada caprese (tomate, mozzarella, hojas de albahaca fresca, un poco de vinagre balsámico, pimienta y un buen chorro de aceite de oliva, ¡a cucharadas!).

- De postre, un yogur griego —tal vez también queso quark— es una opción excelente, por ejemplo con semillas de chía (que por cierto son ricas en grasas) y/o semillas de lino y/o algo de fruta. Las bayas son especialmente recomendables en este caso. Los arándanos, por ejemplo, incrementan la sensibilidad a la insulina.[173] Es cierto que las manzanas contienen una pizca más de azúcar, pero aun así son excelentes: la manzana, sobre todo la piel,[174] es una fuente concentrada de floricina, una sustancia vegetal que inhibe la absorción de glucosa en el intestino delgado. La consecuencia es que se vierte menos glucosa en el sistema circulatorio, lo cual atenúa la reacción de la insulina.[175]

- Además son beneficiosos: el té verde[176] y, como ya se ha dicho, el chocolate muy negro (cuanto más oscuro, menos cantidad de azúcar),[177] que también estimula la sensibilidad a la insulina, como ha quedado demostrado.
- Por último, pero no por ello menos importante, por la noche se permite, incluso se aconseja, un vasito de vino seco.

Esto del vino no es ninguna broma. En un experimento único se dividió a más de doscientos diabéticos en tres grupos: a los primeros se les prescribió vino tinto; a los segundos, vino blanco (ambos secos, es decir, pobres en azúcar); los últimos tuvieron mala suerte y no les quedó otra que conformarse con agua. Se les pidió que en los siguientes dos años (!) acompañaran la cena con 150 mililitros de la bebida prescrita. Al cabo de dos años, solo entre los bebedores de vino había mejorado la regulación de los niveles de glucemia, siendo el vino blanco el que cosechó los efectos más potentes (la glucemia en ayunas disminuyó un promedio de 17 miligramos por decilitro frente a los del grupo del agua mineral).[178] Sobre este tema del alcohol hablaremos con más detalle en el capítulo 7, dedicado a las bebidas.

Para acabar, una observación más: la resistencia a la insulina y la consiguiente intolerancia a los carbohidratos no son un fenómeno de todo o nada. No todos somos Sten Sture Skaldeman, quien tal vez hizo lo correcto al rebajar al mínimo los carbohidratos en su vida. En la mayoría de nosotros seguramente la resistencia a la insulina no es tan marcada, lo cual significa que soportamos una mayor cantidad de carbohidratos.

Además, en cuanto pierdes peso, no solo se derriten los clásicos depósitos de grasa, sino que también se reduce la grasa intraabdominal con sus sustancias inflamatorias así como las grasas excedentes que se acumulan en las células musculares, hepáticas y otras células corporales. Esto significa que las células recuperan la sensibilidad a la insulina. Cuanta más grasa quemes, mayor será la sensibilidad del cuerpo a la insulina y con mayor intensidad retrocederá la intolerancia a los carbohidratos. Esto es así hasta tal punto que, con una dieta radical (muy baja en calorías) y la consiguiente pérdida de peso, incluso una diabetes severa puede llegar a detenerse y a curarse.[179]

De esta manera, la mayoría de las personas pueden reintroducir los carbohidratos poco a poco en la alimentación. La cantidad ideal de carbohidratos solo puedes conocerla por ti mismo. Y solo la descubrirás probando. ¿Cómo me siento si empiezo a comer pan y pasta? ¿Me quedo con más hambre que antes? Y en cada modificación, observa con detalle. ¿El peso vuelve a las andadas poquito a poco? ¿Permanece estable? Lo decisivo aquí es tener ciertas ganas de experimentar y de observarte. Este método de prueba y error es interesante y también constructivo: uno se da cuenta de que no está expuesto e indefenso al peso, sino que, con algo de práctica, es capaz de recuperar el control sobre el propio cuerpo. No obstante, cuando vayamos a reintroducir los hidratos de carbono en la alimentación, deberíamos concentrarnos en los hidratos de carbono más sanos. A continuación sabrás cuáles son.

CAPÍTULO 6

LOS HIDRATOS DE CARBONO III

ASÍ SE RECONOCEN LOS HIDRATOS DE CARBONO SANOS

LOS CUATRO CRITERIOS DETERMINANTES DE CALIDAD

Desde el punto de vista de la salud, tiene una importancia decisiva, para la mayoría de nosotros, no la cantidad relativa, sino el tipo de hidratos de carbono que ingerimos. Así pues, ¿qué es lo que hace más o menos sanos a los carbohidratos? Veamos aquí los cuatro criterios determinantes:

1. **Sólido o líquido.** Como ya tratamos este asunto en el capítulo 4, solo haremos aquí una recapitulación breve: comer la fruta entera es siempre mejor que el zumo resultante tras exprimirla. La manzana y el zumo de manzana son bastante diferentes. En primer lugar, la fruta entera contiene más sustancias nutritivas. En segundo lugar, el azúcar, debido a que mantiene la estructura intacta con sus fibras vegetales, accede con menor rapidez al sistema circulatorio (piensa también en otras sustancias, como la floricina, que en el caso de

la manzana se encuentra en la piel). En tercer lugar, es difícil que una manzana o una naranja nos lleven a caer en un consumo excesivo. Exprimidas puedo engullir sin esfuerzo y de una tacada ocho «manzanas» o «naranjas».

2. **Grado de procesamiento.** Cuantos más alimentos comemos en su forma original o natural, más beneficiosos resultan para nosotros (excepción: al cortar y cocer o calentar determinadas verduras se desprenden las sustancias vegetales terapéuticas que contienen y resultan entonces más beneficiosas para nuestro cuerpo; este es el caso, por ejemplo, del caroteno rojo denominado «licopeno» en los tomates).[180] Especialmente relevante en este contexto es el procesamiento de los cereales. Así, como ya veremos, hay una diferencia abismal entre el pan de grano entero, el pan integral de grano molido fino y el pan blanco.

3. **Fibra.** Otra regla general para la evaluación de un alimento rico en carbohidratos es preguntarse cuánta fibra vegetal suministra ese alimento en relación con la totalidad de sus carbohidratos (la fibra vegetal es un componente de las células vegetales; se trata de hidratos de carbono que el cuerpo no puede digerir. Veremos más al respecto en el transcurso de este capítulo). Es recomendable consumir la mayor cantidad posible de fibra. Está bien si la proporción entre los hidratos de carbono digeribles y la fibra está por debajo de 10 a 1, es decir, si por cada 10 gramos de carbohidratos suministras al menos un gramo de fibra.[181] Aún mejor es una proporción por debajo de 5 a 1. A menudo, por desgracia no siempre, los datos pueden conocerse en la información nutricional del alimento. Desde esta perspectiva, los carbohidratos corrientes son un «lastre». Un ejemplo: mi arroz blanco basmati contiene 78 gramos de hidratos de carbono por cada 100 gramos y solo 1,4 gramos de fibra. 78 dividido por 1,4 da 56, es decir, en un gramo de fibra hay 56 gramos hidratos de carbono. Mis lentejas beluga parecen más beneficiosas: 41 gramos de carbohidratos ofrecen 17 gramos de fibra. 41/17 = 2,4, la proporción está por debajo

de 5 y es simplemente la ideal. Ya solo por este motivo prefiero con diferencia las lentejas al arroz (otra razón es que el arroz suele estar contaminado de arsénico).[182]

4. El **índice glucémico** (IG) o a qué velocidad el cuerpo digiere los carbohidratos. Los carbohidratos de rápida digestión conducen a picos perjudiciales de glucemia y de insulina. El índice glucémico es un criterio al que deberías recurrir tan solo en caso de duda entre alimentos de la misma categoría. Un ejemplo, el arroz: el ya mencionado arroz blanco basmati es sin duda pobre en fibra, sin embargo suministra sus hidratos de carbono a una velocidad relativamente lenta en comparación, por ejemplo, con el arroz jazmín, cuyos hidratos de carbono pasan a la sangre casi a la velocidad de la luz. Es decir, aunque el arroz basmati no es lo mejor, sí es más recomendable que la variedad jazmín.

Examinemos estos cuatro criterios con más detalle. El objetivo es que al final del capítulo seas capaz de valorar por ti mismo cuán sano es un determinado alimento rico en carbohidratos.

¿ENGORDA EL PAN Y NOS PONE ENFERMOS?

Comencemos con el desdichado pan. ¿Qué ha sido de aquella buena fama de la que gozaba este alimento en su día? Duele, y duele especialmente en un país de adoradores del pan como es Alemania, ¡con sus más de mil variedades! (Yo vivo en un pueblecito que cuenta con cuatro panaderías.) A quien eche un vistazo a alguna de las guías nutricionales populares hoy día, como *Sin trigo, gracias* o *Cerebro de pan*, le entrará un miedo tal que no volverá a pisar una panadería y no querrá oír hablar de bocadillos. El trigo, el pan y en general los cereales, advierten estos libros, engordan, causan letargia, nos atontan y provocan enfermedades. El malhechor principal, dicen, es un conjunto de proteínas llamado «gluten».

Lo funesto de este tipo de guías es que, a menudo, su posición en contra del gluten no es algo que se hayan sacado de la manga. En ocasiones lleva algunas trazas de verdad, pero yerra en su conjunto. Lo cierto es que la mayoría de nosotros podemos comer unas rebanadas de pan al día con la conciencia tranquila. Ahora bien, debería tratarse de un pan correcto. Yo desaconsejo el pan blanco (incluidos panecillos, barras de pan, rosquillas saladas, cruasanes, etc.). Sí, sé que saben estupendamente, pero considero que el pan blanco es como un tipo de dulce. Tal como lo formula el médico belga Kris Verburgh en su excelente libro *La pirámide de la salud*, el pan blanco «no es realmente un alimento, sino lo que queda después de haber extraído todos los minerales, la fibra y las sustancias nutritivas».[183]

En el origen de todo pan está el grano de cereal, ya sea de trigo, de centeno o de espelta. A continuación se muele el grano, lo cual se asemeja un poco a la acción de exprimir una fruta. El grano puede llegar a molerse de tal manera que por el camino se pierda la mayor parte de sus valiosas sustancias nutritivas. Lo que queda se compone casi exclusivamente de almidón, es decir, una bomba de carbohidratos en forma de cadenas largas y monótonas de glucosa (véase la figura 6.1).

¿Te has fijado que en los paquetes de harina aparece con frecuencia la denominación «tipo»? Tipo 405, tipo 550, tipo 1.050, etc. La cifra proporciona información sobre el contenido de sustancias minerales de la harina. La harina del tipo 405 es blanca como la cocaína y contiene la misma cantidad de nutrientes: solo 405 miligramos de sustancias minerales por cada 100 gramos de harina. El grano fue molido por completo, esa harina se compone exclusivamente de endospermo pulverizado. El tipo 1.050 tiene una ligera coloración castaña, la harina contiene algunos componentes de la cáscara exterior del grano, es decir, más sustancias minerales. En la harina integral se utiliza el grano entero; posee el máximo contenido de vitaminas, fibra y sustancias minerales. El pan integral se compone (en su mayor parte) de harina integral del cereal en cuestión (trigo, centeno, espelta, etc.).

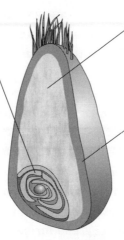

Germen
Grasas omega 3
Azúcar
Aminoácidos
Glutatión
Fibra vegetal
Flavonoides
Minerales
Oligoelementos
Vitamina E
Vitaminas B
Fitoesterol
Betaína
Colina
Policosanol
Inositol
Enzimas

Endospermo
Almidón
Proteínas
Betaglucanos
Arabinoxilano
Carotenoides
Selenio
Vitamina B1 + E
Flavonoides

Tegumento
Fibra vegetal
Proteínas
Antioxidantes
Vitamina E
Vitaminas B
Minerales
Oligoelementos
Ácido fítico
Betaína
Colina
Enzimas

Figura 6.1 Un grano de cereal se compone de un endospermo rico en almidón (= muy energético) que contiene unas pocas vitaminas, minerales y otras sustancias. La mayor parte de las sustancias beneficiosas se encuentran, sin embargo, en la cáscara de la semilla (tegumento), así como en el germen. En el molido del grano entero para convertirlo en harina blanca, las diversas cáscaras de la semilla y el germen son apartadas, solo queda el endospermo, pobre en nutrientes y fibra pero rico en energía. Algunas cifras: el molido de un grano de trigo conduce a una pérdida del 58 % de fibra vegetal, del 83 % de magnesio, del 74 % de zinc, del 42 % de selenio, del 61 % de ácido fólico y del 74 % de vitamina E.[184]

Mi panadera se empeña en afirmar que la espelta es «más sana» que el trigo y otros cereales, lo cual me desconcierta porque soy un adorador del centeno. Tampoco tengo muy claro de dónde saca esa información. Sea como sea, no existe ninguna investigación al respecto. Yo lo considero un mito. En cambio hay un montón de estudios que concluyen que lo decisivo para la salud, con independencia de qué cereal se trate —ya sea espelta, centeno, etc.—, es si se utiliza el grano entero o si se muele y se elimina la mayor parte de las sustancias nutritivas. (Por desgracia, son muchos los dependientes de las panaderías que no saben lo que significa exactamente «integral», y con frecuencia ignoran también lo que llevan los panes que venden porque ya no los hacen ellos mismos. ¡No te dejes confundir por esos «panaderos»! PD: Por cierto, yo me hago el pan yo mismo, y no porque el típico pan industrial lleva un montón de aditivos innecesarios, sino porque es facilísimo y divertido. Encontrarás mi receta en la nota correspondiente.)[185]

Sin embargo, no todo depende de la cantidad de nutrientes. Como ya sabemos, el proceso de digestión desempeña también su papel. Cuanto más se muele un grano, más finas resultan sus partículas, y las partículas más finas se digieren con mucha facilidad y rapidez. Pulverizados de esa manera, los carbohidratos pasan a la sangre a la velocidad del rayo. Esto también es válido para un pan integral muy molido. Así pues, lo ideal es el pan integral con el grano sin pulverizar. La envoltura intacta del grano forma una barrera terapéutica física: rodea los carbohidratos del endospermo y no se lo pone fácil a las enzimas digestivas para llegar a los carbohidratos y descomponerlos en sus elementos individuales, la molécula de glucosa.

En cambio, el pan blanco reúne todos los aspectos negativos: no posee esa envoltura, es pobre en nutrientes y está molido en polvo. Podríamos decir que el pan blanco encarna uno de los problemas centrales de la nutrición en el mundo del bienestar, y es que esa «alimentación» nos deja al mismo tiempo sobre y subalimentados. No nos falta ninguna energía, la recibimos a espuertas. Lo que nos falta a menudo son ciertas sustancias nutritivas que el cuerpo necesita para un funcionamiento sin obstáculos y como protección ante un proceso degenerativo prematuro: vitaminas, como el ácido fólico de la vitamina B; minerales, como el magnesio y el selenio, y grasas terapéuticas, como las grasas omega 3, todas estas sustancias se pierden al moler en exceso los granos de cereal. Si ingerimos alimentos ricos en energía pero pobres en nutrientes (pan blanco, arroz blanco, pasta blanca, azúcar), puede ocurrir que la necesidad de esas sustancias vitales no quede cubierta del todo.

Esto podría contribuir a la obesidad, ya que el cuerpo envía todo el tiempo la señal de que sigue faltando algo (¡aunque nos hinchemos a comer!): comemos y comemos opíparamente, pero, dado que la mayoría de las sustancias valiosas que el cuerpo necesita son eliminadas de manera artificial de los alimentos, podemos continuar con la ingesta hasta que la exigencia de esas sustancias quede por fin saciada. El resultado es una sensación punzante de constante carencia, un «hambre de nutrientes».[186]

Las sustancias nutritivas no son el único motivo por el cual los productos integrales nos sacian mejor. A ellas se suman las fibras vegetales. Excelentes en este sentido son los copos de avena y la sémola de avena. La sémola de avena se compone de granos de cereal apenas cortados; el sistema digestivo tiene que hacer todo el trabajo para desmenuzarlos por completo. Los copos se aplastan en piezas gruesas, lo cual aligera la digestión un tanto (aunque no de una manera tan intensa como en el molido): la superficie de un copo es mayor para que las enzimas digestivas tengan una «superficie de ataque» mayor. En ambos casos, la avena contiene buenas cantidades de una fibra vegetal denominada «betaglucano». En cuanto el betaglucano entra en contacto con el agua, se forma una papilla viscosa. Si esperas el tiempo suficiente podrás observar este proceso en el bol de cereales. En cualquier caso, dicho proceso se lleva a cabo como muy tarde en tu cuerpo. En el intestino, ese gel espeso no solo ralentiza la absorción de los hidratos de carbono, sino que inhibe la absorción de colesterol. El betaglucano reduce, por tanto, los niveles de colesterol.[187]

El intestino no puede digerir las fibras vegetales como el betaglucano. Por esta razón, antiguamente no se consideraba «fibras puras» a estas sustancias. No ha sido sino hasta hace poco que se ha descubierto lo equivocada que era esta idea. Las fibras vegetales que no digerimos se convierten en el festín de los huéspedes que, como mencionamos páginas atrás, pueblan el intestino: las bacterias intestinales (la microbiota intestinal). ¡Y no hay nada mejor que unas bacterias satisfechas en el intestino! Si no abasteces a tus bacterias intestinales con suficiente fibra vegetal, estas se vengan comenzando a roer la capa interior viscosa de tu intestino. Y entonces, sin esa película protectora, el intestino se vuelve propenso a contraer infecciones.[188]

Unas bacterias intestinales bien alimentadas forman, además, sustancias terapéuticas, los denominados «ácidos grasos de cadena corta», como por ejemplo el ácido butírico (el butirato). El ácido butírico es, en primer lugar, una buena fuente de energía para las células intestinales, pero además parece ser incluso una especie de medicina. Así, por ejemplo, inhibe los procesos inflamatorios y previene, entre otros, el cáncer intestinal.[189]

Una pequeña parte de estos ácidos grasos de cadena corta que segregan las bacterias intestinales durante la digestión de las fibras vegetales penetra desde el intestino a la sangre e incluso llega hasta el interior del cerebro. Una vez allí, influyen en las neuronas que controlan la sensación de saciedad. De esta manera, las bacterias intestinales podrían comunicar al cerebro que están saciadas y que, por tanto, en lo que a ellas respecta, cabe hacer una pausa en la ingesta: una microbiota intestinal satisfecha es, por consiguiente, otra vía para protegernos de la obesidad a través de los productos integrales.[190]

Todo esto podría resumirse en que no hay ningún motivo para desaconsejar el pan integral y en general los productos integrales, todo lo contrario. Algunos científicos del Imperial College London así como de la Universidad de Harvard evaluaron recientemente los datos de 45 estudios sobre este tema y llegaron a la siguiente conclusión: quien come diariamente 90 gramos de productos integrales (por ejemplo, dos rebanadas de pan integral y un bol de copos de avena) reduce su riesgo de contraer cualquiera de las dolencias relacionadas con la edad, desde la diabetes hasta el cáncer. La posibilidad de contraer una enfermedad cardiovascular se reduce en más del 20 %, y el riesgo de mortalidad en general es menor. Dicho de otra manera: quien come a menudo y con moderación productos integrales puede esperar menos enfermedades y una vida más larga.[191]

Por cierto, esto es válido también para el trigo, vilipendiado con tanta frecuencia.[192] Seamos claros: el trigo como tal no es perjudicial. En su libro *Sin trigo, gracias* el cardiólogo estadounidense William Davis expone cómo los productos con trigo han dejado un rastro de devastación en todo el planeta. Por desgracia, Davis no solo rechaza el pan blanco sino asimismo los productos integrales;

también estos, en su opinión, representan una catástrofe para la salud. Además, dicho de manera sutil por el doctor Davis, los productos integrales nos vuelven «gordos y hambrientos, más gordos y más hambrientos que nunca antes en la historia de la humanidad».[193]

Como sabemos, pululan multitud de guías dietéticas tan disparatadas que sería una pérdida de tiempo plantear un debate y refutarlas. Sin embargo, el caso de libros como *Sin trigo, gracias* y *Cerebro de pan* es diferente. Estos libros no fueron escritos por completos idiotas. Los autores saben de qué hablan. En parte citan —¡no siempre ni lo suficiente!— estudios serios. Así pues, ¿cómo puede ser que su valoración al final llegue a una conclusión falsa de tal calibre?

A mi entender los motivos son varios. Me extenderé en esto con más detalle porque es un ejemplo típico de por qué reina tanta confusión y desconcierto en el campo de la investigación sobre nutrición.

En primer lugar, hay personas que no toleran el trigo y otros cereales, igual que existen individuos que no toleran la leche ni los cacahuetes. Existe algo así como una alergia al trigo y una intolerancia al gluten (en su manifestación más intensa se denomina «celiaquía»). Aunque el médico no te haya diagnosticado ninguna intolerancia al gluten, podría ser que a tu cuerpo no le gustase el trigo o, en general, los cereales. ¡Experimenta! Evita los cereales unos días, mejor incluso unas semanas, y observa cómo reacciona tu cuerpo. Solo porque los médicos no diagnostiquen algo no significa necesariamente que no exista. Al fin y al cabo, el cuerpo sabe algunas cosas de las que los médicos no tienen ni idea. Sin embargo, de acuerdo con los conocimientos actuales, la mayoría de nosotros nos las arreglamos bien con el gluten.

El gluten, denominado también «la proteína pegamento», es el responsable de que podamos amasar y extender bien la masa de una pizza y, con algo de práctica, de hacerla girar en el aire con un dedo. Si se es intolerante al gluten, el intestino no reacciona demasiado bien cuando se enfrenta con la proteína gluten. «No reacciona demasiado bien», ¿qué significa eso? Por algún motivo, el sistema inmunológico clasifica como enemigas a esas estructuras proteínicas y se produce un ataque, es decir, una inflamación que destruye, sobre todo, las pobres células intestinales. Los síntomas van desde calambres abdominales y diarrea, pasando por anemia, hasta dolencias neurológicas como dolores de cabeza o incluso trastornos motrices a causa de espantosas lesiones cerebrales. Alrededor del 1 % de la humanidad padece una intolerancia al gluten en forma de celiaquía, que solo se consigue mantener a raya dejando de comer gluten. Eso significa renunciar no solo al trigo sino también a muchos otros cereales, como el centeno y la cebada.[194]

No me malinterpretes: una dieta exenta de gluten es una necesidad absoluta para las personas celíacas. Aparte de esto, puede ser muy sana para todo el mundo dependiendo de lo que uno coma. Dado que son muchas las personas que consumen sobre todo productos insanos fabricados con harina blanca (pan blanco, pizza, tortitas, bollos, galletas, etc.), son también muchas las que se harían un favor si renunciaran a (esos) productos provenientes de los cereales. Y si además se sustituye esa comida basura por verdura, legumbres, frutos secos y fruta, entonces, qué caramba, esa nueva dieta exenta de gluten es sanísima. Por eso no deberíamos sorprendernos de que muchas personas se sientan mejor después de haber cambiado a una dieta sin gluten incluso aunque no padezcan ninguna intolerancia. Una dieta exenta de gluten puede ser, por tanto, estupenda.

Ahora bien, si de lo que se trata es de pronunciar un consejo de validez universal, parece sensato distinguir entre los productos de harina blanca y los productos integrales. La mayoría de nosotros no tenemos por qué renunciar a los alimentos integrales. Sería incluso improductivo cambiarlos por algo que no fuera ni de lejos tan sano.

Un error fundamental que cometen los autores de libros como *Sin trigo, gracias* y demás es el siguiente. A quien ha experimentado (en sí mismo y/o en sus pacientes) que la renuncia al trigo o a los cereales tiene un efecto positivo, y a partir de ahí alberga la sospecha de que los cereales son catastróficos para el bienestar y la salud, le resultará muy seductora la idea de corroborar esa sospecha en lo sucesivo valiéndose de estudios cuidadosamente seleccionados: comienza a percibir los resultados de una manera selectiva. En algún momento, con su visión de túnel, ve tan solo aquello que le confirma su propia suposición.

Esta tendencia, por desgracia, tiene su raíz en la ingente investigación existente sobre nutrición; en las décadas pasadas se acumularon tantísimos estudios en este campo, que en la actualidad casi cada alimento cuenta con investigaciones que lo clasifican como veneno o como remedio terapéutico. Después de todo, se publican más de 250 estudios nutricionales al día. En este sentido, yo podría demostrar, valiéndome de los correspondientes «estudios estadounidenses», que el consumo regular de brócoli acabará matándote, y después de haberte metido el miedo en el cuerpo («¿Cómo? ¿El brócoli también? ¡Qué demonios! ¿Es verdad eso?»), te vendería mi sensacional dieta antibrócoli.

Formulado a lo Darwin podríamos decir que la pura abundancia de resultados ha creado el «entorno» intelectual favorable para la propagación de los gurús de la nutrición (Dr. Davis, Dr. Perlmutter, Dr. Mercola...). La receta de su procedimiento es siempre la misma, fraudulenta y deshonesta, consciente o inconscientemente: escoges solo aquellos resultados que te vienen al pelo y anuncias que eres el único en el mundo que ha descubierto lo que de verdad engorda y enferma. Es bien sabido que en universidades de élite de Harvard y Stanford hay una buena cantidad de cenutrios que con sus imprudentes recomendaciones están jugando con nuestra salud. Por supuesto que se puede y se debe indagar y cuestionar la posición dominante, pero mediante estudios sólidos, por favor. Quien afirma algo extraordinario debería contar con pruebas extraordinariamente fehacientes.

¿Cómo actuar ante una situación como esta, ante tantas contradicciones? Me parece que una estrategia razonable consiste en echar un vistazo con el menor número posible de prejuicios al cuadro general, en lugar de encerrarse con excesiva precipitación en un fragmento concreto. Ahora bien, precisamente esto —una mirada objetiva y abarcadora sobre el estado de la totalidad de los resultados— parece casi imposible a la vista de la marea inmensa de estudios que existen, una misión hercúlea que uno no sería capaz de superar. Sin embargo, esa primera impresión engaña: precisamente en estos últimos años es cada vez más posible adquirir una visión semejante de conjunto gracias a algunos análisis especiales.

Una breve explicación a este respecto: la base de nuestros conocimientos sobre la alimentación está compuesta por numerosos estudios individuales que con frecuencia no siempre son fiables y sí en cambio contradictorios. Para ganar un poco de fiabilidad, algunos equipos de investigadores se someten a intervalos regulares a un riguroso análisis incluso de las investigaciones con mayor solvencia y resumen sus resultados. A estos resúmenes se les denomina «revisiones» o «metaanálisis».[195] Esto nos proporciona ya cierta visión de conjunto. En años anteriores se perfeccionó el método de estos metaestudios en forma de investigaciones que resumían a su vez los resultados de las revisiones y de los metaanálisis. Se les podría denominar «metametaestudios» y nos ofrecen una visión de conjunto de los trabajos de concentración de los resúmenes.

Así fue como un equipo francés de investigadores evaluó recientemente los datos y resultados de todos (!) los metaanálisis y las revisiones sobre el tema de la alimentación y de la salud/enfermedad que aparecieron entre 1950 y 2013. Un estudio abarcador de esas dimensiones no había estado disponible nunca antes. Los resultados son reveladores precisamente en lo que concierne al «controvertido» asunto de los productos integrales.[196]

La figura 6.2 resume los resultados principales de ese metametaestudio francés. La gráfica muestra la relación entre el consumo frecuente de alimentos de un determinado grupo alimentario, como, por ejemplo, las carnes rojas, el pescado o los huevos, pero justamente también los productos integrales, y el riesgo de contraer las grandes dolencias propias de la vejez, desde enfermedades cardiovasculares, pasando por la diabetes, hasta el cáncer. Una observación antes de acceder a algunos de esos resultados por separado: un breve vistazo a la gráfica nos revela que ninguno de los alimentos investigados —en el caso de que quisiéramos extraer conclusiones causales— se relaciona de manera directa con la protección ante una enfermedad o, a la inversa, con algún perjuicio para la salud. Para todos y cada uno de los alimentos existen resultados contradictorios.

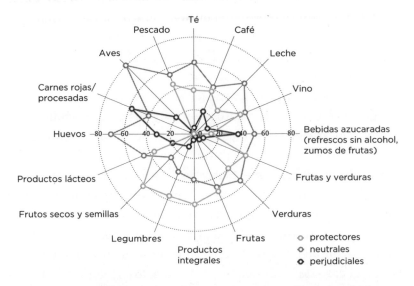

Figura 6.2 Esta gráfica muestra el porcentaje correspondiente de todos los grandes análisis aparecidos entre 1950 y 2013 que sugieren una correlación de protección, de neutralidad o de perjuicio sobre las diez enfermedades principales relacionadas con la vejez (enfermedades cardiovasculares, cáncer, diabetes mellitus tipo 2, enfermedades del hígado, de los riñones, en el tracto digestivo y en el esqueleto, sarcopenia, enfermedades cerebrales, así como el sobrepeso o bien la adiposidad). Tomemos como ejemplo los productos integrales: casi el 60 % de todos los grandes análisis de 1950 a 2013 clasifican los productos integrales como protectores en relación con al menos una de estas dolencias relacionadas con la edad. Casi el 40 % de los estudios llegan a un resultado neutral (ni protectores, ni perjudiciales). Solo un porcentaje muy reducido (el 4 %) llega a la conclusión de que los productos integrales podrían ser perjudiciales. No voy a afirmar que un metaanálisis como este sea la última palabra en cuestiones nutricionales, pero sí nos da una impresión acerca de la valoración de los científicos sobre un determinado grupo de alimentos. De este modo se desenmascaran también tipos de dietas disparatadas, como, por ejemplo, esas dietas actuales que demonizan el pan y que arrancan con obras como *Sin trigo, gracias* y *Cerebro de pan*.[197]

Los motivos son de diversa índole. Hasta cierto punto puede deberse a que las categorías son excesivamente generales (los refrescos sin alcohol son sin lugar a dudas más perjudiciales que los zumos de frutas, los «productos lácteos» incluyen el yogur, la mantequilla, el queso, en este caso, en según qué circunstancias, incluso la misma leche, etc.). Sin embargo, a un nivel fundamental, la contradicción forma parte de la esencia de la ciencia. La ciencia no es una dictadura. Los datos pueden interpretarse y evaluarse de diferentes maneras. A través de la aclaración paulatina de las contradicciones gracias a la crítica y al debate, la ciencia se autocorrige constantemente y progresa.

Cada estudio individual, por mucho cuidado con el que se haya llevado a cabo, tiene sus puntos fuertes y sus puntos débiles. Los estudios observacionales pueden ser amplios y haberse realizado a largo plazo —en ocasiones durante varias décadas—, pero a menudo es difícil identificar el factor decisivo (piensa unos instantes por qué el café era considerado un veneno en otros tiempos). Los experimentos con dos grupos a los que se somete a diferentes dietas son más rigurosos desde un punto de vista científico, pero en cambio su duración es limitada, lo cual no es nada desdeñable, ya que en el caso de la alimentación los efectos se desarrollan más bien a largo plazo.

Además, los investigadores también cometen errores, por supuesto. A algunos los financian a espuertas las industrias fabricantes de refrescos sin alcohol, de leche o de cualquier otro producto; se trata de una dependencia esta que se contagia notablemente, por desgracia, en el análisis y en los resultados. Por estos y otros muchos motivos siempre se puede llegar, se llega y se llegará en el futuro, a valoraciones contrapuestas.

No obstante, pese a estas contradicciones, en la mayoría de los alimentos se perfila una clara orientación estratégica en lo referente a sus vínculos con la salud. Esa orientación estratégica combina felizmente con lo que ya hemos comentado en capítulos anteriores. Así, por ejemplo, gran parte de los estudios con visión de conjunto (el 56 %) valoran como perjudiciales las carnes rojas y procesadas. Numerosas investigaciones son neutrales, mientras que solo un 4 % les concede una valoración positiva. Por consiguiente, podríamos tratar las carnes rojas y procesadas como elixires de vida si pusiéramos el foco de atención en estos pocos estudios positivos y nos mostráramos dispuestos a ignorar el resto de los resultados.

En lo que se refiere al pescado, la situación es la inversa: a un 44 % de valoraciones positivas y un 50 % de neutrales, se contrapone un 2 % de valoraciones negativas. Así las cosas, tenemos que esforzarnos mucho para clasificar el pescado de perjudicial, pero está claro que es posible (y de hecho hay algunos pescados, como ya veremos, que son más sanos que otros).[198] Pero es que incluso podríamos clasificar la fruta como peligro público si nos atuviéramos al 2 % de aquellos estudios que la valoran de forma negativa y nos olvidáramos del 98 % restante, con lo que nos encontraríamos con la dieta antibrócoli...

Lo mismo sucede con los productos integrales. Los productos integrales salen extraordinariamente bien parados en la valoración total, igual que la fruta: no menos del 60 % de todas las investigaciones desde el comienzo de la posguerra llegan a la conclusión de que los productos integrales protegen ante numerosas dolencias relacionadas con la vejez.[199] El resto muestra una valoración neutral. En lo relativo a los productos integrales solo apareció un estudio con resultados negativos en el metametaanálisis. ¡Ni siquiera las verduras presentan un balance tan positivo! Dicho sea de paso, esto es válido también para el asunto del sobrepeso: el 40 % de todos los estudios de visión de conjunto llegan a la conclusión de que los productos integrales van acompañados de un menor sobrepeso; el 60 % se posiciona en la neutralidad, ¿y cuántos estudios concluyen que los productos integrales son engordantes? Exacto, ni uno solo. Bien, hasta aquí el tema «sin trigo, gracias».

No quiero dar la impresión de que la metainvestigación sea la última conclusión sabia (contiene puntos débiles a los que volveremos cuando más adelante hablemos acerca de la leche); en mi opinión, nos transmite una sólida visión de conjunto sobre la valoración general de los alimentos en las últimas décadas, ni más ni menos. A la vista de las desconcertantes contradicciones a propósito de la nutrición, y a la vista también de la literatura existente en forma de guías sobre alimentación, muchas de ellas absolutamente disparatadas, una valoración general de este tipo puede tener un efecto desenmascarador y desembriagador.

El investigador principal de este metaestudio, el francés Anthony Fardet, puso amablemente a mi disposición sus datos primarios, de modo que los reproduzco aquí, en la figura 6.2. Cuando le pregunté si esos resultados habían modificado su tipo de alimentación, me dijo que sí, que ahora comía más productos integrales, más alimentos de origen vegetal y, en cambio, menos productos de origen animal.[200]

EL ÍNDICE GLUCÉMICO

Si adquieres un aparato medidor del azúcar en la sangre, podrás experimentar y comprender en tu propio cuerpo en qué grado las diferentes comidas hacen elevar el nivel de azúcar en el torrente sanguíneo. ¡El resultado te sorprenderá! Algunos de los alimentos que tenemos por «básicos» y del todo sanos inundan la sangre de tal manera con el monosacárido glucosa que parece que estemos bebiendo glucosa muy concentrada. El ejemplo más destacado son las patatas.

En este contexto se habla de «índice glucémico» o «IG». Como punto de partida para conocer el IG de un alimento se testa primero el azúcar para ver qué sucede con el nivel de azúcar en la sangre después de la ingesta de una cantidad fija de glucosa pura. Como la glucemia se compone de glucosa, puede determinarse de esta manera un sólido valor orientativo.

Supongamos que bebes un vaso de agua en el que se han disuelto 50 gramos de glucosa. Si mides ahora el nivel de azúcar en la sangre, observarás en qué grado se incrementa dicho nivel en la siguiente media hora. Alcanzará su punto máximo y a continuación descenderá por efecto de la insulina. Verás la curva correspondiente en la figura 6.3.

El área por debajo de esa curva nos dice algo sobre el incremento del azúcar en un intervalo de tiempo después de la ingesta de glucosa (por lo general, ese intervalo se fija en dos horas después de la ingesta): cuanto mayor es la superficie de esa área, mayor será el incremento medio de la glucemia. Dado que los 50 gramos de glucosa son el valor de referencia, fijamos esa área igual al cien por cien. Por consiguiente, el IG de la glucosa pura es 100 por definición.

Todos los demás alimentos con suficientes hidratos de carbono proporcionan también sus propias curvas de glucemia. Si se compara su área por debajo de la curva con el área de la glucosa, obtendremos el IG del alimento correspondiente.

En el caso de las patatas, por ejemplo, el área ocupa un 85 % del de la glucosa. El IG de las patatas será, por tanto, 85. (Un detalle importante: aquí, como en todos los datos del IG, se manejan valores promedio, proporcionados la mayoría de las veces por alrededor de diez personas que se sometieron a las pruebas. También en este caso se evidencian notables diferencias entre los individuos, lo cual habla una vez más a favor de que sencillamente no existe un tipo de alimentación óptimo para todo el mundo. Así pues, en lugar de abordar este asunto de una manera dogmática, resulta más razonable experimentar con diferentes dietas y observarse a uno mismo con detenimiento).[201] Dicho con otras palabras: 50 gramos de carbohidratos en forma de patatas asadas provocan un incremento del azúcar en la sangre casi tan drástico como el de la glucosa pura. El índice glucémico de las patatas es para la mayoría de nosotros muy elevado, lo cual no habla precisamente a favor de la patata como «alimento básico».

En el transcurso de los últimos años se han determinado las curvas de glucemia de más de mil alimentos y comidas.[202] Si se comparan estas curvas llama la atención que las patatas no solo destaquen en el IG. Las patatas se cuentan, además, entre los pocos alimentos que, por lo visto, nos provocan una respuesta tan fuerte de insulina que a las dos horas de su ingesta se produce una hipoglucemia en toda regla, un fenómeno demostrado sobre todo en los alimentos con un elevado contenido de azúcar, como los refrescos sin alcohol y los zumos de frutas (véase la figura 6.3). La consecuencia es un hambre canina, sobre todo de carbohidratos rápidos, ya que el cuerpo pretende devolver lo antes posible el nivel de azúcar en la sangre a sus niveles aceptables.

Todo esto podría explicar por qué la patata se considera un alimento que engorda, y esta apreciación parece ser algo más que un mero mito, pues está confirmada por grandes estudios observacionales realizados, entre otros, por la Universidad de Harvard (véase la figura 0.1 en la Introducción). En un reciente estudio de Harvard se comprobó incluso que un consumo inten-

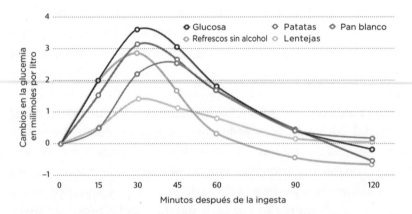

Figura 6.3 La gráfica del índice glucémico muestra en qué diferente grado repercuten distintos alimentos en el nivel de azúcar en la sangre, y eso con una cifra idéntica de carbohidratos digeribles (50 gramos de carbohidratos del alimento correspondiente, ¡sin contar las eventuales fibras vegetales!). Por mor de la simplificación se valoró en cero el valor glucémico antes de la ingesta; por tanto queda ilustrada la modificación del nivel de glucemia. Especialmente pronunciada es la diferencia entre las patatas y las lentejas. El IG relativamente bajo de los refrescos sin alcohol se explica porque alrededor de la mitad del azúcar se compone de fructosa, que es interceptada en su mayor parte por el hígado y, por consiguiente, no llega al sistema circulatorio.[203]

Alimentos	Índice glucémico (IG)
Glucosa	100
Desayuno/pan	
Copos de avena	55
Cereales Kellogg's	86
Cruasán	67
Pan integral de centeno con grano	55
Pan de fermentación natural	58
Pan integral de trigo molido fino	74
Pan blanco	71
Rosquilla salada	80
Huevo	-
Tortitas caseras	66
Tortitas sin gluten (masa preparada)	102
Fruta	
Manzana	38
Plátano	52
Arándanos	53
Naranja	42
Pera	38
Fresas	40
Verdura	
Zanahoria	41
Tomate	-
Patata asada	85
Pasta/arroz	
Espaguetis (blancos, cocinados)	44
Espaguetis integrales (cocinados)	42
Arroz basmati (blanco, cocinado)	58
Arroz jazmín (blanco, cocinado)	109
Productos lácteos	
Leche desnatada	32
Leche entera	27
Yogur natural desnatado	35

Frutos secos	
Anacardos	22
Cacahuetes	23
Nueces	–
Bebidas	
Zumo de naranja	53
Coca-Cola	53
Cerveza	89

Figura 6.4 El índice glucémico (IG) proporciona información sobre la velocidad con la que las moléculas de glucosa de un alimento rico en carbohidratos acceden a la sangre. Aquí tienes una pequeña selección (en el caso de que estés interesado en una lista detallada, en inglés, escríbeme un correo electrónico a: <baskast@gmx.de>, o visita esta web: <http://www.glycemicindex.com/nach>). Las cifras exactas no nos deben hacer olvidar tampoco aquí que existen notables diferencias en cada caso (por ejemplo: en general, el pan blanco provoca un pico muy claro de glucemia, pero en algunas personas, sorprendentemente, ¡es casi inexistente!).[204] Un IG por debajo de 55 se considera bajo; entre 56 y 69 se habla de mediano; a partir de 70 es elevado. He añadido aquí las tortitas sin gluten (una masa preparada de trigo sarraceno) para mostrar a modo de ejemplo que un alimento «sin gluten» no tiene por qué ser necesariamente beneficioso. Como regla general, yo diría que si no padeces ninguna intolerancia al gluten, quien saca provecho de los productos «sin gluten» es, sobre todo, la industria. Muchos alimentos (los huevos, los tomates y en general la mayor parte de las verduras, casi todos los frutos secos, las carnes, todas las grasas) contienen muy pocos carbohidratos o incluso ninguno, de modo que no tienen tampoco repercusión ninguna en el nivel de azúcar en la sangre y, por consiguiente, el IG resulta superfluo. El IG del zumo de naranja y de la Coca-Cola es tan bajo porque en esas bebidas la mayor parte de los carbohidratos se componen de fructosa, que es interceptada mayormente por el hígado y, por consiguiente, no afecta a los niveles de glucemia.[205]

so de patatas va acompañado de un riesgo bastante elevado de padecer diabetes, presumiblemente debido a su alto IG. En cambio, quien cambia tres porciones de patatas por semana por la misma cantidad de productos integrales, reduce su riesgo de padecer diabetes.[206]

Si se tienen en cuenta los conocimientos en la materia desde una apreciación más amplia, no veo las patatas como tan perjudiciales, a pesar de que yo mismo no soy ningún adorador de este tubérculo y de que apenas las como. Sugerencia: si te encantan las patatas, lo mejor es que elijas las variedades con menos almidón, que no elevan con tanta rapidez el nivel de azúcar en la sangre.[207] Dejarlas enfriar unas horas después de la cocción tiene un efecto favorable; en ese proceso se origina una forma de almidón resistente que el cuerpo no puede digerir pero en cambio sirve de alimento a las bacterias intestinales.[208]

El arroz blanco es un caso comparable, también obtiene unos resultados de IG bastante decepcionantes. Del mismo modo que en el caso de la patata, el elevado consumo de arroz blanco se relaciona con el sobrepeso y con un elevado riesgo de padecer diabetes.[209] De todas formas, algunas clases de arroz son peores que otras. El IG del arroz jazmín, por ejemplo, es tan extremadamente elevado (109), que ¡supera incluso al de la glucosa pura! La explicación especulativa para este hecho es la siguiente: una solución concentrada de glucosa intercala en el estómago una parada intermedia que ralentiza un poco la digestión, mientras que el arroz jazmín recorre el estómago a toda velocidad y es digerido a un ritmo casi imbatible. El arroz basmati es, como ya se ha mencionado, más favorable; tiene un IG mediano, lo cual se debe a una composición del almidón algo diferente. Yo solo como arroz en el sushi, y cuando lo hago es en pequeñas dosis. El sushi tiene la ventaja de que las hojas de las algas (nori), el pescado y el vinagre de arroz reducen el IG total a un valor por debajo de 50.[210] (Toda forma de ácido retrasa el vaciado del estómago y del intestino, lo cual reduce el IG. Esto es válido para el vinagre y también para el zumo de limón y procura también ese bajo nivel de IG al pan de fermentación natural.)

En mi caso, evito el arroz en grandes cantidades a causa también del arsénico acumulado en su interior. El arroz es una planta que, con la eficiencia de una esponja, absorbe del agua y de la tierra el arsénico cancerígeno. Esta planta destaca tanto en esa absorción que con su ayuda puede «purificarse» un terreno contaminado.[211] Pero, el veneno se queda en los granos de arroz. A decir verdad, el arroz contiene elevadas cantidades de arsénico, incluso el arroz silvestre y el arroz moreno (el arroz blanco basmati contiene algo menos). Esto no es ningún mito para infundir miedo, se trata de un hecho demostrado. En mi opinión, el arroz tampoco debería catalogarse como «alimento básico», sino que debería disfrutarse como guarnición ocasional. Sobre todo las embarazadas y los niños pequeños deberían evitar la ingesta de grandes cantidades de arroz. Las tortitas de arroz, los copos de arroz y otros tentempiés de arroz suelen estar muy contaminados de arsénico. ¡Evítalos, por favor! Cuidado también con la papilla de arroz para niños pequeños. Para los lactantes, la leche de arroz no resulta en absoluto apropiada.[212]

Sin embargo, el método de cocción marca una diferencia. Durante mucho tiempo preparé el arroz de la peor manera imaginable: lo metía sin lavar en una olla con aproximadamente el doble de agua y lo dejaba cociendo hasta que se evaporaba el agua. De esta forma, todo el arsénico permanece en el arroz (como ocurre también en una arrocera eléctrica). Una amiga hindú me enseñó un método mejor: lavar primero a fondo el arroz con abundante agua corriente, hasta que el agua quede clara; poner a cocer el arroz en una olla grande con algunos litros de agua, igual que la pasta, y en el momento en que el arroz esté listo, escurrirlo con un colador. Con tanta agua puede limpiarse la mitad del arsénico contenido en el arroz.[213]

La pasta es, en conjunto, más recomendable que el arroz. La pasta obtiene unos resultados en el índice glucémico claramente más ventajosos que el arroz y las patatas. Este alimento se compone de una red proteínica especial (atención: ¡gluten!) que rodea los carbohidratos, lo cual a su vez procura una digestión ralentizada. Es especialmente recomendable la pasta integral, con la que no he conseguido familiarizarme del todo a pesar de mi actitud abierta (ahora bien, mitad pasta integral, mitad pasta blanca sabe divinamente...).

En lo que atañe a los alimentos ricos en hidratos de carbono, hay un grupo especial que deja a la sombra a todos los demás desde el punto de vista de la salud, pero justamente ese grupo no goza de gran popularidad entre nosotros. Hablo de las legumbres, es decir, de las lentejas, las alubias, los garbanzos y los guisantes en general (desde un punto de vista botánico, los cacahuetes también pertenecen a este grupo, y también son muy recomendables).

¡Lentejas, oooh! Antes no comía lentejas casi nunca; ahora las como a menudo, y cada vez que pongo a esas criaturitas en remojo para que se ablanden, vigilo que mi esposa no esté cerca para verme y les hago una reverencia de profundo respeto. Si todavía no como lentejas en las cantidades en que se consumen en la dieta mediterránea es porque me faltan buenas recetas; así que si tienes alguna sugerencia, ¡suéltala![214]

Todas las legumbres destacan no solo por su nivel extremadamente bajo de IG (la mayoría muy por debajo de 50), sino también porque son muy ricas en fibra y, además, una fuente excelente de proteínas de origen vegetal; por gramo suministran incluso más proteína que un filete de salmón. Sin duda este es el motivo por el que las legumbres han obtenido en los estudios unos resultados que las caracterizan como «adelgazantes» destacados.[215] Las legumbres sacian.

A causa de su IG notablemente bajo, las legumbres se cuentan entre las mejores fuentes de hidratos de carbono, sobre todo para las personas con resistencia a la insulina y con diabetes. Cuando se estimula a los diabéticos a comer legumbres con frecuencia, ese hábito conduce a que, al cabo de unos pocos meses, descienda el porcentaje de hemoglobina azucarada (el ya mencionado valor HbA1c). También se reducen la tensión arterial, la frecuencia cardíaca y los niveles de colesterol,[216] con lo que disminuye asimismo el riesgo de contraer numerosas enfermedades asociadas a la vejez.

Cuando iba a la escuela, pasé un año en casa de una familia mexicana en California durante un intercambio escolar. ¡Nunca en mi vida me han mimado tanto con frijoles! Lo interesante del caso es que los mexicanos y otros latinoamericanos que viven en Estados Unidos, en comparación con la población restante, sufre menos enfermedades crónicas, incluidas algunas formas de cáncer, lo cual se atribuye, entre otros factores, a su predilección por las alubias. Se sospecha también que las bacterias intestinales transforman las fibras vegetales de las alubias en ácidos grasos antiinflamatorios; dado que parte de esos ácidos grasos pasan a la sangre, pueden detener inflamaciones en prácticamente todo el cuerpo y, de esta manera, contrarrestar la formación del cáncer y de otras enfermedades.[217]

Un experimento de la Universidad de Navarra, en España, confirma esta suposición, por lo menos en lo que se refiere a su principio: si se somete a algunas personas a la prueba de una dieta con cuatro porciones de legumbres a la semana en forma de alubias, guisantes, garbanzos y lentejas, no solo se las ayuda a adelgazar sino que la dieta de legumbres reduce también el número de algunas sustancias inflamatorias, entre ellas la denominada «proteína C reactiva», PCR.[218] Es el hígado el que se encarga de crear con cierta frecuencia la PCR siempre que en el cuerpo se pone en marcha algún proceso inflamatorio. La proteína se adhiere a las células moribundas y a las muertas, o también a las bacterias, que son devoradas entonces por los fagocitos del sistema inmunitario. Esto resulta muy útil en el caso de una infección aguda. Ahora bien, si los valores de PCR se mantienen constantemente elevados, es señal de una continuada actividad inmunitaria que perjudica al propio cuerpo.

Dado que una inflamación crónica de todo el cuerpo, tal como se explica en el capítulo 2, es una marca crucial del envejecimiento, se sospecha que las legumbres repercuten de manera ventajosa en el proceso de hacerse viejo. Una investigación llevada a cabo por un equipo internacional de científicos estudió los hábitos alimentarios de personas a partir de los setenta años y en países tan diferentes como Grecia, Japón y Suecia. La pregunta era: pese a las diferencias culinarias de estos países, ¿puede encontrarse un denominador común en relación con la alimentación y, por consiguiente, con una larga vida?

Lo cierto es que los investigadores encontraron lo que buscaban. En los resultados destacaban positivamente, como en tantas otras ocasiones, el pescado y el aceite de oliva. Sin embargo, el grupo más consistente de alimentos cuyo consumo se vinculó con una larga vida fue en todos los países implicados el de las legumbres. Desde un punto de vista estadístico, el riesgo de mortalidad descendía en un 8 % por cada ingesta diaria de solo 20 gramos de legumbres, es decir, dos cucharadas soperas.

Más allá de este estudio en concreto, llama la atención el hecho de que en todas las regiones del planeta en las que los seres humanos alcanzan unas edades poco habituales (las denominadas «zonas azules»), se sirven con frecuencia legumbres a la hora de comer. Por ejemplo, muchos adventistas en California comen todos los días alubias, lentejas o guisantes. Y en Okinawa se consumen por tradición grandes cantidades de soja.[219]

A pesar de que «solo» se trata de estudios observacionales, nos las tenemos que ver con un análisis de mucha consistencia: el «efecto de las legumbres» no solo se muestra a través de las diversas culturas sino en todos los tipos de legumbres sin excepción. En las islas de Okinawa y, en general, en Japón (el país con la esperanza de vida más elevada) adoran las legumbres en forma de tofu, *nattö* y *miso* (recetas todas ellas cuyo ingrediente principal es la soja). Los suecos prefieren las alubias pintas y los guisantes; en el mundo mediterráneo, las alubias blancas, las lentejas y los garbanzos, por ejemplo en forma de hummus. (El IG del hummus: 6. PD: no hay nada como el hummus que se prepara uno mismo. En esta nota[220] se encuentra mi receta favorita.)

Pese a los diferentes sabores de todos estos platos y alimentos, una vez digeridas, las legumbres, o bien sus productos derivados, parecen desplegar un efecto terapéutico comparable. A juicio del equipo de investigadores del ya mencionado estudio internacional, ¡las legumbres son por antonomasia el «factor de supervivencia» culinario en la vejez![221]

Para la recomendación «oficial» de comer el mayor número posible de hidratos de carbono no existe ninguna base científica sólida. Precisamente algunas de los bombas de carbohidratos habituales entre nosotros, como las patatas y el arroz blanco, son —sobre todo para una vida sedentaria— perjudiciales en grandes cantidades.

Esto es válido sobre todo para aquellas personas con resistencia a la insulina. El cuerpo de estas personas no reacciona a una dieta baja en grasas (por lo tanto rica en carbohidratos). Por el contrario, las personas insulinorresistentes obtendrán el mejor provecho siguiendo una dieta baja en carbohidratos, que también puede resultar muy sana para todos los demás.

En general parece indiscutible que lo decisivo no es la cantidad proporcional sino la calidad de los hidratos de carbono. El azúcar, desde el punto de vista de la calidad, se encuentra en el punto más bajo de los hidratos de carbono como producto industrial en forma líquida, por ejemplo los refrescos de cola y todas las demás bebidas azucaradas. El consumo elevado y regular de esa infusión de fructosa conduce a una adiposidad del hígado, que a su vez trae consigo la resistencia a la insulina y, con ella, todas sus secuelas negativas: desde la obesidad hasta la totalidad de las enfermedades asociadas con la edad. (Recuerda que el azúcar es un híbrido, no se compone solo de fructosa que es interceptada por el hígado y transformada allí en grasas, sino que su otra mitad es la glucosa que llega a la sangre, lo que a su vez conduce a una secreción de insulina. Con probabilidad, esa combinación única de hígado graso y de insulina elevada contribuye no en último lugar al efecto perjudicial del azúcar.)

En comparación con esto, las bombas puras de glucosa —el pan blanco, las patatas, el arroz blanco, la pasta blanca— no son tan perjudiciales, el problema es que las comemos en exceso. Suministran un montón de energía y relativamente pocas sustancias nutritivas. Además, incrementan el nivel de azúcar en la sangre la mayoría de las veces a una velocidad tremenda. La pasta blanca se digiere más lentamente y conduce por consiguiente a un nivel menor de picos de glucemia y de insulina. La pasta está bien, pero carece de suficientes sustancias nutritivas, a no ser que consigas acostumbrarte a la pasta integral.

El pan de fermentación natural es también aceptable, en primer lugar porque el ácido provoca una digestión ralentizada. En segundo lugar, un pan de fermentación natural se prepara con una harina que no ha sido molida por completo, lo que significa que ese pan contiene más vitaminas, minerales y fibras vegetales (el tipo de molido debe ser superior a mil).

No hace muchos años, demonizar el pan, el trigo y el gluten, todos en un mismo paquete, se convirtió en un deporte popular. Esa polémica contiene un núcleo de verdad, pero no da en la diana. Lo importante es evitar los carbohidratos procesados, de absorción rápida y pobres en fibra. Los productos integrales son muy recomendables, entre los cuales, dicho sea de paso, pueden figurar también bichos raros como, por ejemplo, el bulgur (IG = 48).

Una fuente de carbohidratos especialmente valiosa, además de las frutas y las verduras, la representan las legumbres de toda la vida: elevan el nivel de azúcar en la sangre de la forma más suave y contienen abundante fibra y más proteínas que las patatas, el arroz y la pasta. Por estos motivos, las legumbres ayudan también a adelgazar, mientras que las patatas pertenecen más bien al grupo de los alimentos que engordan. No es ninguna casualidad que en aquellas regiones del planeta que poseen la esperanza de vida más elevada (Okinawa, los adventistas, algunas regiones mediterráneas) coman con mucho agrado las legumbres, ya sea en forma de alubias, lentejas, garbanzos y guisantes.

Legumbres
Verdura

Beneficiosas

Fruta
Sémola de avena
Copos de avena
Pan integral

Pasta integral

Pan de fermentación natural

Pasta blanca

Patatas
Zumos de frutas

Arroz
Pan blanco

Perjudiciales

Patatas fritas
Bollería
Chips   Dulces

Refrescos sin alcohol

Brújula de los hidratos de carbono

CAPÍTULO 7

INTERMEZZO

LAS BEBIDAS: LA LECHE, EL CAFÉ, EL TÉ Y EL ALCOHOL

«Lo poquito que como, también puedo beberlo», solía decirme un colega. No sé qué quería decir exactamente con esto, pero recuerdo su afición a la cerveza y me hago una idea. Este capítulo intermedio trata de las bebidas más populares y de sus repercusiones en la salud: la leche, el café, el té y el alcohol (en el capítulo 4 ya hablamos sobre los refrescos sin alcohol y los zumos de fruta). Lo llamativo de estas bebidas es que algunas de ellas solemos considerarlas terapéuticas y resulta que son menos sanas de lo que se cree, y con otras ocurre justo lo contrario.

LA LECHE

La leche es un zumo complejo; los resultados de los estudios resultan contradictorios, es difícil llegar a una valoración fiable. En caso de que quieras conocer mi resumen personal: siempre fui un aplicado bebedor de leche, pero ya no lo soy.

En un primer momento puede que esto sorprenda. La leche, pese al escepticismo creciente de los últimos años, sigue teniendo muy buena imagen. Si echas un vistazo a la figura 6.2 (p. 173), que resume los resultados de los grandes metametaestudios franceses, verás que la mayor parte de las investigaciones de las décadas pasadas valoran la leche como un alimento neutral. Muchas llegan incluso a considerarla de manera positiva, y solo un pequeño porcentaje se decanta por un juicio negativo. Así pues, ¿cómo es que pongo límites a mi entusiasmo de otras épocas? Porque en este caso hay motivos convincentes para dudar de esa imagen positiva de la leche así como de la fiabilidad del balance de los metametaestudios.

Un primer motivo para el escepticismo es que buena parte de los estudios que nos ofrecen una imagen «objetiva» sobre el tema de la leche fueron subvencionados por la industria láctea.[222] Por supuesto que hay investigadores que a pesar de todo están dispuestos a emitir un juicio independiente cuando su trabajo está financiado por una determinada rama de la industria con unos intereses muy determinados. Sin embargo, está demostrado que muchos otros no lo consiguen. La experta nutricionista Marion Nestle, de Nueva York, demostró este hecho en una muestra aleatoria de 168 estudios próximos a la industria: de esas 168 investigaciones, 156 (¡el 93 %!) llegaron prácticamente a una conclusión que convenía del todo al patrocinador.[223] Otras investigaciones han revelado que en cuanto un patrocinador como la industria azucarera o la industria láctea pone sus dedos en un estudio, de golpe se multiplica por entre cuatro y ocho veces la posibilidad de que se obtenga un resultado «favorable».[224]

Esto no demuestra que la leche sea perjudicial, por supuesto. Al fin y al cabo la pobre leche no tiene la culpa de ser el producto de una potente industria, ni de que haya investigadores que de manera consciente o inconsciente se dejen corromper. La leche, a pesar de todo esto, podría ser muy sana. Ahora bien, cada vez hay más investigaciones actuales, que no están financiadas por la industria láctea, que sugieren que no es así (estas investigaciones son tan recientes que ni siquiera constan en el metametaestudio francés).[225]

Como punto de partida vamos a comenzar nuestra valoración en el contexto de lo que ya sabemos acerca de las proteínas de origen animal. La leche de vaca corriente que bebemos podríamos decir, con una formulación exagerada, que es un turboconcentrado proteínico de origen animal. En analogía con el zumo de frutas, es como si nos suministraran una infusión de aminoácidos: los aminoácidos se disparan en la sangre y activan todos los interruptores del crecimiento molecular que ya conocemos: la insulina, el IGF-1 y la mTOR (la premisa para la activación de la «constructora» celular mTOR son abundantes aminoácidos libres disponibles en el interior de la célula).[226]

La leche, expresado con otras palabras, es una bebida para el crecimiento, sí, es la bebida del crecimiento por antonomasia. Esto no es malo en sí: de bebés, cuando crecemos a toda velocidad, la leche materna es la alimentación ideal. Durante meses no necesitamos nada más que leche materna.

Lo insólito en este asunto es que nosotros, los seres humanos, al contrario que todos los demás animales, también ingerimos esa bebida de crecimiento siendo ya adultos. Se añade otra curiosidad más: lo que nos echamos en el vaso no es leche materna, sino la leche de otra especie animal. Esto no es solo insólito sino también relevante, pues la leche de vaca contiene casi el triple de proteínas que la leche materna (aproximadamente 3,4 gramos versus 1,2 gramos por 100 mililitros) así como el cuádruple de calcio. Por esta razón, un bebé humano necesita sus buenos 180 días para doblar su peso mientras que una ternera tarda solo 40 días. Por consiguiente, si de adultos bebemos leche de vaca, estamos ingiriendo una bebida de ultracrecimiento a una edad en la que prácticamente no necesitamos crecer. Por otra parte, como regla general, podemos decir que los factores de crecimiento impulsan a marchas forzadas el proceso de envejecimiento del cuerpo.[227]

Dicho sea de paso, la mayoría de los adultos —considerado de forma global— no toleran la leche: su intestino no es capaz de digerir el azúcar (lactosa) contenido en la leche. De bebés podemos digerir la leche solo porque en ese período de la vida en el intestino delgado está activado el gen que conduce a la formación de una enzima denominada «lactasa». La enzima lactasa descompone en el intestino delgado la lactosa en sus componentes individuales, que acto seguido podrán ser absorbidos por el intestino. En el transcurso de los primeros años de vida, el gen de la lactasa queda fuera de servicio en la mayoría de las personas. Esto sucede, por ejemplo, en la mayor parte de la población de Asia (China, Japón, etc.). La consecuencia es que millones y millones de asiáticos no toleran la leche en la edad adulta, salvo en muy pequeñas cantidades.[228]

En Alemania se calcula que entre el 15 y el 20 % de los adultos tienen alguna forma de intolerancia a la lactosa. Esas personas no pueden digerir la lactosa o solo en una medida muy limitada. Dado que su intestino protesta ante el consumo de leche y responde con flatulencias y diarrea, renuncian a la leche de una forma más o menos forzada.

Este fenómeno plantea una cuestión interesante: ¿cómo se las arreglan los intolerantes a la lactosa? En el caso de que la leche sea realmente esencial para nosotros o que contribuya de una manera decisiva a una alimentación equilibrada, tendríamos que andar preocupados por el bienestar físico de todas esas personas con intolerancia a la lactosa: ¿no van a faltarles sus proteínas, su calcio y sus otras sustancias valiosas? ¿Cómo sobrevive una persona sin leche? Es evidente que la mayor parte de la humanidad se las apaña sin problemas, así que mejor haríamos en preguntarnos: a una persona que no tome leche ¿no le va del todo bien o le va mal de verdad? En el caso de una renuncia a la leche, ¿se dan con mayor frecuencia determinadas enfermedades (como, por ejemplo, el ablandamiento de los huesos)?

La respuesta es: no, todo lo contrario. En cierto sentido, a una persona le va mejor sin la leche. Así, por ejemplo, si no tomas ninguna leche porque eres intolerante a la lactosa, tu riesgo de contraer algún cáncer, como el de pulmón, de mama y de ovarios, se reduce.[229] Dado que el crecimiento del cáncer se ve estimulado por las fuerzas de crecimiento como la insulina, el IGP-1 y la mTOR, esos diagnósticos poseen también un significado biológico y mecánico.

No obstante, no dejan de ser indicios más bien indirectos en lo que concierne a las repercusiones que la leche tiene en la salud. Más pertinente sería una relación algo más concreta entre la leche y el riesgo de padecer alguna dolencia relacionada con la edad o el riesgo de mortalidad. Por desgracia, hasta hace muy poco no se disponía de ningún estudio sólido que hubiera investigado esta cuestión. Pero ahora sí.

Hace apenas unos años, un equipo sueco de investigadores se puso manos a la obra para indagar a fondo y sistemáticamente la relación entre la leche y una muerte prematura, y lo hizo sin el apoyo financiero de la industria láctea. La investigación a más de 100.000 suecos y suecas apareció en 2017 en el *American Journal of Clinical Nutrition*, una de las publicaciones especializadas más influyentes del mundo. El resultado del análisis fue que en los adoradores de la leche el riesgo de mortalidad es un 32 % más elevado que en las personas que se abstienen de beber leche o la beben en cantidades mínimas (a grandes rasgos, se comparó a personas que tomaban 2,5 vasos de leche cada día o más con las que bebían solo un vaso o menos por semana). El estudio dio como resultado otro dato excepcional: en lo concerniente a los productos lácteos fermentados se daba la vuelta por completo a esa relación negativa; es decir, quien consume más yogur o queso, ¡puede contar con una vida más larga![230]

En el caso de que aquí tuviéramos que vérnoslas con una relación causal, ¿a qué podría conducir esa diferencia? ¿Por qué razón resultaría perjudicial la leche misma en grandes dosis y en cambio la leche predigerida y madurada por las bacterias sería terapéutica? El yogur y el queso también contienen, por ejemplo, abundante proteína de origen animal.

A pesar de que los resultados en este sentido son consistentes, el modus operandi sigue siendo un misterio. Una suposición dice que las bacterias generadoras de ácido láctico en el yogur y en el queso tienen un efecto beneficioso en la flora intestinal, y de un modo que pone en jaque el efecto desfavorable de las proteínas y de las demás sustancias contenidas en la leche.

De acuerdo con otra hipótesis —igualmente especulativa y polémica—, la lactosa misma es parte del problema, mejor dicho, la galactosa.[231] El azúcar de la leche o lactosa es un disacárido compuesto por una molécula de glucosa y una molécula de galactosa (de la misma forma que el azúcar granulado se compone de una molécula de glucosa y de fructosa). El monosacárido galactosa parece ser una molécula que se adhiere especialmente bien a las estructuras proteínicas del cuerpo; es como si nos las tuviéramos que ver con una especie de pegamento bioquímico ultrarrápido. Encolando el tejido, este se va volviendo cada vez más rígido, envejece.[232] A causa de este efecto, entre otros, este superpegamento llamado galactosa se utiliza en la experimentación con animales incluso para investigar los procesos de envejecimiento. Es decir, las inyecciones regulares de galactosa conducen a los ratones a un envejecimiento acelerado. Entre las consecuencias cabe citar procesos inflamatorios crónicos, debilitamiento cerebral y una muerte temprana.

Lo inquietante del caso es que esa aceleración del proceso de envejecimiento se puede provocar, en el experimento con animales, con una dosis de galactosa que, traducida al consumo humano, equivaldría a entre uno y dos vasos de leche al día (no obstante, tampoco la hipótesis de la galactosa puede explicarlo todo, pues el yogur contiene la mayoría de las veces mucha galactosa, solo en el queso su contenido es menor).[233]

Cualquiera que sea la explicación correcta, parece que, según los conocimientos de que disponemos en la actualidad, el límite crítico de la dosis de leche diaria está entre uno y dos vasos; a partir de esa dosis, la leche se vuelve perjudicial para la salud. Esto es válido para las mujeres; los hombres toleran posiblemente algo más (tres vasos). Datos recientes indican que en el caso de las mujeres hay que contar con un incremento del riesgo de mortalidad si beben diariamente tres vasos de leche o más y apenas comen frutas y verduras, esto es, menos de una porción al día. En ese caso estamos hablando de ¡un incremento del riesgo de mortalidad nada menos que del 179 %![234]

LA LECHE: CONCLUSIÓN Y RECOMENDACIÓN

Mi objetivo no era echar pestes sobre la leche; más bien todo lo contrario. Yo mismo he bebido siempre mucha leche y con agrado, y pensé que los resultados críticos del metametaestudio francés en relación con la leche serían motivo de polémica. Ahora bien, cuando se constata que en cada estudio positivo puede predecirse casi con absoluta fiabilidad que fue financiado, otra vez, por la industria láctea, entonces crecen el escepticismo y también la irritación, dicho sea de paso.

Para acabar de rematar esa confusión, hace unos pocos años se estableció, a la inversa, una ambiciosa facción antileche, casi ya en actitud militante, que consideró productivo distorsionar los resultados para que estos corroboraran su demonización de la leche. Para mí es un enigma por qué tantos interesados e incluso investigadores del sector de la alimentación percibieron este tipo de contorsionismo de datos como una práctica rentable.

En tales circunstancias no resulta en absoluto sencillo alcanzar una visión objetiva de la situación. No obstante, en el asunto de la leche me parece razonable el siguiente compendio.

Si no te gusta la leche, perfecto. No la bebas. Para llegar a viejo de una manera sana, en forma y alegre, no necesitas leche ya de adulto. Esto es válido también en relación con los huesos. Es cierto, por supuesto, que la leche contiene abundante calcio, y el calcio es bueno para los huesos. Sin embargo, se ha comprobado que no necesitamos cantidades ingentes de calcio para tener un armazón óseo robusto.[235] El mero hecho de que más de mil millones de chinos no toleran la leche en la edad adulta y, a pesar de eso, no acaban de viejos en silla de ruedas debería abrirnos los ojos: no dependemos necesariamente de un abastecimiento de leche durante toda la vida para tener unos huesos fuertes, observación esta confirmada por estudios efectuados en nuestro ámbito cultural. Más aún, según una investigación —también sueca— realizada hace unos pocos años y publicada en la prestigiosa *British Medical Journal*, el consumo elevado de leche suele ir acompañado de un mayor número de fracturas óseas (dicho sea de paso, también en este estudio resultó elevado el riesgo de mortalidad específicamente a partir del consumo de leche, mientras que de nuevo el yogur y el queso iban acompañados de un reducido riesgo de mortalidad).[236]

Resumiendo: no necesitas la leche para tener unos huesos fuertes ni para cubrir tu necesidad de calcio, aunque, como es natural, la leche puede contribuir a esto último. El punto principal es: hay fuentes de calcio más sanas que la leche, como, por ejemplo, el yogur y el queso, pero también los productos integrales y la verdura, en especial la col rizada y el brócoli.[237]

En el caso de que te guste la leche, mi consejo es que limites su consumo a uno o dos vasos al día (la mejor opción probablemente sea la leche de animales que pastan en prados o que son alimentados con heno ecológico). Una buena alternativa es el kéfir. Para mi gusto, en un bol de cereales el yogur sustituye muy bien a la leche, y en el caso de que te encanten los batidos de leche, también aquí va bien el yogur. Por lo demás, sustituye algún que otro vaso de leche por un vaso de agua, una taza de té o de café.

EL CAFÉ

¡Vaya ironía! La leche, tan alabada y siempre recomendada, no es, en rigor, una bebida especialmente recomendable para adultos. En cambio el café se sigue considerando como un veneno (sobre todo para el corazón), y eso a pesar de que en realidad reduce el riesgo de mortalidad. El colmo de la ironía es que lleva esto a cabo protegiendo de las enfermedades cardiovasculares.[238] Sí, has leído

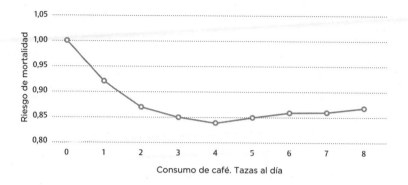

Figura 7.1 Varias tazas de café al día disminuyen el riesgo de mortalidad hasta un 15 %; no es ningún efecto impactante, pero tampoco está nada mal. Una taza contiene por lo general entre 0,2 y 0,25 litros de café. La gráfica se basa en un gran estudio internacional que considera los datos de casi un millón de personas.[239]

bien: tres, cuatro, cinco tazas de café al día son buenas para el corazón así como para el resto del cuerpo, sobre todo para el hígado. Aparte de esto, el café va acompañado de un reducido riesgo de contraer diferentes tipos de cáncer, no solo de hígado, sino también de mama y de próstata. Su consumo disminuye además en un 30 % el riesgo de contraer diabetes y la enfermedad de Parkinson.[240]

No está del todo claro cómo provoca el café esos efectos terapéuticos, y no parece que ese enigma vaya a resolverse muy pronto. El motivo es que un café recién hecho se compone literalmente de cientos de sustancias. Para nuestra sorpresa, ese sano efecto no puede atribuirse a la cafeína (o no solo a ella), ya que se han revelado resultados comparables con el descafeinado.

A propósito de este tema son interesantes algunos descubrimientos recientes: el café —con o sin cafeína— inhibe a la constructora mTOR y activa un programa de autolimpieza de las células, lo que a su vez conduce a un rejuvenecimiento de las células (veremos más al respecto en el siguiente capítulo).[241] Además, un consumo moderado de café parece mantener en jaque los procesos inflama-

torios del cuerpo que van aumentando con los años y que son perjudiciales.[242] De esta manera, el café podría desplegar en el cuerpo
por diversas vías un efecto antienvejecimiento. Si el café influye
de manera favorable en el proceso de envejecimiento como tal, no
sería de extrañar que protegiera al mismo tiempo de tantas dolencias relacionadas con la vejez.

Una limitación importante: los mencionados efectos positivos
para la salud son válidos en concreto para el café de filtro. Esto está relacionado con las sustancias bioactivas contenidas en el café.
Entre estas se encuentran dos sustancias oleosas, similares a las
grasas: el cafestol y el kahweol. El cafestol y el kahweol elevan tanto el colesterol LDL («malo») como la grasa sanguínea en forma
de triglicéridos, factores ambos de riesgo para el infarto de miocardio. En este sentido, no todo el café es bueno para el corazón.
En el fino filtro de papel quedan atrapadas la mayor parte de esas
«moléculas grasas», de modo que el café de filtro contiene poco cafestol y kahweol.[243]

Otra cosa es el café turco, en el que se cuecen varias veces los
posos y en parte también se acaban bebiendo. En este tipo de café,
el contenido de cafestol y de kahweol es elevado. Aunque en menor
medida, esto es válido también para el café obtenido con una cafetera de émbolo (también llamada «cafetera de pistón» o «cafetera
francesa»), en la que se presionan hacia abajo los posos del café
con un tamiz de acero. Asimismo, un pequeño café expreso contiene una cantidad relativamente elevada de cafestol y de kahweol.
En este caso existen incluso datos concretos de un estudio italia-
no en el que se llegó a la conclusión de que más de dos tazas de café
expreso al día (al contrario que el café de filtro) van acompañadas
de un riesgo elevado de contraer enfermedades cardiovasculares,
como el infarto de miocardio.[244]

En resumidas cuentas son recomendables entre tres y cinco
tazas de café de filtro.[245] Para los adoradores del café expreso, está
bien tomar una o como máximo dos tazas de café expreso al día.
Desaconsejo el café con sus posos, por lo menos para un consumo
regular.

Las embarazadas deberían desistir no solo del café sino también de todas las bebidas que contengan cafeína, ya que esta alcanza el cuerpo del feto fácilmente a través de la placenta, lo cual puede acarrear como consecuencia un peso más bajo en el parto (con probabilidad inhibiendo también en este caso la molécula mTOR y, por consiguiente, obstaculizando los procesos de crecimiento decisivos, pero esto es pura especulación).[246] Como regla general para las embarazadas: máximo una tacita de café al día.

EL TÉ

¿Qué ocurre con el té? ¿No es mucho más sano que el café? Eso es lo que suele afirmarse, pero los resultados concretos son, sin embargo, sorprendentemente escasos. No obstante, yo bebo cada día dos o tres tazas de té verde desde que comencé con mis investigaciones y he aprendido realmente a apreciarlo. En general valoro el té de una manera similar al café, siendo el té verde algo especial, si bien todavía no disponemos de la prueba definitiva a este respecto. Resumiendo a grandes rasgos puede decirse que dos o tres tazas de té al día reducen el riesgo de mortalidad entre aproximadamente el 10 % (té negro) y el 20 % (té verde).[247] Las embarazadas deberían ser prudentes también con esta bebida porque el té contiene asimismo cafeína, si bien solo alrededor de la mitad que el café.

¿Cuál es la diferencia entre el té negro y el verde? No tiene nada que ver con el tipo de planta, que es idéntica, sino con el procesamiento de las hojas de la planta después de la cosecha. En el té verde, las hojas se secan muy rápido. Estas hojas verdes «puras» contienen muchas sustancias bioactivas en forma de polifenoles, sustancias con las cuales las plantas, entre otras cosas, se protegen de la radiación ultravioleta o se defienden de los depredadores. En la dosis correcta, estas sustancias vegetales protectoras suelen ser muy saludables para nosotros (veremos más a este respecto en el siguiente capítulo).

El té negro se produce a partir de las mismas hojas que el té verde, pero en este las hojas en parte todavía húmedas van a parar a un rodillo giratorio, una especie de secadora de ropa para hojas de té, en el cual las hojas van golpeándose unas con otras y arremolinándose. En ese proceso se fuerza la estructura celular de las hojas. Dado que esto ocurre en presencia de oxígeno, con las hojas sucede entonces algo que en el caso del hierro denominamos «oxidación». En el transcurso de ese proceso de oxidación, las hojas se vuelven más oscuras y su contenido de polifenoles se reduce. De las hojas que al principio eran verdes se llega al té negro.

El té verde es probablemente algo más sano que el té negro a causa de que contiene una mayor concentración de polifenoles. El polifenol más destacado del té verde es el galato de epigalocatequina, EGCG para los amigos (el EGCG está presente en el té negro en una proporción mucho menor).

¡E-G-C-G! Los ojos de algunos empedernidos investigadores de laboratorio brillan cuando se pronuncia esa sencilla sucesión de letras, y eso no ocurre porque sí: en una placa de Petri con EGCG pueden llevarse a cabo los trucos más maravillosos. Por ejemplo, con EGCG puede detenerse el crecimiento de diversas células cancerosas (células de la vejiga, del estómago, del intestino, del hígado, de los pulmones, de la piel, de la próstata, por citar solo algunas). En la experimentación con animales se han demostrado resultados inhibidores del cáncer igualmente espectaculares. El EGCG inhibe también, dicho sea de paso, los factores impulsores del crecimiento, como el IGF-1[248] y la mTOR,[249] y además despliega de forma favorable gran cantidad de procesos bioquímicos.

Como ya se ha dicho, esto sucede en el laboratorio, en las placas de Petri. En cuanto se abandona el mundo de los laboratorios y se entra en la clínica, se propaga cierto desencanto. Hasta la fecha, el EGCG, por desgracia, no ha sido del todo útil en la lucha contra el cáncer u otras dolencias.

Existen poquísimas excepciones. Un ejemplo: en un breve estudio se dividió a sesenta hombres en dos grupos. Todos los participantes tenían un elevado riesgo de contraer cáncer de próstata, tal como se había diagnosticado con la obtención de tejido (de esta manera pueden observarse con el microscopio los cambios en una parte de las células de la próstata, variaciones que en algunos casos pueden degenerar en cáncer). Como resulta complicado obtener un té placebo convincente, todos los hombres tomaron en su lugar tres píldoras al día. Unos recibieron píldoras que contenían un extracto de té verde con abundante EGCG (seis tazas de té verde); los demás, píldoras que no contenían ningún principio activo. Un año después de este tratamiento se realizó una nueva extracción de tejido y se reveló —como era de temer— que nueve de los treinta hombres del grupo de control con las píldoras placebo habían desarrollado cáncer. En cambio, los hombres que recibieron el extracto de té verde estaban, con una única excepción, ¡exentos de cáncer![250]

Esto suena prometedor; la mala noticia es que ese resultado no ha podido confirmarse hasta la fecha. Pero también hay buenas noticias a la inversa. Así, los resultados de un metaanálisis actual apuntan en una dirección positiva similar: quien bebe siete o más tazas de té verde al día, puede contar verdaderamente con un riesgo reducido de contraer cáncer de próstata según los datos de ese estudio.[251]

Comencé a beber té verde sobre todo a causa del EGCG y de los magníficos resultados obtenidos en los laboratorios. Lo encuentro sencillamente delicioso y muy agradable estéticamente con su discreto brillo amarillento y verde esmeralda. No hay día en que no me sirva una taza de té verde.

EL ALCOHOL

Procedo de una familia de viticultores del Palatinado. Nací entre viñas. El abuelo de mi padre fue viticultor, y sus antepasados, hasta donde puede rastrearse el árbol genealógico, también lo fueron. Más tarde fui a la escuela en Munich, y sí, es cierto, allí fabrican algunas buenas cervezas. Escribo estas líneas en una aldea cercana a Wurzburgo, donde vivo, y la vereda por la que corro conduce a un hermoso paisaje de viñedos. Bien, vale, llegados a este punto podría anunciarte que el vino y la cerveza y en general el alcohol en cantidades moderadas son saludables. ¿Puede afirmarse eso o sería engañarse a uno mismo? Echemos una mirada —sobria a ser posible— al estado actual de la cuestión.

Centenares de investigaciones epidemiológicas procedentes de las más diferentes regiones del planeta señalan que un consumo de alcohol entre ligero y moderado reduce el riesgo cardiovascular (¡un grupo que, por cierto, no se aprovecha del alcohol en este sentido es el de los fumadores!).[252] Me van a criticar por la siguiente frase, pero de una manera objetiva puede decirse que una renuncia completa al alcohol eleva en más del 30 % el peligro de sufrir un infarto de corazón.[253] Esta afirmación no procede de la Academia Alemana del Vino ni de la Federación Alemana de Asociaciones de Cerveceros, sino que se basa en un estudio (de financiación independiente) realizado en 2017 por la prestigiosa University College de Londres teniendo en cuenta los datos de casi dos millones de británicos.

Los mecanismos de acción tampoco están aquí del todo claros, pero hay algunos candidatos que destacan: el alcohol conduce a un incremento del colesterol favorable HDL y «diluye» la sangre, de modo que el peligro de una trombosis se reduce. Un consumo moderado de alcohol eleva además la sensibilidad a la insulina y reduce el riesgo de padecer diabetes, un efecto que, con una sed excesiva, vuelve a desaparecer de inmediato revirtiéndose por completo.[254] Aunque resulte sorprendente, al parecer un consumo moderado de alcohol protege también del deterioro mental en la vejez.[255]

Incluso el riesgo global de mortalidad es más bajo.[256] Los bebedores moderados de alcohol viven más años que los abstemios. Desde esta perspectiva, no beber alcohol es un riesgo para la salud que va acompañado con una reducción del tiempo de vida. A este respecto hay datos contundentes: si eres mujer y bebes al día hasta una «copa», puedes contar con 1,5 años de más. En un hombre, tomar entre una y dos «copas» al día significan 1,3 años extra.[257] Repito: estas son cifras de un estudio (de financiación independiente) del renombrado Instituto Karolinska de Estocolmo.

Bueno, ¿cómo suena eso? Bien, ¿verdad? Estos son verdaderamente datos a mi gusto. Sin embargo, una gotita amarga de absenta cae sobre estos resultados cuando uno entiende qué significa exactamente una «copa». En el caso mencionado anteriormente, una copa son 12 gramos de alcohol. Esto se corresponde con una lata de cerveza de 330 mililitros, con un vaso de vino de 120 mililitros o con un chupito (40 mililitros).

Una «copa» puede sonar muy vago, pero lo bonito del caso es que, en un intuitivo proceso cultural, hemos adaptado el típico tamaño de las copas de una manera sorprendentemente precisa al contenido de alcohol de cada tipo de bebida. Así, por ejemplo, una jarra típica de cerveza contiene una cantidad de alcohol comparable a la de una copa de vino o a un vasito de licor (dicen por ahí que en algunos lugares de Baviera se abolió esa «ley» con éxito).

Calcular el contenido de alcohol de tu bebida favorita es fácil. Tomemos, por ejemplo, un vino de 12,5 % de alcohol; un litro de vino, es decir 1.000 mililitros, contiene 125 mililitros de alcohol puro. Para convertir esa cantidad en gramos solo hay que multiplicar el volumen por el peso del alcohol (0,8 gramos por mililitro), es decir: 125 × 0,8 = 100 gramos. Por tanto, un litro de vino contiene alrededor de 100 gramos de alcohol. La cerveza contiene por lo general casi un 5 % de alcohol, esto es, alrededor de 40 gramos por litro.

Veamos ahora algunos datos desilusionantes y volvamos a poner los pies en el suelo. Si se combinan esos resultados puede decirse que la cantidad óptima «que prolonga la vida» está en las mujeres aproximadamente en los 6 gramos de alcohol por día; en los hombres es un poco más, digamos que como máximo el doble. Así pues, si quieres llegar a los ciento treinta años, cada noche deberías beber a sorbitos una jarra (media, si eres mujer) de cerveza o un vaso de vino. (Estoy hablando aquí del concepto estadístico de grado óptimo; si bebes algunos gramos de más, se mantendrá a grandes rasgos cierta disminución del riesgo de mortalidad.)

Pero esto no es todo. Lo dicho más arriba solo vale a partir de la edad en la que el riesgo de contraer una enfermedad cardiovascular se incrementa considerablemente, es decir, digamos que a partir de los cincuenta o sesenta años. Es entonces cuando el consumo moderado de alcohol despliega su decisivo efecto «medicinal». Tampoco esto es ninguna especulación, sino que está basado en hechos concretos.[258] A quien esté por debajo de los cincuenta, el alcohol no le aporta nada desde el punto de vista de la salud. En muchos casos tan solo resulta perjudicial, en especial cuando se llega con frecuencia a un coma etílico.

He esbozado aquí la situación ideal. A la mayoría de la gente que adora el alcohol no le parecerá que valga mucho la pena alcanzar ese límite, así que vamos a formular la pregunta más realista: ¿cuánto puedo beber sin arruinar mi salud? El listón aquí está, para la mujer, en un máximo de dos copas; para el hombre, en un tope de tres copas al día. Todo lo que supere esa cantidad con claridad y de manera prolongada —¡incluidas las borracheras pese al consumo moderado!— eleva el riesgo de contraer diversas enfermedades, y eso de una manera bastante drástica.

Un consumo elevado incrementa sobre todo el peligro de contraer cáncer, en concreto el cáncer de boca y de faringe, así como el de esófago. A partir de las cuatro copas diarias (50 gramos de alcohol, es decir, alrededor de 1,3 litros de cerveza o 0,5 litros de vino) el riesgo se eleva a alrededor del 400 %, tal como se ha constatado en el mayor metaanálisis realizado sobre este tema, basado en 572 estudios.[259] Estos son números que deberíamos tener presentes en esas veladas en las que al vaciar una botella de vino piensas de nuevo con preocupación en las patatas asadas que te acabas de zampar. (Tengo un buen amigo que de vez en cuando me ilustra acerca de los peligros de los carbohidratos y de otras sustancias tóxicas, y lo hace en una pausa entre cigarrillo y cigarrillo.)

Un motivo por el cual las mujeres alcanzan más rápidamente que los hombres ese límite crítico en el que el efecto protector se convierte en perjuicio se halla en el hecho de que el tejido mamario es especialmente sensible al alcohol y a su metabolito tóxico denominado «acetaldehído» (es el acetaldehído el que nos depara la resaca a la mañana siguiente). Escasas cantidades de alcohol ya van acompañadas de un riesgo ligeramente elevado de cáncer de mama.[260]

«Ligeramente elevado» suena a algo inofensivo, pero se vuelve relevante si pensamos que una enfermedad como el cáncer de mama es bastante frecuente. Para aclarar esta importante circunstancia pondré un ejemplo sencillo. Digamos que una enfermedad afecta a diez personas de 10.000. Seamos optimistas y pensemos que este libro tendrá 10.000 lectores. Entonces, habrá que contar con que diez de mis lectores contraerán esa enfermedad. Supongamos que el riesgo de contraer una enfermedad se incrementa en un 10 % por el consumo de alcohol (lo cual en el caso del cáncer de mama es aproximadamente la cifra real). El 10 % de diez personas es una persona. «Solo» enfermará un lector más. Ahora bien, imagina que esa enfermedad tiene una frecuencia mayor y afecta a quinientas de cada 10.000 personas. Si elevamos en este caso el riesgo en un 10 %, no tendremos que lamentar solamente otro caso de enfermedad. El 10 % de quinientos es cincuenta, es decir, ¡ahora enfermarán cincuenta lectores más!

Como el peligro de una dolencia cardiovascular en una edad avanzada es realmente elevado, incluso una escasa disminución del riesgo mediante un consumo moderado de alcohol día a día tiene, por consiguiente, mucha importancia. Eso mismo ocurre con esa ligera elevación del riesgo en el cáncer de mama que se muestra por desgracia ya incluso en un consumo moderado de alcohol.

Hay indicios que señalan que esa elevación del riesgo de contraer cáncer de mama con el consumo de alcohol puede «amortiguarse» hasta cierto grado a través de un extra de ácido fólico. El alcohol inhibe la absorción de ácido fólico en el intestino delgado. El ácido fólico pertenece al grupo de las vitaminas B y es esencial sobre todo para las embarazadas (como es natural, las embarazadas no toman nada de alcohol, pero unos meses antes del embarazo deberían comenzar ya con la ingesta de tabletas de ácido fólico. Recomendación general: 400 microgramos al día). Si se bebe alcohol con regularidad, el hígado almacena también menos ácido fólico, que va a parar a la orina y se elimina. Así pues, el consumo de alcohol conduce con frecuencia a un déficit de ácido fólico. Según varios estudios, el riesgo elevado de contraer cáncer de mama con el consumo de alcohol puede reducirse si la mujer ingiere ácido fólico en abundancia (en una comparación a nivel europeo, las mujeres en Alemania, con alrededor de 230 microgramos, consumen más bien poco ácido fólico). Como es natural, esto no es ningún cheque en blanco para un consumo desenfrenado de alcohol.

El concepto «ácido fólico» procede, dicho sea de paso, del latín *follum*, que significa «hoja», lo que nos revela que las verduras con hojas son una buena fuente de ácido fólico, entre ellas, sobre todo las coles de Bruselas, la lechuga romana y las espinacas cocidas. Otras buenas fuentes son el hígado, los espárragos, las lentejas, los garbanzos, las alubias, el germen de trigo, el brócoli, los aguacates y las naranjas.[261]

Una reflexión final sobre el tema del alcohol. Aparte de las cantidades consumidas, en el alcohol es importante cómo se toma. En especial el ritmo al que entra en el cuerpo es decisivo, como seguramente ya habrás notado en alguna ocasión. Al contrario que con todas las demás calorías, el cuerpo no puede almacenar el alcohol; así pues, este tiene que ser descompuesto lo más rápidamente posible. De ese hecho pueden deducirse algunas «reglas de juego» razonables:

- Las dos o tres copas diarias permitidas no pueden acumularse, tomarlas todas juntas y de golpe durante el fin de semana y caer así en un estado de embriaguez permanente (los rusos tienen una expresión para este fenómeno: *sapoi*). Es mejor beber con moderación cada día que pasarse de rosca durante unos pocos días a lo *sapoi*.

- Uno o dos días exentos de alcohol a la semana son una buena idea como mínimo por tres motivos: primero, como desintoxicación; segundo, porque con un consumo continuo existe el peligro de que nos parezcan normales unas cantidades cada vez mayores; tercero, porque de esta manera se aprecia de nuevo el vasito de vino o la cervecita fresca.
- No bebas nunca en ayunas, come algo siempre, y deja pasar el tiempo para ambas actividades. Si prefieres el vino, bebe también un vaso de agua: el agua apaga la sed; el vino conduce al plato a su culminación aromática.
- Evita las bebidas espirituosas, a no ser que seas capaz de beber a sorbitos una sola copa durante toda la velada. El problema es que introducimos demasiado alcohol en el cuerpo con excesiva rapidez (y a menudo sin haber comido).[262] No bebería en absoluto ningún cóctel azucarado.

Una sugerencia más: quien esté estresado o se sienta melancólico no debería echar mano del alcohol sino de las zapatillas de gimnasia o de las pesas rusas, aunque esto sea lo último que le apetezca. Cuando te sientes melancólico, la bebida no hace sino reforzar esa melancolía. *In vino veritas*: el alcohol saca de nosotros lo que guardamos dentro. Al correr o movernos expulsamos los humores turbios. Casi puedo garantizártelo: corre cuarenta minutos, o realiza cualquier actividad que ponga a tu corazón a trabajar y te haga sudar, y te sentirás transformado. Otra persona. Te sentirás tan bien físicamente como para disfrutar de una copichuela.

CAPÍTULO 8

LAS GRASAS I

CURSO DE INICIACIÓN AL MUNDO DE LAS GRASAS TOMANDO COMO EJEMPLO EL ACEITE DE OLIVA

RAPAMICINA, LA SUSTANCIA ANTIENVEJECIMIENTO

En el otro extremo del planeta, en las inmensidades de los Mares del Sur, entre Chile y Nueva Zelanda, sobresale del mar la volcánica Isla de Pascua, famosa por sus misteriosas esculturas de piedra, los moáis, cabezas colosales de varios metros de altura con las que se honraba y perpetuaba a los jefes de las tribus. Fallecidos mucho tiempo atrás y presentes, sin embargo, en esas formas gigantescas, los antepasados de piedra eran en su época el «eslabón entre este mundo y el más allá».[263]

Menos conocida pero por lo menos tan fascinante es una bacteria que se descubrió en el suelo de Isla de Pascua hace décadas durante una expedición científica. Tal como se comprobó en las investigaciones, esa bacteria forma una sustancia que se las trae; la bautizaron con el nombre de «rapamicina», palabra que deriva de Rapa Nui (como denominaban los autóctonos a Isla de Pascua) y *mykes*, que en griego significa «setas» e indica así que ese bacilo se defiende de los hongos con la rapamicina.

Sin embargo, la rapamicina es capaz de muchas cosas más, tal como dio a conocer la revista especializada *Nature* en el año 2009: tres equipos de investigadores de diferentes laboratorios de Estados Unidos demostraron al mismo tiempo en largos y sólidos experimentos científicos que esa sencilla propiedad de la rapamicina prolongaba la vida de los ratones hasta casi un 15 %.[264] Especialmente impresionante fue la consistencia de los resultados. El efecto prolongador de la vida quedó demostrado tanto en las hembras (un 14 %) como en los machos (un 9 %). La rapamicina provocó el mismo efecto antienvejecimiento en familias de ratones diferenciados genéticamente, y algo también muy prometedor: la rapamicina prolongaba la vida incluso cuando se suministraba a ratones que ya tenían una edad de seiscientos días. El equivalente de esa edad para los seres humanos serían unos sesenta años. Esto prueba que el reloj biológico también se puede detener en fases avanzadas de la vida, quizá se trate incluso del momento especialmente idóneo. Para la revista científica *Science*, el descubrimiento de la rapamicina fue uno de los grandes éxitos del año 2009.[265]

Otras investigaciones corroboran el efecto antienvejecimiento de la rapamicina. Esa sustancia prolonga la vida de todos los organismos y animales testados hasta el momento, comenzando por la levadura, pasando por moscas y gusanos, hasta llegar a los ratones. Por lo visto, la rapamicina activa un conmutador esencial del proceso de envejecimiento. En los ratones, esa sustancia previene la formación del cáncer, pero también protege de otras dolencias típicas asociadas con la edad, como la arterioesclerosis y la enfermedad de Alzheimer. Esa protección ante varias dolencias relacionadas con la vejez es otro indicio de que la rapamicina interviene en el proceso de envejecimiento como tal y de que lo frena.[266] Pero ¿cómo lo hace?

Nos hemos topado ya aquí con cierta frecuencia con la influyente molécula proteínica mTOR. Como recordatorio: si pudiéramos decir que en nuestras células existe algo así como una aparejadora o directora de obras de construcción, esa sería la función de la molécula mTOR. Cuando se dispone de suficiente material de construcción en forma de aminoácidos así como de la energía necesaria, la aparejadora mTOR ordena a la célula que construya, crezca y se multiplique (así pues, es comprensible que los niveles de mTOR sean elevados en numerosos tipos de cáncer). Cuando el suministro de materia prima es magro, la activación de mTOR cede: en tiempos de poca actividad metabólica, el crecimiento tiene que esperar. Entonces, mTOR ordena a la célula una parada inmediata en la construcción.

Sin embargo, la célula no espera de brazos cruzados a que lleguen tiempos mejores mientras dura la crisis. A la vista de la escasez de nutrientes comienza a «digerir» toda su chatarra celular acumulada (corpúsculos celulares defectuosos denominados «orgánulos», grumos de moléculas proteínicas). En cierto modo, la célula no se diferencia de nosotros: simplemente se vuelve menos despilfarradora y descubre los encantos del reciclaje cuando la necesidad aprieta y no le queda otro remedio.

Esa acción limpiadora, llamada «autofagia», resulta un proceso extraordinariamente conveniente. El envejecimiento va aparejado, entre otras cosas, a un aumento creciente de la basura molecular y en parte también a su acumulación en las células. Esos desechos obstaculizan las células, perturban sus funciones y pueden causar estragos, como sin duda ocurre con la enfermedad de Alzheimer y la de Parkinson. Al eliminar su propia basura con el programa de autolimpieza, la célula, en cierto modo, hace girar hacia atrás las agujas del reloj biológico y se rejuvenece.[267]

Es aquí donde interviene la rapamicina. La rapamicina inhibe la molécula mTOR (la sigla mTOR, significa *mechanistic target of rapamycin*, la diana de la rapamicina).[268] El método más efectivo de prolongar la vida de un animal es, como ya sabemos, una dieta estricta continuada. La restricción de calorías calma a la molécula mTOR y despierta la autofagia. Una alternativa deseable a la restricción de las calorías sería comer sin preocuparnos hasta que el cuerpo aguante... y tragar rapamicina. La rapamicina penetra en las células del cuerpo, se adhiere a la molécula mTOR y la desactiva incluso a pesar de que exista abundancia de nutrientes. Es como si hiciera creer a las células que ha llegado una época de ayuno a pesar de estar completamente saciadas. La consecuencia es que la fiebre constructora se paraliza y se inicia la autofagia.

Pero digámoslo todo. La rapamicina podría parecer un perfecto remedio antienvejecimiento, pero tiene algunos efectos secundarios nada agradables: inhibición demasiado intensa del sistema inmunitario, resistencia a la insulina, cataratas (enturbiamiento del cristalino), así como, por desgracia también, encogimiento de los testículos.[269] En comparación con una prolongación de la vida sin cáncer y sin enfermedad de Alzheimer, algunos minimizarán esos riesgos y efectos secundarios como «naderías» (aunque en eso de los testículos tendrían que hacer de tripas corazón). Sin embargo, el hecho cierto es que por el momento nadie sabe cómo repercute la rapamicina en los seres humanos ni en qué dosis.

No obstante, hay motivos para suponer que podemos influir (inhibir suavemente) de manera favorable en la molécula mTOR sin sufrir tal vez esos efectos secundarios. De una forma completamente natural. Creo que ya imaginas cómo podría llevarse a cabo, ¿verdad? Exacto. A través de la alimentación. Con lo cual llegamos a nuestro tercer y último nutriente principal: las grasas.

Tal como mencioné páginas atrás, una de las mayores sorpresas que se me presentaron en el transcurso de mis investigaciones para *La brújula de la alimentación* fue el descubrimiento de que no existe ningún motivo para esa lipofobia tan extendida y divulgada. Las grasas que ingerimos ni nos engordan por fuerza ni son perjudiciales en general. En el caso de una resistencia a la insulina, una alimentación rica en grasas ayuda a adelgazar mejor que la clásica dieta baja en grasas. Además, muchos de los alimentos grasos son lisa y llanamente sanos, a menudo mucho más saludables que los carbohidratos de digestión rápida que ingerimos en su lugar, como las patatas, el arroz y el pan blanco. No me cansaré de repetir que este no es ningún enunciado polémico, sino que no representa nada más que un resumen objetivo de los conocimientos que se han ido acumulando en las últimas décadas. Yo mismo, dicho sea de paso, como más grasas que antes (y estoy más delgado y me siento mejor).

En todo esto podría desempeñar un papel central la molécula mTOR como interruptor del envejecimiento. Sabemos que, de los tres nutrientes principales, son sobre todo las proteínas (aminoácidos) las que ponen en marcha la molécula mTOR. El segundo activador decisivo de mTOR son la glucosa y la insulina, lo cual habla a favor de que los alimentos ricos en hidratos de carbono, con su elevado índice glucémico, como las patatas, el arroz y el pan blanco, no son del todo sanos porque activan el proceso de envejecimiento. Ahora bien, como es natural, también las grasas contribuyen al abastecimiento de energía que queda registrado por la molécula mTOR. Sin embargo, como regla general puede decirse que, de los tres nutrientes principales, en primer lugar los hidratos de carbono con un IG bajo (los carbohidratos lentos, en forma por ejemplo de legumbres) y en segundo lugar las grasas son las sustancias que dejan a la molécula mTOR relativamente «en paz».[270]

Ya sea por esta o por otras vías, existen numerosos alimentos con un porcentaje elevado de grasas que son muy terapéuticos. ¡Deberíamos comer más de ellos! Algunos ejemplos son: el aceite de oliva de alta calidad, los frutos secos, los aguacates e incluso el chocolate negro que está compuesto por grasas (manteca de cacao) en más de un 50 %. Luego estarían las grasas omega 3, muy beneficiosas, que se encuentran en los productos integrales, en las semillas de chía y en las semillas de lino, en las nueces y en el aceite de colza, pero sobre todo en el pescado graso, como el salmón, el arenque, la caballa, la sardina y la trucha. Pero también las grasas omega 6, contenidas por ejemplo en las pipas de girasol y en el aceite de girasol, han demostrado resultar saludables.

De modo que las grasas serán el tema de este capítulo y los dos siguientes. Trataremos sobre los magníficos ácidos grasos, en parte extraordinariamente sanos, y los alimentos ricos en grasas. Me temo que en más de una ocasión se te hará la boca agua. No me sorprendería nada que de vez en cuando interrumpieras la lectura y te fueras volando a la cocina con el estómago protestón. Sea como sea, estoy seguro de una cosa: si consigues llegar hasta el final de los tres capítulos sobre las grasas, quedarás libre por completo de cualquier lipofobia, disfrutarás de las grasas más que nunca, y mi consejo es que lo hagas.

EL ACEITE DE OLIVA: ¿ASESINO DEL CORAZÓN U ORO LÍQUIDO?

¿Qué sería de la alimentación mediterránea, y de la comida en general, sin el aceite de oliva? El aceite de oliva, ese oro líquido, como lo llamaba con entusiasmo el poeta griego Homero, no es solo una delicia para la lengua y el paladar, sino que podría ser una deliciosa medicina para todo el cuerpo. Hace poco, por ejemplo, los investigadores del estudio español sobre la dieta mediterránea (véase el capítulo 3) volvieron a repasar los datos y descubrieron con asombro que en aquellas mujeres que por afortunado azar habían ido a parar al grupo que consumía aceite de oliva —cada semana recibían de regalo un litro de aceite de oliva de alta calidad—, el riesgo de contraer cáncer de mama se había reducido en un 68 % frente a las mujeres del grupo de control. Hasta cierto punto se mostraba incluso una clara relación dosis-efecto: cuanto más aceite de oliva consumía una mujer al día, menor era su riesgo de contraer cáncer de mama.[271] Dado que el cáncer de mama es, por desgracia, una enfermedad con una frecuencia relativamente alta, este es un resultado de gran relevancia.

Esto, desde luego, ya suena muy prometedor, pero no vamos a ponernos a la altura del entusiasmo de Homero sin analizarlo. Primero vamos a abordar ese extendido temor de que las grasas del aceite de oliva —incluso aunque puedan proteger de determinadas enfermedades como el cáncer de mama— a la larga contribuyen a la obstrucción de las arterias (igual que el exceso de grasas obstruye la cañería de desagüe del fregadero de la cocina). Existe una comunidad a favor de la dieta baja en grasas que argumenta en este sentido. La mayoría de las veces se trata de veganos de una radicalidad sin concesiones. Su argumentación, del todo plausible, es la siguiente: sí, la dieta mediterránea es sana, pero eso se debe a que se compone de muchas frutas y verduras, de legumbres y de productos integrales, no tiene en absoluto nada que ver con el aceite de oliva, al contrario, ¡si se retirara el aceite de oliva, la dieta mediterránea sería aún más sana!

Un destacado defensor de esta tesis es el cardiólogo estadounidense Caldwell Esselstyn. Desde hace décadas, Esselstyn tiene bajo tratamiento a un pequeño grupo de pacientes con cardiopatías a los que, a la vista de su situación desesperada, sus antiguos cardiólogos ya habían dado por perdidos. Esselstyn impone a sus pacientes (que lo llaman cariñosamente Essy) una dieta vegana radical, es decir, nada de carne, nada en absoluto de productos de origen animal, ni leche, ni huevos, ni mantequilla, ni queso. Esselstyn y sus discípulos se alimentan solo con productos de origen ve-

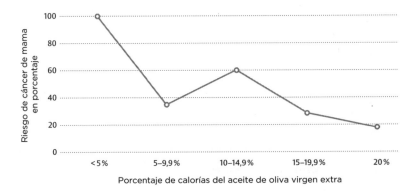

Figura 8.1 Cuanto mayor es el consumo de aceite de oliva, menor es el riesgo de contraer cáncer de mama: las adoradoras del aceite de oliva (20 % de la ingesta diaria de calorías o más) tienen en torno a aproximadamente un 80 % menos de riesgo de padecer cáncer de mama frente a aquellas mujeres con el consumo más bajo (menos del 5 % de la ingesta diaria de calorías).[272]

getal, productos integrales, verduras, legumbres y frutas. Esselstyn desaconseja la ingesta de frutos secos y de aguacates porque son demasiado grasos, pero el lema principal es: nada de aceite. «¡Ni una gota!», advierte el doctor Esselstyn en sus conferencias y en su libro, que merece la pena leer, *Prevenir y revertir las enfermedades de corazón*: «[...] cada cucharada fomenta las dolencias cardíacas de una forma tan agresiva como las grasas saturadas del rosbif».[273]

Yo tengo en gran estima al doctor Esselstyn. Sin duda su intransigente concepto nutricional no es agradable para los oídos, pero, si consigues resistir, la dieta Essy parece obrar un milagro en toda regla. Esselstyn ha documentado con detalle los efectos beneficiosos de su dieta cuidadosa con el corazón. Sin embargo, no procede científicamente en sentido estricto (por ejemplo, no utiliza ningún grupo de control, y este es uno de los motivos por los que la mayoría de los investigadores ignora a Esselstyn, y eso a pesar de que existen algunos experimentos científicos rigurosos que confirman sus resultados).[274]

Algunos de sus pacientes estaban, tal como lo formula Esselstyn, «más cerca de la muerte que de la vida».[275] Y a pesar de ello, entre unas pocas semanas y algunos meses después de haber cambiado su alimentación, casi todos se sentían como transformados. Muchos podían caminar sin dolores en el pecho ni dificultades respiratorias, incluso practicar algún deporte. Las radiografías revelaban que, en algunos de los pacientes, los daños provocados en los vasos sanguíneos habían mejorado de manera espectacular (véase la figura 0.2 de la Introducción).

Dado que yo también padecía algunos de esos síntomas, decidí modificar mi dieta —primero solo para probar, pero luego la seguí de manera continuada— y convertirla en una alimentación con predomino de productos vegetales. Me convertí en una especie de «paciente Essy» a distancia. Por primera vez en mi vida, mis platos estaban llenos de lechugas de todos los colores, hojas de espinaca, brócoli, zanahorias, calabacines, cebollas, coles de Bruselas, alubias o mis queridas lentejas. Desde entonces intento comer la mayor cantidad posible de verduras, cosa que unas veces consigo estupendamente y otras no tanto.

Me he preguntado a menudo cuál fue, en definitiva, el factor determinante en mi restablecimiento (tal vez el paquete completo). En cualquier caso, puedo decir sin ambages que funcionó, y lo hizo con una celeridad que me sorprendió. A las tres o cuatro semanas de mi cambio de dieta me encontraba mejor, de lo cual me di cuenta sobre todo en la prueba de resistencia que significaba para mí correr: los ataques del corazón remitieron con asombrosa rapidez. Lo cierto es que aún tardaría meses, en total un año entero, para que no quedara ni rastro de los antiguos atascos que sufría mi corazón. Desde entonces mis trastornos cardíacos han desaparecido por completo. No he vuelto a sufrir nunca más uno de aquellos ataques nocturnos. Algo dentro de mí ha cambiado profundamente para mejor.

Sin embargo, una cosa está clara: la renuncia a las grasas no puede haber desempeñado ningún papel porque, como ya he dicho, en la actualidad como más grasas que antes, si bien (casi) solo de las sanas. Sobre todo como muchos más frutos secos, más aceite de oliva, más mantequilla natural de cacahuete,[276] cada semana aguacates, más pescado graso, más semillas de lino y semillas de chía y más chocolate negro. (Durante un tiempo probé de modo sistemático con menos grasas y no constaté ninguna diferencia en relación con mis síntomas.)

A causa de mi propia experiencia y, lo que es mucho más importante para este libro, a causa de los resultados reunidos sobre este tema, estoy convencido de que el enfoque dietético de Esselstyn no es bueno para el corazón por el hecho de que elimine algunas grasas sanas, sino a pesar de que hace eso. En lo que concierne al efecto terapéutico de los frutos secos, los conocimientos actuales sobre la cuestión son bastante convincentes. En este punto Esselstyn yerra por completo. Te recomiendo que comas todos los días un puñado de frutos secos, y no te limites solo a las nueces. Incluso los cacahuetes (en realidad, desde un punto de vista botánico no son frutos secos sino legumbres) son recomendables.[277]

Los aguacates son asimismo muy aconsejables, y me parece extraño e improductivo que Esselstyn les dé la espalda. Un aguacate al día está demostrado que influye de manera favorable en los niveles de grasas en la sangre, lo cual reduce el riesgo de contraer enfermedades cardiovasculares.[278]

Aparte de esto, la mayoría de los resultados confirman que el aceite de oliva de alta calidad es terapéutico, y no solo para el corazón, aunque sí de una manera especial. El análisis actual de un equipo internacional de investigadores lo demuestra una vez más. El resultado de la investigación, que a su vez se basa en los datos casi de una docena de estudios observacionales y experimentales, resulta revelador. Si se analizan por separado los com-

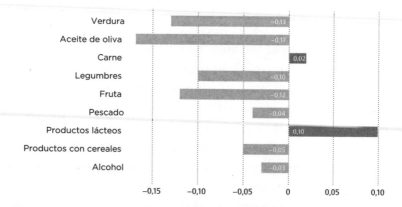

reducido ← riesgo de enfermedad cardiovascular → elevado

Figura 8.2 ¿En qué grado están relacionados determinados componentes de la dieta mediterránea con el riesgo de contraer enfermedades cardiovasculares? En mi opinión, este análisis actual resume algunos resultados fundamentales de este tipo tan sano de alimentación: las verduras, las legumbres y la fruta forman la base, y sí, en este contexto uno puede servirse también generosamente un buen aceite de oliva de alta calidad. Después de la investigación que he realizado para este libro ya no soy ningún adorador de la leche, pero hay muchos indicios que apuntan a que los «productos lácteos» no deberían considerarse como una categoría unitaria sino diferenciada: el yogur, por ejemplo, es recomendable, al queso hay que valorarlo asimismo de una manera más bien positiva, y a la mantequilla se la puede catalogar como «neutral».[279]

ponentes de la dieta mediterránea, se pone de manifiesto, tal como era de esperar, que muchos de ellos causan un efecto beneficioso y reducen el riesgo de contraer enfermedades cardiovasculares. En cambio, algunos —la carne y los productos lácteos— van acompañados realmente de un riesgo ligeramente elevado de sufrir problemas cardíacos (véase la figura 8.2). Dispones de tres intentos para adivinar qué alimento se relaciona con la mayor disminución del riesgo de contraer una enfermedad cardiovascular. Exacto: el aceite de oliva. El componente más graso con diferencia de la dieta mediterránea ¡es el que más protege al corazón![280]

BREVE REPASO SOBRE LOS ÁCIDOS GRASOS

¿Qué hace tan especial al aceite de oliva? Para responder a esta pregunta me veo en la obligación de llevarte al mundo de las grasas.

El aceite de oliva se compone en su mayor parte de una grasa llamada «ácido oleico». Se trata de un ácido graso monoinsaturado. Las moléculas de grasa, tanto en la alimentación como en el cuerpo, se presentan sobre todo bajo una forma de almacenamiento que se denomina «triglicérido», concepto que a estas alturas ya nos resulta familiar. Un triglicérido se compone, como su nombre indica, de tres ácidos grasos, que están sujetos por una especie de pinza (glicerol). Podemos imaginarnos un triglicérido como un tenedor de tres púas. Como los ácidos grasos —cada una de las púas— son los que importan desde el punto de vista de la salud, voy a analizarlos de una forma más precisa en las siguientes páginas.

Simplificando, un ácido graso se compone de una cadena de por lo menos dos y hasta un máximo de treinta átomos de carbono (C) a los cuales la mayor parte de las veces se han adherido dos átomos de hidrógeno (H). Aquí tienes un ejemplo:

$$\text{O}\!\!=\!\!\underset{\text{HO}}{\overset{}{\text{C}}}-\overset{\text{H}}{\underset{\text{H}}{\text{C}}}-\overset{\text{H}}{\underset{\text{H}}{\text{C}}}-\overset{\text{H}}{\underset{\text{H}}{\text{C}}}\ \overset{\text{H}}{\underset{\text{H}}{\text{C}}}\ \overset{\text{H}}{\underset{\text{H}}{\text{C}}}\ \overset{\text{H}}{\underset{\text{H}}{\text{C}}}\ \overset{\text{H}}{\underset{\text{H}}{\text{C}}}-\overset{\text{H}}{\underset{\text{H}}{\text{C}}}-\overset{\text{H}}{\underset{\text{H}}{\text{C}}}-\overset{\text{H}}{\underset{\text{H}}{\text{C}}}-\overset{\text{H}}{\underset{\text{H}}{\text{C}}}-\overset{\text{H}}{\underset{\text{H}}{\text{C}}}-\overset{\text{H}}{\underset{\text{H}}{\text{C}}}-\overset{\text{H}}{\underset{\text{H}}{\text{C}}}-\overset{\text{H}}{\underset{\text{H}}{\text{C}}}-\overset{\text{H}}{\underset{\text{H}}{\text{C}}}-\text{H}$$

Como ves, a cada átomo de carbono «se adhieren» por lo menos dos átomos de hidrógeno (esto no vale para el extremo de la izquierda, pero no es importante para nuestros fines). El ácido graso está, como suele decirse, saturado de átomos de hidrógeno. De ahí el nombre de «ácidos grasos saturados».

Los alimentos se componen siempre de una mezcla de diferentes ácidos grasos en la que con frecuencia predomina una forma. La mantequilla está compuesta en su mayor parte de ácidos grasos saturados. Otras fuentes destacadas de ácidos grasos saturados son la leche entera, las carnes rojas y el queso. No hay ningún motivo para condenar a los ácidos grasos saturados como tales, pero en conjunto deberíamos evitar su consumo, especialmente si el médico nos ha diagnosticado unos niveles demasiado altos de colesterol. La mayor parte de los ácidos grasos saturados elevan el nivel del colesterol LDL, el desfavorable.

Una excepción positiva en más de un sentido la componen los ácidos grasos saturados con una cadena media de carbono (entre seis y diez carbonos). Son los TCM, los triglicéridos de cadena media. Los TCM se hallan en cantidades modestas en el aceite de coco, en el queso, la leche y el yogur. En una forma de concentración elevada se encuentra solamente en el aceite TCM mencionado en el capítulo 5, que pone en marcha la quema de grasas y ayuda a adelgazar. Además, los TCM incrementan la sensibilidad a la insulina.[281]

A causa de esa saturación, la cadena de carbonos de los ácidos grasos saturados, por su aspecto, es tiesa como un palillo, lo cual conduce a que varios ácidos grasos puedan juntarse mucho, de una manera similar a como se aprietan los palillos en un pequeño recipiente para ahorrar espacio. Por eso los ácidos grasos satura-

dos, como la mantequilla, se encuentran en estado sólido a temperatura ambiente.

Lo cierto es que el aceite de oliva también contiene un buen
10 % de ácidos grasos saturados, pero se compone predominantemente —por regla general algo más del 70 %— de ácidos grasos monoinsaturados. Otras fuentes de ácidos grasos monoinsaturados
son los aguacates, la carne de aves así como muchos frutos secos,
entre ellos las nueces de macadamia, las avellanas y las pacanas,
las almendras, los anacardos y los cacahuetes. La grasa de las carnes rojas se compone aproximadamente en su mitad de ácidos
grasos monoinsaturados (la otra mitad son grasas saturadas). La
estructura de un ácido graso monoinsaturado tiene este aspecto:

Exactamente en un pasaje de la cadena de carbono faltan dos
átomos de hidrógeno. En ese pasaje, los átomos de carbono forman lo que los químicos denominan un enlace doble (C = C). Dado
que a los dos átomos de hidrógeno les faltan los átomos de hidrógeno del otro lado de la cadena de carbono, se origina ahí un hueco
que ocasiona una doblez en la molécula: tiene el aspecto de un palillo roto, razón por la cual los ácidos grasos ya no se juntan tan
estrechamente con los demás. Por eso los aceites, como el aceite
de oliva, son líquidos. Lo que para los palillos resulta poco práctico
para el cuerpo es una ventaja: los ácidos grasos insaturados pueden almacenarse «de manera más ligera y aireada» a causa de su
doblez, y eso tiene consecuencias beneficiosas para nuestro organismo, que, en gran medida, se compone de ácidos grasos.

La membrana de las células, por ejemplo, está formada por ácidos grasos. Un órgano especialmente graso es el cerebro, y una parte de esa grasa procede de los ácidos grasos que comemos. Si comemos sobre todo ácidos grasos saturados, eso conduce a unas membranas más rígidas de las células y, podríamos decir, a un cerebro «más rígido» (y de ahí a convertirse en un tarugo no queda mucho trecho). Si consumimos con frecuencia ácidos grasos insaturados como el aceite de oliva y las grasas omega 3, las membranas de las células se vuelven más flexibles. Esa flexibilidad es importante porque las membranas de las células son estructuras muy dinámicas. Las envolturas de las células están provistas de innumerables moléculas receptoras y de canales que se mueven a sus anchas por la envoltura grasa (se habla de *lipid rafts*, literalmente: «balsas de grasa» o «balsas lipídicas»). Algunas estructuras «flotantes» trabajan como antenas y transmiten señales del exterior al interior de la célula. A la célula le llegan elementos como la glucosa, las vitaminas y otras sustancias nutritivas. Si las membranas o envolturas de las células se vuelven más flexibles a causa de un porcentaje mayor de ácidos grasos insaturados, esas sustancias podrán moverse con mayor facilidad a través de la membrana celular. Y de ese modo las células realizan mucho mejor sus funciones.

Por consiguiente, como primera regla podemos afirmar que los ácidos grasos insaturados son más sanos que los ácidos grasos saturados. Esto no es ninguna novedad y confirma el punto de partida del movimiento a favor de la dieta baja en grasas, en la que lo que importa desde un principio es reducir sobre todo los ácidos grasos saturados. No obstante, no hay que sacar las cosas de quicio: los ácidos grasos saturados como tales no son seguramente tan malos como para tener que prescindir de ellos por completo. En forma de queso o de aceite TCM, por ejemplo, son bastante buenos e incluso sanos (veremos más acerca de los ácidos grasos saturados en forma de mantequilla y de queso en el siguiente capítulo).[282]

Sin embargo, hay unos pocos tipos de grasas que sí deberían evitarse por completo. Me refiero a esas grasas Frankenstein que entre los expertos se conocen como «grasas trans». Las grasas trans, las perjudiciales, son un producto de la industria. Se originan en el intento de endurecer de manera artificial los ácidos grasos insaturados que forman un aceite líquido, de modo que al final de la cadena de montaje se obtenga una margarina que pueda untarse. Observa esta llamativa estructura:

$$\underset{\text{HO}}{\overset{\text{O}}{\diagdown}}\text{C}-\overset{\overset{\text{H}}{|}}{\underset{\underset{\text{H}}{|}}{\text{C}}}-\overset{\overset{\text{H}}{|}}{\underset{\underset{\text{H}}{|}}{\text{C}}}-\overset{\overset{\text{H}}{|}}{\underset{\underset{\text{H}}{|}}{\text{C}}}-\overset{\overset{\text{H}}{|}}{\underset{\underset{\text{H}}{|}}{\text{C}}}-\overset{\overset{\text{H}}{|}}{\underset{\underset{\text{H}}{|}}{\text{C}}}-\overset{\overset{\text{H}}{|}}{\underset{\underset{\text{H}}{|}}{\text{C}}}-\overset{\overset{\text{H}}{|}}{\underset{\underset{\text{H}}{|}}{\text{C}}}-\overset{\overset{\mathbf{H}}{|}}{\mathbf{C}}=\underset{\underset{\mathbf{H}}{|}}{\mathbf{C}}-\overset{\overset{\text{H}}{|}}{\underset{\underset{\text{H}}{|}}{\text{C}}}-\overset{\overset{\text{H}}{|}}{\underset{\underset{\text{H}}{|}}{\text{C}}}-\overset{\overset{\text{H}}{|}}{\underset{\underset{\text{H}}{|}}{\text{C}}}-\overset{\overset{\text{H}}{|}}{\underset{\underset{\text{H}}{|}}{\text{C}}}-\overset{\overset{\text{H}}{|}}{\underset{\underset{\text{H}}{|}}{\text{C}}}-\overset{\overset{\text{H}}{|}}{\underset{\underset{\text{H}}{|}}{\text{C}}}-\text{H}$$

Una grasa trans es como un palillo roto que se ha enderezado con una chapuza. En ese sentido, las grasas trans son insaturadas por cuanto en ellas faltan también algunos átomos de hidrógeno, pero no solo, como es habitual, en el mismo lado de la molécula. En lugar de esto, un átomo de hidrógeno ha sido transferido al otro lado de la molécula, lo que se conoce como «trans»-posición. El defecto así es más pequeño, la doblez desaparece en su mayor parte.

Se sabe que las grasas trans son tóxicas. No solo hacen que las membranas de las células se vuelvan rígidas, sino que también influyen de manera muy desfavorable en los niveles de grasa en la sangre: las grasas trans incrementan el colesterol LDL, el «malo», así como los triglicéridos, y en cambio reducen el colesterol «bueno», el HDL, el que se necesita cuando se está gordo. Las grasas trans disparan los niveles de las pequeñas partículas LDL (*small, dense LDL* o sdLDL, de las que hablamos con detalle en el capítulo 4). Y por si todo eso fuera poco, las grasas trans ponen en marcha procesos inflamatorios y conducen a la resistencia a la insulina. Por tanto no es de extrañar que las grasas trans incrementen de forma generalizada y masiva el riesgo de padecer, entre otras, alguna enfermedad cardiovascular.[283]

Las grasas trans se cuentan, además, entre las pocas grasas que verdaderamente engordan. En un experimento se dio de comer a dos grupos de monos durante seis años una alimentación casi idéntica. La única diferencia consistió en que un grupo recibió en la comida una parte de ácidos grasos monoinsaturados, mientras que en el otro grupo se sustituyeron por grasas trans. Los monos no tuvieron que ayunar, ni tampoco se les cebó sin control. En lugar de eso se les ajustó minuciosamente la cantidad de calorías a su cuerpo, de modo que su peso permaneciera lo más estable posible (70 calorías diarias por cada kilo de peso corporal).

Al cabo de seis años, los monos del grupo de los ácidos grasos monoinsaturados habían mantenido su peso, tal como se esperaba; en cambio los monos de las grasas trans —icon un suministro de calorías idéntico!— habían aumentado casi medio kilo de peso. «¿Medio kilo, dice? Tampoco es para tanto», podría uno pensar hasta que cae en la cuenta de que esos monos solo pesan alrededor de 7 kilos. En una persona de 70 kilos ese dato significaría nada menos que ¡un aumento de peso de 5 kilos! Y mencionemos algo más y por lo menos igual de importante: las grasas excedentes se habían acumulado sobre todo en la región intraabdominal, y esos animales manifestaron claros síntomas de resistencia a la insulina.[284] En resumidas cuentas, las grasas trans engordan y conllevan enfermedades. Deberías evitarlas a toda costa.

Pese a que la industria ha reaccionado y las grasas trans van desapareciendo poco a poco del procesado de alimentos, pueden hallarse ahora igual que antes en las patatas fritas, las patatas chips y otras comidas rápidas (fritas), en las pizzas congeladas, en los donuts, buñuelos, galletas y cualquier otra forma de bollería industrial. Alguna que otra margarina no está exenta de ellas tampoco. En algunos países, esas grasas trans artificiales están prohibidas; en Alemania, no. Por desgracia, en mi país ni siquiera existe el deber de declararlas de manera específica, y así resulta del todo confuso saber cuántas grasas trans contiene según qué producto. Yo, personalmente, renuncio a las patatas fritas y a cualquier tipo de bollo que no me haya preparado yo mismo. Cuando voy a una panadería ignoro el mostrador de delante, esa zona de grasas y azúcar que en verano es asaltada por avispas y abejas (que tampoco es que vivan demasiado, lo cual no es de extrañar con esa dieta...). En resumen, ¡aparta las manos de esas grasas trans!

Por último, existen también los ácidos grasos poliinsaturados. Entre estos cabe citar en primer lugar las grasas omega 3, que, como ya se ha dicho, se encuentran sobre todo en el pescado graso. La segunda variante de este grupo son los ácidos grasos omega 6, que se hallan en muchos frutos secos, semillas y aceites, como el aceite de girasol o ciertos aceites de cártamo. Los términos «omega 3» y «omega 6» responden a la pregunta simple de en qué pasaje se encuentra el primer doble enlace, la primera doblez observada desde el final de la molécula (breve curso de reactivación de los conocimientos de griego para fanfarrones: omega es la última letra del alfabeto griego). En los ácidos grasos omega 3, el primer doble enlace C = C se halla en el antepenúltimo átomo de carbono, tal como queda ilustrado aquí:

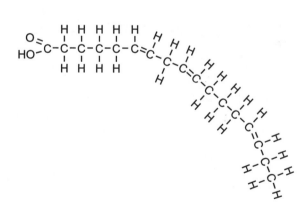

Así pues, poliinsaturados significa que posee varias dobleces; son aquellos ácidos grasos que procuran a las membranas de nuestras células la flexibilidad de un maestro de yoga hindú. Con esto deberíamos alcanzar el nirvana de la salud... Aunque esta sea una simplificación excesiva, lo cierto es que sí contiene una verdad sustancial. Los conocimientos de los últimos años lo corroboran, entre ellos una gran investigación de la Universidad de Harvard. Para ese estudio se siguió la evolución de más de 126.000 personas en un período de 32 años. La pregunta central era: ¿cómo cambia mi riesgo de mortalidad si sustituyo una parte de mis hidratos de carbono por un porcentaje comparable de diferentes grasas? En la figura 8.3 dispones de un resumen de los resultados. Para concretar, forzando un poco las cosas (pues en realidad todo depende de los alimentos concretos), quien reemplaza los carbohidratos por grasas saturadas eleva su riesgo de mortalidad; quien los sustituye por grasas insaturadas reduce su riesgo de mortalidad, y los ácidos grasos poliinsaturados son especialmente fa-

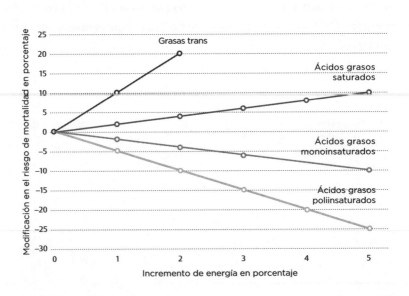

Figura 8.3 Esta gráfica resume cómo cambia el riesgo de mortalidad si se sustituyen los hidratos de carbono de la alimentación por diferentes tipos de grasas. Las grasas trans, como por ejemplo en forma de patatas fritas y de bollería industrial, incrementan de forma drástica el riesgo de mortalidad. Los ácidos grasos poliinsaturados, como los que se encuentran por ejemplo en el pescado, las nueces y en los aceites, como el aceite de girasol y el aceite de colza, lo reducen.[285]

vorables.[286] (Un estudio más reciente, aparecido en la publicación especializada en medicina *The Lancet*, con datos de más de 135.000 personas de dieciocho países, llega a un resultado comparable desde el punto de vista de la tendencia, si bien en este caso obtienen también unos resultados relativamente buenos los ácidos grasos saturados.)[287]

QUIEN TOSE DOS VECES HA DADO CON UN BUEN ACEITE DE OLIVA

La salud de un alimento rico en grasas no queda determinada únicamente por el factor yoga de los ácidos grasos. Como ocurre siempre, lo decisivo es el paquete completo. También para esto resulta un buen ejemplo el aceite de oliva. Este aceite no está compuesto solo por moléculas grasas. En la aceituna originaria pululan también los llamados «metabolitos secundarios». ¿Qué son? Bueno, no es sencillo ser una aceituna. Cuando el sol abrasa, no puede ponerse a la sombra. Tampoco le es posible un baño refrescante cuando aprieta el calor. Si le amenaza una infección de hongos, no tiene posibilidad de escapar. Como todo el mundo sabe, la necesidad aviva el ingenio, y así la aceituna se defiende de ese tipo de ataques con la química, con ayuda de todo un arsenal de sustancias vegetales protectoras: sus metabolitos secundarios.

A causa de su estructura química, estas sustancias entran en la categoría de los polifenoles. Dos de estos polifenoles son la oleuropeína y el oleocantal. Las dos suenan a lenguaje críptico de la química pero lo bueno del asunto es que puedes saborearlas. La oleuropeína tiene un sabor amargo y el oleocantal tiene un punto picante similar a la pimienta; es lo que procura ese picor en la garganta cuando saboreas una cucharada de un buen aceite de oliva.[288]

Muchos polifenoles, entre ellos la oleuropeína y el oleocantal, despliegan en el cuerpo un efecto medicinal. Hace unos poco años, un estudio de la revista *Nature* saltó a las portadas de los periódicos cuando a un investigador, en uno de esos momentos en los que se te enciende la bombilla, comprobó que el analgésico ibuprofeno en forma líquida rasca en la garganta de manera similar a un buen aceite de oliva (quien haya chupado un ibuprofeno en pastilla sabrá de qué estamos hablando).

De hecho, las investigaciones posteriores pusieron de manifiesto que el oleocantal inhibe las mismas transducciones de las señales de inflamación que el ibuprofeno, si bien lo hace de manera mucho más reducida, ya que aquí nos las tenemos con una dosis completamente diferente. Así, 50 gramos de aceite de oliva de prensado en frío corresponderían tan solo al 10 % del efecto de una pastilla corriente de ibuprofeno. Sin embargo, ese efecto reducido no es necesariamente una desventaja. No, el aceite de oliva puede ser también muy terapéutico, entre otras razones, porque el oleocantal inhibe con suavidad el sistema inmunológico que en la vejez se halla algo disparatado de forma constante.[289]

Sin embargo, los polifenoles del aceite de oliva actúan probablemente de una manera mucho más directa, con un efecto antienvejecimiento. Tal como se ha demostrado recientemente en algunos experimentos, tanto el oleocantal[290] como la oleuropeína[291] inhiben a nuestra amiga la molécula mTOR. Por consiguiente, ¡el aceite de oliva podría resultar una especie de rapamicina deliciosa con un efecto rejuvenecedor para las células!

Por el momento esto es pura especulación, pero está bastante claro que aquellos metabolitos secundarios con los que las plantas se defienden de todo tipo de agresiones se cuentan entre las sustancias más terapéuticas de la naturaleza. Una hipótesis sugiere que la protección que esas sustancias ofrecen a las plantas se transfiere tal cual a nosotros cuando nos las comemos.[292] Teniendo en cuenta la agresiva radiación solar a la que está sometida día tras día una aceituna, tal vez no sea una casualidad en este contexto que el consumo de aceite de oliva —según algunas investigaciones completamente serias— vaya acompañado también, por ejemplo, de un menor envejecimiento de la piel a causa de la radiación ultravioleta.[293]

Desde que me ocupo de cerca de los resultados de las investigaciones, aprecio más la verdura que de alguna manera tiene un aspecto estresado y arrugado que esa otra verdura resplandeciente, orgullo de todo supermercado que se precie (obsérvese tan solo la diferencia entre un limón de muestra y un limón auténtico, ecológico, que ha vivido y sufrido). Quien crece en un ambiente de sobreprotección no desarrolla ninguna resistencia al estrés. Se dice que se le hace un favor a la delicada plantita mimándola, cuidándola y criándola en las condiciones más agradables (con el calor adecuado, que no le falte nunca el agua, todos los días una conversación prolija con un enfoque psicodinámico, etc.). En el marco de un programa semejante de cuidados no falta, por supuesto, el rociado regular con dos docenas de diversos pesticidas. ¡Un ataque de microbios expondría a nuestra plantita a un esfuerzo que es del todo inaceptable, faltaría más! Sin embargo, ese paquete de armonía y bienestar las veinticuatro horas del día acaba provocando que la planta no tenga que defenderse tampoco con los polifenoles que combaten el estrés.[294]

Resumiendo, el aceite de oliva es mucho más que una carga concentrada de grasas. Así que permítete un buen aceite de oliva de prensado en frío, un aceite de oliva virgen extra. Los buenos aceites tienen un sabor amargo y picante, saben a oleuropeína y oleocantal. Entre los cocineros profesionales se habla con propiedad del muy importante «criterio por la calidad de la tos»: quien en su degustación se ve obligado a toser una vez, o mejor dos veces, puede estar seguro de que ha dado con un buen aceite de oliva. En los aceites («refinados») procesados de manera industrial han quedado diezmados los metabolitos secundarios. Yo los desaconsejo.

Por desgracia, incluso entre los expertos reina el pertinaz mito —a buen seguro propagado en el mundo por la industria para colocarnos sus aceites de baja calidad— de que no deberíamos freír con aceite de oliva de alta calidad porque para ello resulta más apropiado uno simple, «refinado». ¡Esto es falso! Los estudios realizados sobre fritangas muestran con claridad meridiana que el aceite de oliva no solo es un aceite de gran estabilidad incluso a elevadas temperaturas,[295] sino que, además, los polifenoles de un buen aceite pueden ayudar, al freír la carne por ejemplo, a impedir la creación de sustancias cancerígenas.[296]

En mi cocina prácticamente solo empleo aceite de oliva virgen extra. Para algunos platos que requieren un gusto algo más neutro, mi esposa prefiere un aceite de girasol de prensado en frío y ecológico, que es también un excelente producto si se consume en cantidades moderadas, sobre todo cuando lo emplea mi esposa. Sin embargo, a quien no le guste el aceite de oliva, le recomendaría como sucedáneo más bien un aceite de colza de prensado en frío, que tiene un perfil similar al aceite de oliva en lo relativo a los ácidos grasos, pero que contiene algo más de omega 3 vegetal. Además, a mí me gusta cómo sabe.[297]

¡Acabemos ya este entusiasta apartado sobre el aceite de oliva! No voy a derrochar ni una palabra más. Por favor, no entiendas mis explicaciones como publicidad de la industria del aceite de oliva, sino como una introducción ejemplar en el tema de las grasas sanas. Quizá agregaría una cosa más: por desgracia en la etiqueta del aceite de oliva no suele constar el contenido de polifenoles, y tuve que realizar largas pesquisas hasta dar con unos pocos aceites de oliva con un contenido elevado de polifenoles. Dado que no me gusta hacer «publicidad» de los productos específicos, no voy a copiar aquí las marcas de esos aceites. Si estás interesado, contacta conmigo y te desvelaré mis favoritos, los que te harán toser varias veces (<baskast@gmx.de>). Con esos ejemplos podrás hacerte una idea de a qué saben los polifenoles, lo cual será un buen punto de partida —¡ojalá!— para descubrimientos propios.

CAPÍTULO 9

LAS GRASAS II

LOS ÁCIDOS GRASOS SATURADOS: EL ACEITE DE PALMA, LA MANTEQUILLA Y EL QUESO

SOLO ENGORDAN ALGUNAS GRASAS; OTRAS FORMAN MÚSCULO

Imagina que soy tu abuelita, quiero cebarte y te regalo todos los días tres magdalenas. Las devoras con fruición, y se añaden a tu alimentación habitual, con lo que ingieres cada día 750 calorías extra.

Como tengo un gran corazón, deleito también a tu pareja o a tu mejor amiga con magdalenas. Al cabo de unas semanas de mi programa de mimos, tú y esa otra persona habréis ganado algo de peso. Para asegurarme de que ambos engordáis lo mismo (soy una abuelita que juega limpio), os controlo el peso con regularidad.

Eso es todo. ¡Ah, no, una cosa más, una nimiedad! Elaboro tus magdalenas con ácidos grasos poliinsaturados (aceite de girasol). En cambio, para las magdalenas que regalo a la otra persona, en lugar de ácidos grasos insaturados empleo ácidos grasos saturados (aceite de palma). Por lo demás, las magdalenas son idénticas en todos los sentidos, también, por supuesto, en el número de calorías.

¿Qué crees que sucederá? ¿Acabará manifestándose alguna diferencia entre tú y esa otra persona? Dado que tus magdalenas tienen las mismas calorías y dado además que yo me aseguro de que vayáis ganando peso por igual, parece que no deberían producirse diferencias demasiado grandes...

Y eso mismo creían que sucedería los investigadores de la Universidad de Uppsala que llevaron a cabo en Suecia este «experimento de la abuelita»:[298] las personas de los dos grupos que se sometieron a las pruebas engordaron 1,6 kilos al cabo de siete semanas de la dieta de las magdalenas. Exactamente lo mismo. Desde la perspectiva de la balanza, las magdalenas habían producido el mismo efecto en el cuerpo de los sujetos del experimento. Si no hubieran continuado analizando los datos, la conclusión que habrían extraído sería: quien consume más calorías de las que quema, engorda de manera inevitable. Una caloría es una caloría.

Sin embargo, los científicos dieron un paso decisivo hacia delante y observaron con precisión el interior del cuerpo de las personas del experimento con ayuda de un aparato de tomografía por resonancia magnética. Y entonces se revelaron algunas diferencias significativas. Así, en el grupo del aceite de girasol, la mitad del incremento del peso se atribuyó solo al hecho de que se había formado nuevo tejido adiposo, pero la otra mitad del aumento de kilos no se debía al tejido adiposo acumulado, sino a que esas calorías extra ¡se habían plasmado en «fino» tejido muscular! Conclusión parcial: incluso en la sobrealimentación hay grasas que no solo contribuyen a la formación de tejido adiposo, sino también a la formación de músculo. Esto por sí solo es ya un resultado sorprendente.

Sin embargo, lo que destaca por encima de todo es el contraste con el grupo del aceite de palma. En este no pudo hablarse en absoluto de creación muscular, sino al contrario. En las personas de ese grupo no solo se había formado adiposidad en el hígado, sino que también la grasa intraabdominal había aumentado. Así pues, las grasas saturadas contribuyen más bien a la adiposidad (perjudicial) del cuerpo, conforme al cliché.

Ahora bien, los resultados del experimento no pueden interpretarse tan a rajatabla. Procedamos por orden. Está claro que las calorías extra llevan a un sobrepeso. Las calorías no se dispersan por los aires. Todas las personas que se sometieron a la prueba habían engordado al final del experimento de las magdalenas. Entonces, visto así, podemos aferrarnos a la sentencia que dice que engorda quien ingiere calorías que no quema. De acuerdo, pero ¿qué hace el cuerpo con esas calorías extra? ¿Adónde van a parar? ¿Cómo se reparten las calorías por el cuerpo? Por lo visto, esto depende por completo de la procedencia de las calorías, es decir, del tipo de alimento ingerido. En este sentido, parece que no todas las calorías tienen las mismas cualidades.

Antes de ponernos a demonizar ahora a los ácidos grasos saturados, deberías pensar que las magdalenas no solo se componen de grasas, nada más lejos que eso. Para que resulten sabrosas, suponemos que en ambos casos contienen también abundante fructosa. Eso significa que podría ser muy bien esa fructosa la que en mayor medida ha conducido en el grupo del aceite de palma a un hígado graso y a una expansión de la grasa intraabdominal. Al fin y al cabo ya sabemos que la fructosa posee esa capacidad, pero tampoco hay que excluir que el aceite de palma haya contribuido con su granito de arena en la adiposidad de las personas objeto de la prueba. Probablemente, también la combinación de fructosa y de aceite de palma engorde en gran medida.

Ahora bien, cualquiera que fuera la causa de la adiposidad, en comparación con esto, el resultado del grupo del aceite de girasol resulta tanto más sorprendente: a pesar de que las personas de ese grupo comieron también día tras día tres magdalenas con abundante fructosa (un total de alrededor de 150 magdalenas añadidas a su alimentación habitual), en ellas no aparecieron indicios de ningún tipo relacionados con un hígado graso. ¿Cómo se interpreta eso? Tiene que deberse a los ácidos grasos poliinsaturados. Tal vez la explicación es que los ácidos grasos poliinsaturados protegen en toda regla al hígado de una adiposidad, incluso durante un ataque de fructosa de algunas semanas de duración. Lo cierto es que existen indicios de que los ácidos grasos insaturados pueden desconectar simplemente aquellos genes que ponen en marcha la formación de grasa en el hígado. Eso quiere decir que algunas grasas no solo engordan, sino que son capaces de «amortiguar», incluso durante una sobrealimentación continuada, una adiposidad demasiado pronunciada del cuerpo.

La conclusión es que el experimento sueco de las magdalenas es otra prueba más de que, para una misma cantidad de calorías ingeridas, los ácidos grasos insaturados repercuten de una manera más favorable en el cuerpo que los ácidos grasos saturados. Los ácidos grasos poliinsaturados nos protegen de una adiposidad interna incluso con una alimentación altamente calórica.

Añadamos otro detalle importante que concierne a los ácidos grasos saturados: los investigadores suecos emplearon para su experimento aceite de palma como fuente de ácidos grasos saturados, y el aceite de palma no goza de muy buena fama, a pesar de que los conocimientos que poseemos hasta el momento son escasos y contradictorios.[299] El aceite de palma se obtiene de la palma aceitera y es apreciado por la industria sobre todo porque es barato y carece de sabor. Este aceite se encuentra, en consecuencia, en muchos productos industriales, sobre todo en las margarinas, pero en parte también en cremas para untar en el pan (Nutella, algunas mantequillas de cacahuete), en helados, galletas y otros productos de panadería y pastelería, en las pizzas congeladas y hoy en día incluso en el embutido.[300] Como estos alimentos no suenan a fruta ni a verdura, me parece razonable abstenerse del aceite de palma. En todo caso, el estudio sueco no se pronuncia a favor del aceite de palma. Yo lo desaconsejo como medida de precaución hasta que dispongamos de más datos.

Una cosa similar ocurre con la margarina. El problema con las margarinas no son las eventuales grasas trans y el aceite de palma que puedan contener, sino que con frecuencia no se sabe lo que contiene cada margarina. En lo que se refiere a las grasas trans, lo cierto es que la situación ha mejorado mucho, sin embargo hay que evitar sin dudarlo la margarina de girasol, que es conocida por sus grasas trans. La margarina de girasol no es lo mismo que el aceite de girasol.[301] Como medida de seguridad, yo he renunciado por completo a la margarina, aunque para esta o aquella otra se haya demostrado que pueden consumirse sin problemas.

LA MANTEQUILLA: ¿MÁS SANA QUE EL PAN BLANCO SOBRE EL QUE LA UNTAS?

Tal como demostró el grupo sueco de investigadores en otro experimento no tan minuciosamente controlado, el efecto de hígado graso provocado por el aceite de palma muestra una tendencia similar si en lugar de aceite de palma se emplea una mantequilla tradicional.[302] También la mantequilla se compone, en su mayor parte, de grasas, como todo el mundo sabe. Los científicos de la Universidad de Uppsala suponen por este motivo que las repercusiones negativas podrían ser de naturaleza general y aplicarse a todos los ácidos grasos saturados, o por lo menos a la mayoría y en todo caso también a la mantequilla.

¿Qué conclusiones hay que extraer? ¿Cuán sana o perjudicial es entonces la mantequilla? Si se tienen en cuenta la totalidad de los conocimientos de que disponemos sobre el tema, hay que decir que la mantequilla, con sus grasas saturadas, sin duda no es tan sana como los terapéuticos ácidos grasos insaturados. Pero, por otro lado, no hay ningún motivo para abstenerse por completo de ella. Puede que esto suene un poco a indecisión, pero en este caso ese es justo el meollo de la cuestión. La mantequilla sería una especie de alimento «neutral». ¿Qué significa eso? Quiere decir que lo importante, en definitiva, es qué comeríamos en su lugar. Si en vez de la mantequilla echamos mano de un aceite de oliva o un aceite de colza, el cambio es bueno. Pero si en lugar de mantequilla comemos pan blanco, vamos mal. Los autores de un extenso análisis actual —basado en los datos de más de 630.000 personas de diversos países, entre ellos también Alemania— dan en el clavo sobre este hecho importante:

Nuestros resultados sugieren una relación relativamente insignificante o neutra entre la mantequilla y el riesgo de mortalidad, de contraer una enfermedad cardiovascular y de padecer diabetes. Estos resultados deberían considerarse en contraste con los efectos claramente perjudiciales de los productos con cereales procesados, los alimentos que contienen almidón [como el pan blanco, la pasta blanca, el arroz blanco y las patatas, aclaración mía, B. K.] y azúcar, en lo que se refiere al riesgo de padecer enfermedades cardiovasculares y diabetes [...]. Expresado con brevedad, estos resultados sugieren que el efecto saludable de la mantequilla depende de la alternativa que se elija. Así, por ejemplo, la mantequilla podría ser una elección más sana que el pan blanco o la patata sobre los cuales solemos untarla.[303]

Esto suena a su vez un poco duro para la patata, pero en conjunto ese juicio me parece razonable. La comparación con el pan blanco y con la patata es en este sentido interesante porque nos transmite la sensación de que la fama de la mantequilla es a las claras mucho peor de la que se merece. Sin embargo, lo relevante en el día a día es saber qué resultados obtiene la mantequilla en comparación con otras grasas, como por ejemplo el aceite de oliva, el aceite de girasol o el aceite de colza, dado que se suele recurrir a ellos para sustituirla. Y en lo que respecta a esto, la cosa es evidente: la mantequilla es menos sana que esos aceites insaturados.

Yo disfruto de la mantequilla algo así como una o dos veces a la semana. En ocasiones la utilizo para freír y me embriago con su aroma y, por supuesto, la necesito cuando hago (muy poquitas veces) un pastel. En alguna ocasión me preparo un *bulletproof coffee* que, como ya se ha mencionado antes, se trata de una taza de café con una cucharada de mantequilla y entre una y dos cucharadas de aceite TCM. Empleo siempre mantequilla de vacas criadas libremente por los campos y que comen hierba, como es debido. Esa mantequilla hecha con leche de vacas que pastan en prados contiene —igual que su leche— algo más de ácidos grasos omega 3 y otras sustancias valiosas. ¡No lo puedo demostrar, pero sospecho que ha de ser saludable!

EL QUESO: FUENTE DE VITAMINA K Y DE ESPERMIDINA REJUVENECEDORA DE LAS CÉLULAS

El queso es un caso comparable al de la mantequilla pero más fascinante, más complejo. Desde el punto de vista de los nutrientes, es un alimento más valioso que la mantequilla. El queso contiene, además de proteína, una elevada proporción de ácidos grasos saturados. Sin embargo, en comparación con la mantequilla y otros ácidos grasos saturados, el consumo de queso tiene un efecto algo más favorable sobre los niveles de grasas en la sangre.[304] No se sabe con exactitud, pero esto podría estar relacionado con el calcio, que el queso contiene en abundancia. El calcio se encadena en el intestino a las moléculas de grasa que hemos comido, lo cual provoca que el intestino absorba menos grasas. Es decir, una parte de las grasas que hemos consumido son rechazadas gracias al calcio (esta afirmación no es ninguna especulación teórica sino que se basa en experimentos de dietas y, sí, claro, en la investigación de las deposiciones subsiguientes).[305]

Aparte de esto, el queso es fuente de algunas sustancias maravillosas, como, por ejemplo, la vitamina K,[306] conocida principalmente por su papel en la coagulación de la sangre (la K proviene de la palabra alemana *Koagulation*). En los últimos años, sin embargo, se ha constatado con sorpresa que la vitamina K asume otras funciones mucho más importantes en el cuerpo.

Así, la vitamina K protege de forma directa las arterias de la esclerosis. Asimismo, activa moléculas proteínicas que el calcio encadena consigo y que impiden que se enquisten en las paredes de los vasos sanguíneos. Las moléculas proteínicas estimuladas por la vitamina K pueden «extraer» el calcio también de manera activa de las paredes de los vasos sanguíneos, lo cual quiere decir que los vasos sanguíneos literalmente se descalcifican. El calcio puede ser transportado entonces allí donde se lo necesita, a los huesos, a los músculos, a los dientes o al cerebro. La comida basura no contiene en su mayoría ninguna vitamina K, y esa carencia puede provocar que el valioso calcio se acumule en las paredes arteriales, lo cual eleva de manera drástica el riesgo de padecer un infarto.[307]

Esa acción recíproca entre la vitamina K y el calcio aclara como nada por qué la ingesta de algunos suplementos dietéticos no produce ningún efecto, al final queda en agua de borrajas. A nuestro cuerpo no le van las sustancias elegidas por separado, le gustan los cócteles de sustancias nutritivas, los paquetes alimenticios completos. Digámoslo claro: prefiere la comida de verdad antes que las píldoras.

Así, las personas que ingieren abundante calcio a través de la alimentación (comiendo por ejemplo queso, que suministra de inmediato la necesaria vitamina K) tienen un riesgo rebajado de padecer una esclerosis de sus vasos coronarios. Yerra quien piense a la inversa, es decir, que es posible arreglar el desaguisado acompañando la comida basura con algunas tabletas de calcio: a causa de la carencia de vitamina K, el calcio se acumula en los vasos sanguíneos, lo cual conduce a la calcificación, entre otros, de los vasos coronarios, con sus correspondientes riesgos y efectos secundarios. Unos efectos secundarios que pueden resultar mortales. Tal como constató un estudio alemán de gran calado, el consumo de tabletas de calcio eleva el riesgo de infarto de miocardio nada menos que en un 86 %.[308] (En el capítulo 11 veremos más acerca del tema de los suplementos dietéticos, sobre cuáles necesitas y cuáles no.)

Por tanto, la presencia de vitamina K en los alimentos resulta fundamental. La vitamina K podría apoyar también la prevención del cáncer; en cualquier caso, en los estudios celulares realizados inhibe el crecimiento de diversas formas de cáncer. Además, el consumo de alimentos que contienen vitamina K está asociado a un riesgo reducido de mortalidad global y, no en última instancia, a uno mínimo de mortalidad a causa del cáncer.[309]

Existe la teoría de que el cuerpo con carencia de vitaminas y de minerales conecta una especie de modo de emergencia y tiene preparadas esas sustancias principalmente para la supervivencia a corto plazo. En el caso de la vitamina K esto significa que esta se reserva para la coagulación de la sangre. Quien tiene una herida (interna) que no cura se muere, así que ese empleo de la vitamina K tiene prioridad absoluta. El hecho de que entonces no quede ninguna vitamina K para evitar una calcificación galopante es secundario desde el punto de vista de la evolución. Expresado sin delicadeza podemos decir que a la naturaleza le importa muy poco que nuestros vasos coronarios estén calcificados a los cincuenta años de edad. ¡Lo principal es que no nos desangremos antes por causa de alguna herida!

Una carencia de vitaminas, como la falta de vitamina K, va en perjuicio de problemas físicos no agudos que comenzamos a percibir de manera paulatina. Se manifiestan con los años, en forma de una atrofia ósea, una enfermedad cardiovascular o un cáncer. Formulado de otra manera: la carencia de vitaminas y de minerales propia de una alimentación basada en comida basura no nos mata de inmediato, cierto, pero acelera el proceso de envejecimiento,[310] aunque hasta transcurridas algunas décadas no nos pasan la factura.

Por consiguiente, podríamos considerar los alimentos con vitamina K como un buen plan de inversiones para la vejez. Una fuente muy rica de vitamina K es, por cierto, el plato de soja fermentada del Japón llamado *nattö*, también conocido como «queso apestoso de los veganos» (¡ojo!, para el *nattö* esa designación está más que justificada; no es para todos los paladares, si bien resulta fenomenal desde el punto de vista de la salud).[311]

La mayoría de nosotros preferiremos el queso de verdad. Tal vez no esté a la altura del *nattö* en lo que se refiere a los nutrientes, pero en cambio no lo solivianta a uno cuando lo come. Por desgracia, el queso suele causarnos un sentimiento de culpa, lo cual es verdaderamente una pena porque en términos generales el queso es del todo recomendable.

Además de calcio y de vitamina K, el queso contiene por lo menos otra sustancia muy destacable y terapéutica: la espermidina. Su nombre se debe a que fue aislada primero en células espermáticas, es decir, en el esperma. Sin embargo, puede encontrarse espermidina en casi todas las células corporales. La concentración de espermidina en las células decae con los años; no obstante, esto no es así en aquellas personas que alcanzan una edad avanzada (en las personas centenarias circula mucha espermidina en la sangre). Interesante, ¿verdad? Así pues, ¿es la espermidina un elixir de la juventud?[312] Podría haber algo de verdad en ello. De manera similar a la rapamicina, la espermidina prolonga la vida de varios organismos y animales. Y, también al igual que la rapamicina, la espermidina activa el programa de autolimpieza de las células corporales (autofagia) y nos rejuvenooo por dentro [313]

Lo bueno de la espermidina es que la contienen muchos alimentos sin duda muy recomendables; cuando se comen esos productos, la espermidina presente en ellos suele ser absorbida bien por el cuerpo para desplegar su efecto beneficioso.[314] Las personas que comen alimentos ricos en espermidina pueden contar, por ejemplo, con una reducción del 40 % en el riesgo de padecer un fallo cardíaco mortal (frente a los que se abstienen de ingerir alimentos con espermidina).[315] La mayor bomba de espermidina es el germen de trigo (esa parte del grano de trigo del que se desarrolla la nueva planta; dicho sea de paso se trata también de una fuente excelente de proteína vegetal y realmente sabrosa). Otras buenas fuentes son: las habas de soja, las setas, los guisantes, el brócoli, la coliflor, las manzanas, las peras, la lechuga, los productos integrales y sí, el queso, si bien su contenido oscila notablemente dependiendo del tipo de queso.[316] A grandes rasgos, los quesos más curados contienen más espermidina que los tiernos, una regla general que no siempre se confirma, como se ve en la figura 9.1. Por ejemplo, el queso Harzer, a la cabeza de los quesos en cuanto al contenido de espermidina, conlleva una curación de unos pocos días. A la inversa, el queso parmesa-

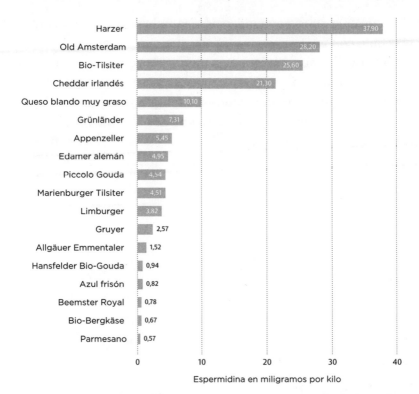

Harzer — 37,90
Old Amsterdam — 28,20
Bio-Tilsiter — 25,60
Cheddar irlandés — 21,30
Queso blando muy graso — 10,10
Grünländer — 7,31
Appenzeller — 5,45
Edamer alemán — 4,95
Piccolo Gouda — 4,54
Marienburger Tilsiter — 4,51
Limburger — 3,82
Gruyer — 2,57
Allgäuer Emmentaler — 1,52
Hansfelder Bio-Gouda — 0,94
Azul frisón — 0,82
Beemster Royal — 0,78
Bio-Bergkäse — 0,67
Parmesano — 0,57

0   10   20   30   40

Espermidina en miligramos por kilo

Figura 9.1 Algunos investigadores de la Universidad de Kiel examinaron cincuenta tipos de queso por su contenido en espermidina. Aquí presentamos una selección. Como se ve, la concentración varía considerablemente, lo cual depende de varios factores influyentes: de las bacterias y enzimas en la leche cruda, del tratamiento térmico así como del diferente tiempo de curación de los diversos tipos de queso.[317]

no tiene una curación de varios meses y apenas contiene espermidina.[318]

Conclusión: el queso está bien, el queso es amigo del hombre.[319] No voy a poner por las nubes ni a la mantequilla ni al queso, pero son mejores de lo que se cree. La precipitada condena de la mantequilla y del queso pone de manifiesto lo contraproducente que resulta censurar un alimento tradicional sin disponer de datos sólidos, solo por el hecho de que contiene ácidos grasos saturados. En el transcurso de esa demonización, la industria alimentaria nos obsequió con modernas margarinas que, con sus grasas trans, resultaron ser bombas tóxicas. Son muchos los que han renunciado a su querido camembert solo para sustituirlo por carbohidratos de digestión rápida o por cualquier otro tentempié industrial (es decir, azucarado), con lo cual se gana bien poco. Más bien se pierde.[320]

¡Y basta! A todos los adoradores del queso les deseo buen provecho.

CAPÍTULO 10

LAS GRASAS III

EL PESCADO AZUL Y LOS ÁCIDOS GRASOS OMEGA 3 COMO ADELGAZANTES. O LA ALIMENTACIÓN COMO INFORMACIÓN

PESCADOS Y PSEUDOPESCADOS

Los dos pescados favoritos en Alemania son el salmón y el abadejo de Alaska.[321] Ambas criaturas tienen poco en común. Sabemos más o menos el aspecto que tiene un salmón. Pero ¿un abadejo de Alaska? No tenemos ni idea porque nos lo ofrecen solamente como un producto desfigurado por la industria en forma de filete ultracongelado enriquecido con aceite de palma, jarabe de glucosa y azúcar, o como barritas de pescado ya fritas y rebozadas.[322] El abadejo de Alaska, también llamado colín de Alaska (*Theragra chalcogramma*), dicho sea de paso, no es ningún salmón aunque su nombre en alemán (*Seelachs*) pueda inducir a ese parentesco, sino que está emparentado con el bacalao.

Más importante que sus denominaciones es lo que guarda dentro. Por supuesto, el pescado es también un paquete nutritivo, no puede reducirse a una única sustancia. No obstante, en este caso se perfila con claridad que las famosas grasas omega 3 le confieren un valor especial.

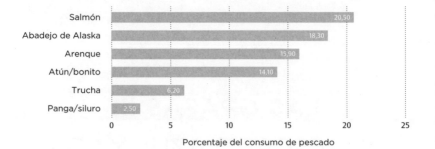

Salmón	20,50
Abadejo de Alaska	18,30
Arenque	15,90
Atún/bonito	14,10
Trucha	6,20
Panga/siluro	2,50

0   5   10   15   20   25

Porcentaje del consumo de pescado

Figura 10.1 Desde un punto de vista puramente formal, el abadejo de Alaska es uno de los pescados comestibles más populares de Alemania, pero, dado cómo nos lo prepara la industria, yo caracterizaría el producto final más bien como «pseudopescado».[323]

La fuente originaria de las grasas omega 3 proviene del reino vegetal. Los ácidos grasos omega se encuentran, por ejemplo, en la hierba y en las semillas. Los peces lo obtienen de las algas. Como en la actualidad comemos tantos animales y productos animales y esos animales apenas pacen en los prados, donde podrían alimentarse de hierba verde, sino que están encerrados en establos y se alimentan con «piensos concentrados» pobres en grasas omega 3, los ácidos grasos omega 3 suelen llegar en muy escasa cantidad a nuestra alimentación. Uno no es solo lo que come. También somos lo que ha comido la comida que comemos. Los animales que no se han alimentado de fuentes de omega 3 no nos suministran ningún omega 3.

Hay diferentes ácidos grasos omega 3, y el pescado es la mejor fuente de algunos omega 3 especialmente beneficiosos, pero no todo el pescado. Solo el pescado graso nos suministra ese tipo de ácidos grasos en cantidades dignas de mención, es decir, el salmón, el arenque, el atún, la trucha, la sardina, la caballa. Las gambas y el marisco contienen menos omega 3.

El salmón se cuenta entre las fuentes más ricas en omega 3, por cierto, también el salmón de criadero. Una leyenda urbana anda diciendo que los peces de criadero contienen menos ácidos grasos omega 3 que los peces que nadan libremente en la naturaleza. En verdad es justo al contrario: un salmón de criadero o una trucha de criadero contienen considerablemente más, si bien en estos casos depende de con qué se alimentó a estos peces. Como el pescado de criadero resulta en general mucho más graso (los peces de piscifactoría reciben comida en abundancia sin tener que esforzarse mucho por conseguirla), el porcentaje de omega 3 en el contenido total de grasas es más bajo sin duda que en los peces salvajes, pero en términos absolutos el pescado de criadero contiene más omega 3.[324]

Yo, personalmente, prefiero el salmón salvaje, pero cada vez como con más frecuencia salmón de criadero porque la variedad salvaje fresca apenas puede obtenerse en el mercado. Las truchas frescas del supermercado también proceden casi siempre de piscifactoría. El estado de esas piscifactorías suele ser por desgracia bastante malo (superpoblaciones, introducción de antibióticos como medida profiláctica, pienso miserable, etc.), con lo cual uno casi está deseando que esos complejos seres biológicos con los que nos alimentamos coman lo menos posible. ¡No nos importan literalmente nada! Mi opinión: el pescado debería ser más caro (lo mismo para cualquier carne y cualquier producto de origen animal). Antes se hablaba del «asado del domingo». En la actualidad parece que la carne tiene que estar presente en la mesa todos los días. Tal vez sería una buena cosa que el pescado y la carne volvieran a ser lo que eran, algo que uno se permite solo muy de vez en cuando. Eso, además, redundaría en beneficio de la salud, pues por muy valioso que sea el pescado graso para nuestro bienestar, no necesitamos comer tanto para notar sus efectos positivos. Se cierra el paréntesis.

En comparación con otros pescados populares, como el arenque, el atún y la trucha, que constituyen asimismo fuentes ricas en omega 3, el abadejo de Alaska tiene más bien poco omega 3. El panga, que se viene consumiendo con frecuencia desde hace unos pocos años, apenas contiene grasas omega 3 (véase la figura 10.2). Pero además el panga está contaminado de mercurio y de otros

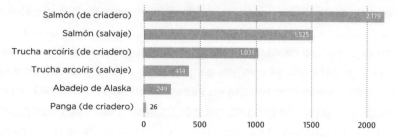

Omega 3 en miligramos por 100 gramos

Figura 10.2 Al contrario de lo que suele decirse, el salmón de criadero no contiene menos ácidos grasos omega 3, sino claramente muchos más que el salmón salvaje, lo cual es válido también para la trucha arcoíris. Como ya sabemos, el pescado de criadero es por lo general mucho más graso que el salvaje. Algunos pescados como el panga, que prácticamente solo procede de piscifactorías, no contienen apenas nada de omega 3.[325]

venenos.[326] Esta variedad procede de piscifactorías de Asia, la mayor parte de Vietnam, donde el concepto «bienestar animal» no existe. Los peces están apiñados en un espacio muy reducido, de modo que no puede decirse que naden (imagina cuarenta peces de tamaño grande en una bañera).[327] Desaconsejo el consumo de este pescado.

CÓMO EL PESCADO QUE COMEMOS SE CONVIERTE EN PARTE DE NUESTRAS MEMBRANAS CELULARES

¿Por qué son tan terapéuticos los ácidos grasos omega 3? La respuesta breve: porque esas grasas son mucho más que una mera fuente de energía. Para una respuesta larga, más precisa, necesito extenderme un poco.

Nos alimentamos porque necesitamos energía. Pero los alimentos no nos suministran únicamente energía. Cuando hablamos de grasas, la mayoría de las veces en lo primero que pensamos es en las calorías. Sin embargo, esta fijación por las calorías ignora el hecho de que algunas grasas son mucho más que bombas calóricas.

Tal como vamos a ver, las grasas omega 3, por ejemplo, a causa de su carácter de informantes, ayudan incluso a adelgazar. Como sabemos, algunos ácidos grasos que consumimos no son «quemados», sino que se convierten más bien en parte de nosotros: los ácidos grasos se insertan en las membranas de las células, las cuales, acto seguido, se vuelven más rígidas o flexibles, dependiendo del tipo de ácidos grasos. Eso puede modificar el funcionamiento entero de las células.

Un ejemplo impresionante lo encontramos en los ojos. Pero antes de abordarlo necesitamos saber que los ácidos grasos omega 3 se presentan en diferentes variantes. La forma habitual en el reino vegetal terrestre —presente en la hierba, en las semillas de lino y en las semillas de chía, pero también en las nueces y en la colza— se denomina «ácido alfa-linolénico». Este ácido graso omega 3 se compone de una cadena de dieciocho átomos de carbono con tres dobleces. Por tanto, ya está poliinsaturado.

Cuando ingerimos el ácido alfa-linolénico, el cuerpo reconstruye y transforma ese ácido graso, lo cual ocurre sobre todo en el hígado. En este, el ácido alfa-linolénico puede alargarse primero con enzimas. Es decir, se añaden algunos átomos de carbono más a la cadena. En segundo lugar, esa cadena de carbono puede ser provista de más dobleces, es decir, hacerse todavía más insaturada. El cuerpo de las mujeres y de los niños pequeños sabe hacer esto mejor que el de los hombres, lo cual nos revela que los omega 3 resultantes, más largos e insaturados en un grado elevado, son especialmente importantes para el desarrollo de un bebé (aún no nacido).

Sin embargo, esos ácidos grasos omega 3 largos e insaturados en un grado elevado pueden comerse de forma directa, y la mejor fuente son justamente los peces de aguas frías, como el salmón y la trucha. Esos ácidos grasos intensamente doblados permanecen en estado líquido a temperaturas bajas, incluso a bajo cero. En el salmón, los omega 3 insaturados en un grado elevado garantizan una especie de anticongelante para que el cuerpo permanezca flexible también a temperaturas de frío extremo. Con probabilidad, eso constituyó una ventaja para el salmón en la lucha por la existencia; si no quería quedarse duro como un pedazo de mantequilla en las aguas heladas de los mares y de los ríos, estos ácidos grasos podían darle un poco de dinamismo a su existencia (los salmones viven tanto en el mar como en los ríos que remontan para desovar).

Vayamos al grano: son esos ácidos grasos omega 3 largos e intensamente insaturados de los salmones y de otros pescados grasos los que se integran sobre todo en las membranas de nuestras células. Los ácidos grasos omega 3 más importantes de este grupo se denominan EPA (ácido eicosapentaenoico), DPA (ácido docosapentaenoico) y DHA (ácido docosahexaenoico).[328]

El ojo y el cerebro contienen sobre todo grandes cantidades de DHA. Un ácido graso DHA, entre los largos ácidos grasos omegas, es algo extraordinario a su vez porque posee tantas dobleces (seis), que la molécula de ácido graso adopta una forma circular, como una serpiente que se mordiera la cola. Una molécula de DHA tiene el aspecto de un lazo pequeño. Esta estructura extremadamente «ligera» de la molécula influye de una manera excepcional en las membranas de las células.

Es lo que ocurre, por ejemplo, en el ojo. La retina se compone de células sensoriales que captan la luz. Algunas de estas células sensoriales, los bastones o bastoncillos, asumen la visión en condiciones de baja luminosidad, en el crepúsculo y en la noche. La cosa funciona así: en las membranas —grasas— de las células de los bastones se encuentra una molécula proteínica llamada «rodopsina». En el momento en que un rayo de luz toca la rodopsina, esta molécula cambia su forma y acto seguido envía una señal al cerebro («¡luz!»). Es así como vemos.

A su vez, las moléculas de rodopsina están envueltas por los ácidos grasos incorporados en las membranas celulares. Por tanto, las membranas celulares están compuestas por ácidos grasos que están salpicados de moléculas de rodopsina. Las moléculas de rodopsina flotan en cierto modo como boyas en una fina capa de grasa (como la membrana celular). Dependiendo de lo que comamos, esta capa se compone de diferentes ácidos grasos, lo cual repercute también en la función de la molécula de rodopsina.

Tal como se ha comprobado, los ácidos grasos redondos, «ligeros» de DHA, al contrario que los demás ácidos grasos, favorecen el cambio de forma de la rodopsina cuando toma contacto con los rayos de luz de tal forma que mejora con diferencia la transmisión de la señal. Supongamos que realizas ejercicios gimnásticos una vez con un traje de buzo y a continuación con una camiseta suelta y un pantalón corto. ¿Cómo te moverás mejor? Algo similar sucede con la rodopsina de las membranas celulares de la retina: en ellas la rodopsina realiza mucho mejor sus ejercicios con el chándal, es decir, rodeada de los ligeros ácidos grasos omega 3. Los ácidos grasos omega actúan como una especie de equipamiento deportivo para la retina.

Por eso son tan importantes para el ojo, lo cual es válido para el desarrollo visual de un bebé ya en el vientre materno. En otras palabras: el pescado que comemos o que come nuestra madre no solo es quemado y transformado en energía, sino que en parte va a parar a nuestro ojo y nos aguza la visión.[329]

Otro ejemplo igual de importante es el cerebro. Los ácidos grasos omega son incorporados con profusión en el cerebro, que es un órgano muy graso. En la semana treinta del embarazo, nuestro cerebro tiene el peso aproximado de una mandarina (100 gramos). Apenas un año después, a la edad de dieciocho meses, el cerebro, que en esa fase crece con celeridad, ha engordado un kilo y ahora pesa 1.100 gramos. Pero en ese mismo intervalo de tiempo, ¡el contenido de DHA se ha multiplicado por 35![330]

Igual que en el ojo, los DHA y otros ácidos grasos omega favorecen con diferencia las funciones cerebrales. La transmisión de señales es el modus operandi por antonomasia del cerebro. Es el intercambio ininterrumpido de información de las células nerviosas (neuronas) el que produce todo tu mundo interior, tus pensamientos, tus fantasías, tus sentimientos, hasta llegar a lo que denominas tu «yo». Cuando en el cerebro se mejora la transmisión de señales a través de los ácidos grasos omega 3 incorporados a las neuronas, no vemos necesariamente con una visión más nítida, pero sí pensamos con más agudeza.

Un estudio alemán en el que participó el hospital universitario de Berlín La Charité dio como resultado que con un simple tratamiento con cápsulas de aceite de pescado (cuatro cápsulas al día que contenían en total aproximadamente 1,3 gramos de EPA y 0,9 gramos de DHA) se puede reactivar de forma intensa la estructura cerebral de personas entre los cincuenta y los setenta y cinco años de edad. El estudio duró medio año. En ese tiempo, la masa cerebral gris del grupo de control disminuyó a ojos vista, en concreto un 0,5 % de su volumen. Sin embargo, en las personas que participaron en el experimento y que por azar fueron a parar al grupo de las cápsulas de omega 3, ese deterioro «habitual» del cerebro pudo impedirse. Sí, en algunas regiones del cerebro mejoró incluso la estructura. Así pues, no es de extrañar que las personas del grupo de los omega 3 destacaran sobre las del otro grupo también en diversos problemas de lógica. Cuantos más ácidos grasos omega 3 se habían acumulado en el cuerpo de uno de los sujetos del experimento, más mejoraba, por ejemplo, su fluidez verbal. (¿Cuántas palabras se te ocurren que comiencen con la letra S? Cuantos más términos seas capaz de decir en un minuto, mejor será tu fluidez verbal.)[331]

Pero nosotros con el cerebro no solo pensamos, también sentimos. Por eso los ácidos grasos omega 3 influyen en el propio ánimo y en según qué circunstancias lo despejan con toda claridad. De hecho, los pacientes depresivos son los que más padecen de una carencia de omega 3.[332] Más aún, a partir del déficit de DHA en una persona con depresión severa ¡puede preverse incluso el riesgo de suicidio![333] A la inversa, al cabo de unas semanas de tratamiento con cápsulas diarias de aceite de pescado (4 gramos de aceite de pescado en total, de ellos 1,6 gramos de EPA y 0,8 gramos de DHA) no solo cambia para bien la estructura cerebral de los pacientes depresivos, sino que incluso se mitiga la depresión.[334]

Un mecanismo que podría desempeñar un papel clave en todo esto consiste en que los ácidos grasos omega 3 estimulan la creación de neuronas en la estructura cerebral del hipocampo. En la escuela aprendí —igual que la mayoría de nosotros— que las neuronas del cerebro no crecen después del nacimiento. Esto ha resultado ser falso. En ciertas regiones del cerebro, como en concreto en el hipocampo, eso es posible. Probablemente, ese suministro continuo de nuevas neuronas nos ayude a aprender (ironías aparte, tal vez incluso nos ayude a aprender aquella leyenda urbana que decía que las neuronas no pueden reproducirse).

El hipocampo es una estructura decisiva para retener nuevos contenidos memorísticos. Al mismo tiempo, el hipocampo en personas depresivas es en ocasiones extrañamente más pequeño de lo normal. A veces las personas depresivas van al médico porque están preocupadas por sus problemas de memoria. Con las tomografías por resonancia magnética nuclear se detecta que el hipocampo de estos pacientes está atrofiado.[335] Cuando los ácidos grasos omega 3 estimulan el hipocampo atrofiado para la creación de nuevas neuronas, la estructura cerebral de los pacientes vuelve a crecer. Es como si la estructura cerebral se «curara». Suena a ciencia ficción, pero la verdad es que ese efecto no se ha demostrado solamente en diversos experimentos con animales sino también en personas.[336]

Una especulación que encaja con esto dice que el bebé intrauterino necesita una determinada cantidad de DHA en la última fase del embarazo, que si no se le suministran suficientes ácidos grasos omega 3 a través de la alimentación, los sustrae del cuerpo de la madre en caso de emergencia. El efecto secundario desagradable es una carencia aguda de omega 3 de la madre, lo cual podría contribuir a una depresión posparto, tan frecuente, y hasta a una contundente depresión puerperal (véase al respecto también esa asombrosa relación, explicada en la figura 10.3).[337] No quiero dar a entender con esto que una depresión puerperal haya de atribuirse siempre a una carencia de omega 3; las causas son diversas (de tipo hormonal, psicológico). Sin embargo, quizá pueda mitigarse esa depresión del ánimo de manera perceptible, al menos en algunos casos, con un poco de pescado y ácidos grasos omega 3 de origen vegetal.

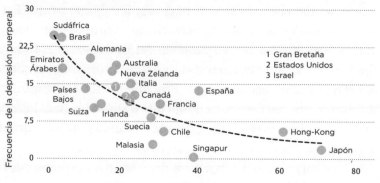

Figura 10.3 Cuanto menor es el consumo de pescado en un país, más frecuente es la depresión posparto entre las mujeres de ese país. Se trata de una observación que naturalmente no demuestra ninguna relación causal. Sin embargo, refuerza la suposición de que el bebé depende tanto de los ácidos grasos omega 3 para la formación de su cerebro que, en caso de necesidad, los sustrae del cuerpo de la madre (a no ser que la madre coma suficiente pescado). La carencia resultante de omega 3 de la madre eleva entonces su riesgo de padecer depresión.[338]

CÓMO EL PESCADO DA INSTRUCCIONES A NUESTRAS CÉLULAS

Los ácidos grasos omega 3 transforman el cuerpo y la mente no solo al incorporarse en las membranas de las células y al optimizar por consiguiente la función de las moléculas integradas. Los ácidos grasos pueden acoplarse también a ciertas moléculas receptoras de las células corporales y transmitir, de esta manera, diversos mensajes. Los ácidos grasos omega 3 que comemos «hablan» en cierto modo en un idioma molecular con nuestras células, y las consecuencias son, asimismo, terapéuticas.

Tal vez recuerdes del capítulo 4 que las grasas se reparten en los órganos a través del sistema circulatorio con ayuda de unas cápsulas transportadoras. Esas cápsulas impiden la creación de grumos en la sangre. Aparte de esto, por el torrente sanguíneo circulan también los denominados «ácidos grasos libres», a los que se ha adherido —para que tampoco formen grumos— una molécula de proteína. Estos ácidos grasos libres son los que, entre otras cosas, se acoplan a las membranas celulares de los órganos y, a partir de ahí, controlan la vida interior de las células.

Tomemos por ejemplo la grasa intraabdominal, la cual segrega sustancias inflamatorias igual que una glándula. Esas sustancias inflamatorias son segregadas en parte por las mismas células adiposas y en parte también por los fagocitos del sistema inmunitario que se infiltran en la grasa intraabdominal. Sin embargo, tanto las células adiposas como los fagocitos de las defensas inmunitarias están provistos de receptores en su superficie, algunos de los cuales actúan como sensores de omega 3. En el momento en que un ácido graso DHA libre se acopla a uno de esos receptores de omega 3, desencadena en el interior de la célula adiposa y/o del fagocito una cascada química que conduce a la activación o al apagado de numerosos genes. La consecuencia positiva es que, mediante la intervención en la actividad genética de la célula, se contrarresta la formación de excesivas sustancias inflamatorias que resultan perjudiciales. Se obstaculiza la inflamación. Es como si los ácidos grasos omega 3 fueran una especie de ungüento con el que es posible curar una herida interna. Eso significa que esa trucha de aspecto exangüe que consumimos no solo se convierte en componente de las membranas de las células en el ojo y en el cerebro, sino que además va dando instrucciones a nuestro material genético que conducen a que remitan los procesos inflamatorios demasiado agresivos en el cuerpo.[339]

Nunca se insistirá bastante en lo importante que es ese «debilitamiento de la inflamación»: todas las dolencias relacionadas con la vejez, comenzando por el sobrepeso, pasando por el reúma, la arterioesclerosis, la demencia, hasta llegar al cáncer, están relacionadas con procesos inflamatorios crónicos, los cuales son impulsados por las sustancias inflamatorias. Tal vez incluso pongan en marcha el proceso de envejecimiento como tal. A la inversa, un debilitamiento suave de la inflamación podría frenar el proceso de envejecimiento. En este sentido, los primeros indicios que se han observado son espectaculares.

Así, unos investigadores de la Escuela de Medicina Albert Einstein, de Nueva York, demostraron en un exhaustivo estudio de *Nature* que se puede acelerar o ralentizar el envejecimiento de los ratones tan solo activando o inhibiendo un interruptor inflamatorio central denominado NF-kappaB en el cerebro de los roedores. Cuando un biólogo molecular habla de inflamaciones, la mayoría de las veces menciona también el NF-kappaB. Es una especie de comandante del sistema inmunitario (o tal vez habría que decir almirante, ya que el cuerpo es en realidad un reino líquido). Si se activa el NF-kappaB, este comandante del sistema inmunitario inicia una campaña molecular: el NF-kappaB controla a cientos de genes que se movilizan para la defensa inmunitaria del cuerpo a gran escala, lo cual es útil en caso de un catarro o ante una herida, cuando el sistema inmunológico recibe el mandato de defensa y de orden. Si la intervención se prolonga demasiado, se normaliza y no encuentra final —como suele ocurrir en la vejez y también con la obesidad—, aumenta en exceso el daño colateral. El tejido corporal padece la intervención constante del sistema inmunitario: esos ataques destruyen también el propio tejido, lo cual equivale a un envejecimiento acelerado del cuerpo.

Cuando en un ratón se activa el NF-kappaB en la región cerebral del hipotálamo —una estructura cerebral pequeña pero extremadamente influyente que regula los procesos del crecimiento, de la reproducción y del metabolismo, y que además actúa como «centro de saciedad» del cerebro—, eso conduce a un retroceso de determinadas hormonas. A su vez, esa reducción hormonal acelera el proceso de envejecimiento de todo el cuerpo del ratón: se pone en marcha la degradación muscular, se produce una prematura atrofia ósea, la piel se vuelve flácida, la condición física merma lo mismo que la memoria. El ratón envejece más rápido y muere antes de tiempo. A la inversa, todo esto puede impedirse, y es posible prolongar la vida del ratón apenas inhibiendo en el hipotálamo a ese comandante único de las inflamaciones: el NF-kappaB.

Este descubrimiento es verdaderamente sorprendente. Sugiere que el envejecimiento y la decadencia física no son una consecuencia forzosa de un proceso imparable de desgaste, tal como solemos imaginar y como ocurre con nuestro viejo automóvil. Desde ese punto de vista, el envejecimiento se representa como una especie de programa que es controlado por el cerebro, similar a la pubertad. Cuando el cerebro (en concreto, el hipotálamo) está «inflamado», se pone en marcha el envejecimiento de todo el cuerpo.[340]

Aquí tenemos una buena noticia, pues si el envejecimiento es un programa dirigido por el cerebro, probablemente también podrá desprogramarse para detener el envejecimiento. Y lo cierto es que eso parece posible hasta cierto punto.

En todo caso, es posible contrarrestar esa inflamación en el cerebro. Es interesante saber que las membranas de las células del hipotálamo también están equipadas con sensores omega 3. A través de esta vía, los ácidos grasos omega 3 detienen el proceso inflamatorio en el hipotálamo,[341] lo cual, en teoría, debería repercutir de manera favorable sobre el proceso de envejecimiento de todo el cuerpo.

No discuto que, por el momento, todo esto no es más que especulación, pero si hubiera un fondo de verdad en ello significaría que comer con regularidad pescado podría contribuir a protegernos ante un envejecimiento demasiado rápido.

Aparte de esto, existen indicios de que el efecto inhibidor de las inflamaciones por parte de los ácidos grasos omega 3 es útil para adelgazar. El sobrepeso conduce con frecuencia también a una inflamación del hipotálamo, cuyas funciones resultan entonces perturbadas a gran escala. Con el sobrepeso no solo se inflama la grasa intraabdominal sino también el cerebro, por lo menos el hipotálamo. Dado que el hipotálamo provoca la sensación de saciedad, el sobrepeso tiene como consecuencia que no nos sintamos saciados con suficiente rapidez. Estamos siempre hambrientos no a pesar de sino debido a unas reservas excesivas de grasa. ¿Cómo funciona eso? De una manera muy sencilla: del mismo modo que una nariz inflamada apenas es capaz de oler nada, un hipotálamo inflamado ya no capta las señales de saciedad del cuerpo. Cuando se nos hincha la nariz durante un catarro, es desagradable, pero al menos lo percibimos con claridad. Si el hipotálamo está inflamado, no nos damos cuenta, al menos de una manera directa, ya que el cerebro en sí mismo es insensible. Solo llegamos a percibirlo de una forma indirecta al rebajarse, por ejemplo, la sensación de saciedad y seguir teniendo hambre.

De esta manera, el sobrepeso trae consigo cada vez más kilos porque el hipotálamo, en su estado «acatarrado», no percibe que el cuerpo ya cuenta con suficiente energía. Con los ácidos grasos omega 3 puede romperse ese círculo vicioso dando marcha atrás a la inflamación del hipotálamo. El hipotálamo vuelve entonces a registrar las calorías y el hambre disminuye.[342] Existen estudios cuyos resultados confirman que tanto el consumo de pescado como las cápsulas de omega 3 ayudan a adelgazar.[343]

Conclusión: el pescado graso y los ácidos grasos omega 3 son recomendables en cantidades moderadas. El consumo de pescado reduce el peligro de contraer numerosas dolencias asociadas a la vejez: desde el cáncer, pasando por enfermedades cardiovasculares, hasta el deterioro mental.[344] Sobre todo el pescado, y en parte probablemente también las cápsulas de omega 3 —esto se está investigando a fondo en la actualidad—[345], podrían reducir incluso el riesgo de mortalidad global.[346]

El pescado graso y las cápsulas de omega 3 no despliegan su efecto beneficioso únicamente en caso de enfermedades inflamatorias, tal como podría pensarse, por ejemplo, con la dolorosa artritis (reúma o, más exactamente, artritis reumatoide) que suele aparecer a la edad de cuarenta o cincuenta años.[347] El pescado y las cápsulas de aceite de pescado no son ninguna panacea, pero aportan una valiosa ayuda en el contexto de un estilo de vida sano en general.

Mi recomendación es la que ya se ha mencionado: entre una y dos porciones de pescado graso por semana. A quien no le guste, podría considerar ingerir las cápsulas de omega 3 como alternativa, sobre todo en caso de sobrepeso y —después de consultar a su médico— de enfermedades inflamatorias.[348] La dosis habitual de las cápsulas de aceite de pescado está entre dos y un máximo de tres cápsulas al día. Una cápsula suele llevar un gramo de aceite de pescado. Algo más de la mitad está compuesto por una mezcla de diferentes ácidos grasos omega 3, la mayoría de las veces predominan EPA y DHA. Sugerencia: hay cápsulas de aceite de pescado purificado molecularmente que en su mayor parte están exentas del posible mercurio y de otras sustancias dañinas. Una alternativa al aceite de pescado con un efecto tal vez comparable es el aceite de kril.[349] Otra opción es el aceite de algas, que también resulta idóneo para veganos. Las cápsulas deberían conservarse en la nevera para que no se pongan rancias.

LAS GRASAS: RESUMEN Y RECOMENDACIÓN
BRÚJULA

Las grasas... Esa palabra pronostica ya lo que nos sucederá con el consumo del tercer y último nutriente principal: «las grasas engordan», dice el tópico. Las grasas, con sus 9 calorías por gramo, contienen más energía que los hidratos de carbono y las proteínas, que solo nos suministran 4 calorías por gramo (el alcohol puro está en medio, con 7 calorías por gramo). A esta imagen contribuye el hecho de que, de manera intuitiva, imaginamos los vasos sanguíneos como tuberías de desagüe que, como todo el mundo sabe, se atascan fácilmente con el exceso de grasas. Con este trasfondo resulta comprensible por qué no hace tanto la demonización de las grasas alcanzó tanta resonancia. La consecuencia de esa lipofobia fue que comimos cada vez más y más carbohidratos de rápida absorción y productos industriales azucarados que resultaron ser en parte mucho más perjudiciales.

En la actualidad está claro que la mayoría de las grasas son inofensivas y muchas de ellas son muy saludables. Especialmente terapéuticos son los ácidos grasos omega 3 que se encuentran sobre todo en las semillas de lino y de chía, en las nueces, el aceite de colza y el pescado graso (salmón, arenque, trucha, etc.). Lo decisivo para la salud, e incluso para mantener la línea, no es solo la densidad energética de un alimento. Más importante es lo que ese alimento provoca desde un punto de vista fisiológico. Algunos ácidos grasos que comemos se acoplan a las estructuras del cuerpo —las membranas celulares— y actúan además como sustancias mensajeras que, por ejemplo (como en el caso de los omega 3), son capaces de detener los procesos inflamatorios.

Se ha comprobado que esta naturaleza señalizadora y medicinal de algunos ácidos grasos es una bendición sobre todo en casos de obesidad y durante la vejez. Así pues, nuestro concepto de «tubería» se corresponde muy poco con la biología real de los vasos sanguíneos. Por ejemplo, no parece algo banal que la arterioesclerosis sea una enfermedad inflamatoria: las partículas de colesterol LDL se acumulan en la pared arterial, donde se «oxidan», lo que a su vez provoca una inflamación. Esto explica por qué las grasas omega 3 de los vasos sanguíneos no solo no producen atascamientos, sino todo lo contrario: reducen el riesgo de una dolencia cardiovascular por la vía de su efecto inhibidor de la inflamación. Además, las grasas omega 3 reducen el peligro de muchas dolencias asociadas a la vejez, como, por ejemplo, el reúma, una enfermedad también inflamatoria. Dado que el sobrepeso también va acompañado de elevados procesos inflamatorios, los ácidos grasos omega 3 despliegan también aquí un efecto terapéutico.

Las grasas sanas son nuestras amigas también, y no en último lugar, en el tema de la resistencia a la insulina. Dado que la resistencia a esta sustancia aumenta con los años, tal vez resulte favorable para todos reducir la ingesta de carbohidratos cuando uno ya ha alcanzado una avanzada edad y aumentar en cambio el consumo de grasas. Yo como más grasas que antes, sobre todo en forma de semillas de lino, frutos secos, aceite de oliva, aceite de colza, aguacates, chocolate negro y pescado. También como algo más de queso.

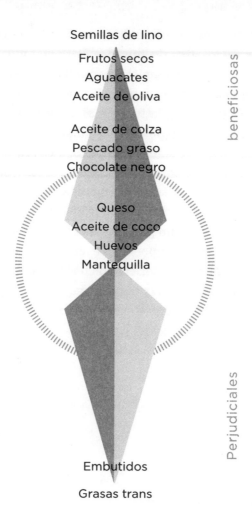

Semillas de lino

Frutos secos

Aguacates

Aceite de oliva

Aceite de colza

Pescado graso

Chocolate negro

Queso

Aceite de coco

Huevos

Mantequilla

beneficiosas

Perjudiciales

Embutidos

Grasas trans

Brújula de las grasas

En contra del prejuicio generalizado, la mayoría de las grasas son más o menos sanas, muchos alimentos ricos en grasas son incluso muy recomendables. Solo hay que evitar por completo las grasas trans porque son tóxicas.

Como regla general, los ácidos grasos insaturados son más sanos que los ácidos grasos saturados. Pero no todos los saturados son perjudiciales; por ejemplo, el queso. La mantequilla puede clasificarse como neutra, lo mismo que el aceite de coco, últimamente aclamado a bombo y platillo. Ese elogio se debe a que el aceite de coco es tenido, aunque sin fundamento, por un aceite TCM, es decir, por un aceite compuesto por ácidos grasos saturados de cadena media. Sin embargo, los TCM solo figuran en un 15 % en el aceite de coco. O sea, el aceite de coco está bien, pero no es ningún «superalimento».[350]

Los alimentos ricos en grasas que deberías evitar a toda costa son los embutidos, así como —entre otras cosas a causa de las posibles grasas trans— los donuts, los buñuelos, las berlinesas, las patatas chips, las patatas fritas y demás alimentos fritos, las pizzas congeladas y los bollos que no ha preparado tu abuela sino la industria.

CAPÍTULO 11

¡NADA DE PÍLDORAS VITAMÍNICAS!

CON UNA EXCEPCIÓN: VITAMINA D3 PARA TODOS

No necesitas ninguna píldora vitamínica, bueno, casi ninguna. Si te gusta beber un batido recién hecho o un zumo multivitaminas, bien, de acuerdo, pero dejémoslo en un vaso al día. No consideres esos zumos como sucedáneos de la fruta de verdad.

La mayoría de las píldoras vitamínicas son «solo» un despilfarro de dinero, pero algunas de ellas son, además, perjudiciales en toda regla. La vitamina A y la betacaroteno (una fase previa de la vitamina A) en forma de pastillas de concentración elevada incluso incrementan, por ejemplo, el riesgo de mortalidad.[351]

Según los estudios realizados hasta la fecha acerca de este asunto, solo existe una vitamina que reduce el riesgo de mortalidad incluso en forma de píldora: la vitamina D_3, la cual es en muchos sentidos un caso especial. Como ya se ha mencionado antes, a nuestro cuerpo le gustan los paquetes nutritivos, no las sustancias nutritivas por separado. Por cierto, quien se alimente siguiendo las recomendaciones de *La brújula de la alimentación* puede estar seguro de que ingerirá todas las vitaminas y minerales en cantidades más que suficientes. Sin embargo, la vitamina D es una excepción, y ello por dos razones.[352]

Muy pocos alimentos contienen vitamina D: en primer lugar el pescado graso, como el salmón, la caballa y el arenque, le siguen el aceite de hígado de bacalao y las setas expuestas al sol o secadas al sol.[353]

Nuestro cuerpo crea la mayor parte de la vitamina D por sí mismo, razón por la cual esta vitamina, en sentido estricto, no es una vitamina, pues las vitaminas se definen por el hecho de que las necesitamos sí o sí en pequeñas cantidades pero no podemos producirlas por nosotros mismos. Como seguramente ya sabes, el cuerpo solo crea vitamina D cuando recibe suficiente radiación solar en la piel (en concreto, radiación ultravioleta B, UVB).

Uno de los motivos por los cuales una parte de la especie humana desarrolló una piel clara en el transcurso de la evolución podría ser que el cuerpo, de esta manera, produce más vitamina D. Los pigmentos oscuros de la piel bloquean la radiación UVB. La piel oscura es, por consiguiente, un factor natural de protección solar. En la sabana africana que en su día poblaron todos los representantes de *Homo sapiens*, esto era y sigue siendo práctico. Cuanto más nos alejamos del ecuador, por ejemplo cuanto más al norte nos dirigimos, más difícil resulta que la piel cree vitamina D. En Alemania, la radiación solar en invierno es tan débil que incluso una piel clara es incapaz de formar vitamina D por mucho tiempo que pase al aire libre.

La consecuencia es un llamativo déficit de vitamina D en Alemania, tal como han revelado numerosas investigaciones. Algunos expertos consideran apropiados unos niveles de vitamina en la sangre por encima de los 50 nanomoles por litro. Si resumimos los resultados de las investigaciones, sin embargo, observamos que el valor óptimo está más bien en los 75 nanomoles por litro o más.[354] Con independencia del criterio que se adopte, lo cierto es que en Alemania los valores de la vitamina D son demasiado bajos. Tal como se ve en la figura 11.1, ini siquiera en verano alcanzamos el

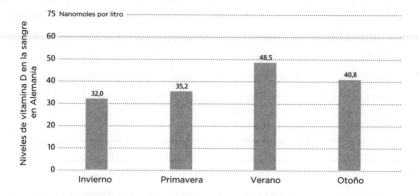

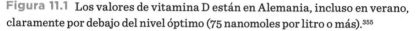

Figura 11.1 Los valores de vitamina D están en Alemania, incluso en verano, claramente por debajo del nivel óptimo (75 nanomoles por litro o más).[355]

primer nivel aducido! Podemos decir, sin exagerar, que en Alemania —en comparación con un abastecimiento correcto— reina una carencia casi generalizada de vitamina D.[356]

Resumiendo, nosotros necesitamos vitamina D, y con «nosotros» me refiero a todos y cada uno de los seres humanos, si bien algunos necesitan más que otros. Se pueden encontrar preparados de vitamina D en dos variantes: D_2 y D_3. Se ha comprobado que la D_3 (colecalciferol) es la variante más eficiente, pues se trata de la que crea nuestra piel y la que se encuentra en el pescado.

Como ya se sabe desde hace décadas, una de las funciones principales de la vitamina D consiste en pasar el calcio al cuerpo. Por esta razón, la vitamina D es importante a la hora de contar con unos huesos fuertes, e impide las deformidades óseas en los niños, enfermedad que se denomina «raquitismo». Pero en años recientes se ha descubierto que prácticamente todos nuestros órganos están provistos de antenas (receptores) de vitamina D. Por consiguiente, los efectos de la vitamina D son muy diversos y no se han investigado, ni con mucho, por completo. Recientemente, por ejemplo, se descubrió que la vitamina D despliega una especie de efecto protector frente a los catarros.[357] Esto podría explicar por qué solemos resfriarnos tan a menudo precisamente en invierno, cuando los niveles de vitamina D en la sangre alcanzan su punto más bajo. Al mismo tiempo, un análisis meticuloso de 56 experimentos científicos serios ha revelado que los preparados de vitamina D_3 también resultan apropiados para prevenir una muerte prematura.[358] Según los análisis más recientes, los preparados de vitamina D_3 reducen el riesgo de mortalidad ¡en un 11 % nada menos![359]

De acuerdo, pero ¿qué cantidad hay que ingerir para alcanzar los niveles en la sangre citados más arriba? Depende de la situación personal de cada cual. Como directriz cabe decir que diariamente entre 1.000 y 2.000 unidades internacionales (UI) son suficientes para la mayoría de los adultos (1.000 unidades internacionales corresponden a 25 microgramos). La dosis máxima para adultos clasificada como segura está en torno a las 4.000 unidades diarias. No debería sobrepasarse esa cantidad.[360]

Si pasas mucho tiempo al sol en verano, seguramente no necesitarás tomar ningún preparado (sobre todo en los meses de agosto y de septiembre), por la sencilla razón de que se habrá acumulado suficiente vitamina D en tu cuerpo. En ese caso, comienza en el mes de octubre con 1.000 unidades, sube en invierno a las 2.000 unidades y ve reduciendo la dosis poco a poco en primavera, cuando se incrementen cada vez más las horas de luz solar. Así es como lo hago yo.

Unas palabras a los adoradores del sol: no solo no deberías permitir que tu piel se quemara, sino que ante un enrojecimiento de la piel deberías abandonar en el acto la exposición al sol. Lo ideal sería que repartieras la radiación lo más uniformemente posible por tu cuerpo, es decir, es preferible unos breves veinte minutos al sol al mediodía y con el cuerpo lo más desnudo posible que dejar que los agresivos rayos del sol te quemen solo la cara durante una hora larga. En verano yo me unto la cara (¡incluidas las orejas!) y la nuca cada día con un factor de protección solar de por lo menos 30, lo cual, en teoría, significa que podría estar al sol aproximadamente treinta veces más tiempo que sin esa protección. La mayoría de las veces llevo, además, un sombrero.

Algunos necesitamos más vitamina D que otros:

- Muchas personas mayores pasan poco tiempo al aire libre, razón por la cual el déficit de vitamina D en la vejez es especialmente elevado. A esto se añade que la piel crea menos vitamina D en la vejez. En este caso se recomiendan 2.000 unidades durante todo el año.

- Dado que la vitamina D pertenece al grupo de las vitaminas liposolubles, el cuerpo almacena la vitamina, entre otros lugares, en las células adiposas. Cuanto más abundante sea el tejido adiposo, más vitamina se «disolverá». Por eso se necesita más vitamina D en el caso de obesidad (severa) o sobrepeso.

- Cuanto más oscura sea tu piel, más cantidad necesitarás.

- En las grandes ciudades suele recibirse algo menos de sol. El urbanita que está en el despacho desde las nueve de la mañana hasta las cinco de la tarde necesitará una dosis mayor. (Por otro lado, existe cierto desnivel entre el norte y el sur:[361] quien vive en Kiel o en la nubosa Hamburgo necesita por lo general una pizca más de vitamina D que el que vive en Constanza o en Friburgo de Brisgovia.)

VEGETARIANOS Y VEGANOS: POR LO MENOS LA VITAMINA B$_{12}$

Las vitaminas B se forman principalmente en las plantas, con excepción de la vitamina B$_{12}$. Esta vitamina especial la producen las bacterias y no aparece casi nunca en los vegetales.[362] Esto significa que los vegetarianos, y en especial los veganos, deberían tomar por lo menos un preparado de vitamina B$_{12}$. Cantidad recomendada: 250 microgramos (mcg) de cianocobalamina al día.[363] Esto es válido también, y con mayor motivo, para veganas embarazadas y para las que dan el pecho, ya que una carencia de B$_{12}$ puede provocar graves daños neurológicos en el bebé (o en el no nacido todavía).[364] ¡No te lo tomes a broma! Una carencia de vitamina B$_{12}$ puede arruinar por completo las ventajas de una dieta vegetariana o vegana. Si también renuncias al pescado, te aconsejaría que tomaras, además, un preparado de omega 3 (también los hay en forma vegana, como aceite de algas).

Nuevos análisis señalan que las diversas vitaminas B (B_1 B_2, B_3, B_5, B_6, B_7 o biotina, B_9 o ácido fólico, y B_{12}) trabajan en gran medida como los diferentes instrumentos de una orquesta. Si estás tomando fuertes dosis de una determinada vitamina B, por ejemplo ácido fólico en forma de pastillas de ácido fólico, eso puede agudizar la carencia de vitamina B_{12}. Una vitamina B «ensombrece» a la otra. Es como si un contrabajo demasiado dominante se superpusiera al resto de los instrumentos y arruinara la armónica sinfonía en B mayor.[365] Se trata todavía de un terreno especulativo, pero ese podría constituir un argumento a favor de ingerir preferiblemente un «complejo vitamínico» B bien dosificado, que incluya la familia entera de vitaminas B, en lugar de tomas de vitamina B_{12} por separado. Las vitaminas D son hidrosolubles, de modo que por lo general un superávit solo procura una orina rica en vitaminas y especialmente cara.

Ahora sí nos adentramos de manera definitiva en el territorio de la especulación, pero un complejo vitamínico B podría desplegar efectos beneficiosos en cada uno de nosotros. No está comprobado que las vitaminas B reduzcan el riesgo de mortalidad (como sí hace la vitamina D_3), pero disminuyen un 12 % el riesgo de padecer un ictus.[366]

Tal vez las vitaminas B podrían detener incluso el deterioro cerebral que avanza a paso lento y que es típico en la vejez. En un estudio de la Universidad de Oxford se suministró un complejo vitamínico B de alta dosificación durante dos años a personas mayores que padecían lagunas de memoria. Mientras que en el grupo de control el cerebro iba deteriorándose paulatinamente, en el grupo de la prueba se impidió casi por completo el deterioro cerebral gracias a la vitamina B.[367] Ahora bien, eso no ocurrió en todos los miembros del grupo. Tal como revelaron otros análisis, el efecto beneficioso de la vitamina B para el cerebro solo se produjo en aquellas personas con unos niveles elevados de omega 3 en la sangre.[368] Este hecho es, en primer lugar, otro argumento más a favor de una alimentación que incluya abundante omega 3. En segundo lugar demuestra de nuevo que al cuerpo le pirran los paquetes complejos de nutrientes, cuya combinación ideal sigue siéndonos desconocida. Solo una cosa está clara: la manera más rápida de alcanzar una combinación equilibrada es mediante una alimentación equilibrada.

Yo tomo entre 1.000 y 2.000 unidades de vitamina D_3 diariamente, en invierno más, en verano menos o incluso nada. En verano salgo más que antes a pasear al sol. Al menos una vez a la semana como un plato de pescado, y todos los días ingiero semillas de lino, y como nueces con regularidad. Cuando paso demasiado tiempo sin comer pescado, lo cual ocurre de vez en cuando, me tomo dos cápsulas de omega 3 diarias por precaución. Además, consumo con frecuencia —esto como experto en vinos y en el cerebro— un complejo vitamínico B. Todo esto hasta nueva orden, hasta que algún flamante descubrimiento en las investigaciones me enseñe algo mejor (cuento con ello). En este sentido deberíamos estar al tanto de los resultados de los estudios de gran calado que se están llevando a cabo (por ejemplo, en una investigación a gran escala de la Universidad de Harvard se están testando la vitamina D_3 y los omega 3 tanto por separado como combinados; aguardo los resultados con suma expectación).[369]

Mi conclusión: sé apreciar las pocas pastillas que tomo, pero en general prefiero las sinfonías de sustancias nutritivas verdaderamente complejas. Es decir, una comida auténtica.

CAPÍTULO 12

EL RITMO DE LAS COMIDAS Y LA FORMA MÁS EFECTIVA DE AYUNAR

POR QUÉ ES IMPORTANTE CUÁNDO Y DURANTE CUÁNTO TIEMPO COMES

Observa estas dos graciosas criaturas:

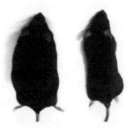

Dos ratones de la misma especie, el mismo tamaño, la misma edad y, ahora viene lo fuerte, la misma alimentación durante toda su vida. No solo el mismo tipo de comida, sino una cantidad idéntica. ¿Cómo es posible? ¿Por qué el ratón de la izquierda está gordo y el de la derecha, delgado?

Imagina que en vez de ratones fueran personas. No sabemos nada de ellas. Solo vemos que una está gorda y la otra delgada. ¿Qué es lo primero que se te pasaría por la cabeza? La primera sospecha sería que la persona gorda ha comido más que la delgada. Pero insisto: los dos ratones comieron exactamente la misma comida y en la misma cantidad.

Los ratones, dicho sea de paso, fueron alimentados con una especie de comida rápida para roedores. Los michelines del individuo de la izquierda no son, por tanto, del todo sorprendentes. En cambio sí requiere alguna explicación la buena figura del ratón de la derecha. ¿Cómo es que está tan delgado? ¿Añadieron algo como suplemento a la comida rápida, alguna sustancia mágica como los lactobacilos u otra similar que le protegió misteriosamente de la adiposidad? No.

Bien, entonces solo queda una explicación convencional: el ratón de la derecha debe de haber seguido un plan riguroso de gimnasia, mientras que el de la izquierda se ha pasado la vida en el sofá como un teleadicto. Pero tampoco se esconde ahí la explicación.

La verdadera respuesta es tan simple como sorprendente, y nos señala una estrategia probablemente muy eficaz contra el sobrepeso: el ratón gordo de la izquierda podía disponer de su comida basura las veinticuatro horas del día. El ratón delgado de la derecha solo tenía acceso a la misma comida a una hora determinada y en una franja horaria limitada, de noche, cuando los ratones están activos por naturaleza. Expresado con mayor exactitud, el ratón de la derecha tenía la comida a su disposición ocho horas. Las restantes dieciséis horas, no tenía más remedio que ayunar.

Ahora bien, los ratones son listos, y en tales circunstancias aprenden enseguida a llenarse la panza durante el «breve» tiempo en el que disponen de comida. La consecuencia es que al final ingieren la misma cantidad de comida que los ratones que la tienen constantemente a su disposición. Y sin embargo permanecen delgados. Y no solo esto, sino que además envejecen con un estado físico envidiable, lo cual, teniendo en cuenta su dieta nada ejemplar, resulta aún más sorprendente. En cambio, los ratones a los que se les permitía picar a todas horas no solo engordaron a ojos vista sino que también contrajeron las típicas enfermedades asociadas a la vejez del mundo bien alimentado, como hipertensión arterial, hígado graso, valores elevados de procesos inflamatorios y resistencia a la insulina.[370]

Piensa por unos instantes en la transcendencia que tiene o que, como mínimo, podría tener ese resultado si pudiera aplicarse a nosotros, los seres humanos. (Por supuesto, dicho fenómeno no se constató solo en esos dos ratones sino en numerosos experimentos. Los tests fueron llevados a cabo por investigadores del renombrado Instituto Salk de Estudios Biológicos en la ciudad californiana de San Diego y los resultados se publicaron en las revistas especializadas de alto rango, como en *Cell Metabolism*.)

La explicación estándar para el sobrepeso parte, como ya sabemos, del principio del equilibrio energético. ¿Cómo engordamos? Consumiendo más de lo que quemamos. Comemos más de lo que deberíamos y/o nos movemos demasiado poco. Al mismo tiempo la máxima es: una caloría es una caloría con independencia de cuándo se ingiera. Es en este patrón explicativo donde encaja la primera sospecha que se nos pasa por la cabeza cuando vemos a una persona obesa: ¡Tiene que haberse zampado medio mundo (y/o es muy vaga)!

El concepto «equilibrio energético» suena a física con una lógica sin fisuras, y en un nivel básico lo es: la energía no se disuelve por los aires en este universo. Esto sirve incluso para la energía que suministramos al cuerpo. Y, sin embargo, ese principio no nos vale en cuanto tenemos que vérnoslas con complejos organismos biológicos como un ratón, por ejemplo, o una persona.

Reflexionemos en primer lugar sobre la definición de caloría. El valor calórico de la alimentación se determina quemando muestras de comida, y consiste literalmente en eso. Tomemos, por ejemplo, un trocito de zanahoria e introduzcámoslo en un recipiente de acero sometido a presión con oxígeno en estado puro. Ahora solo hay que encender el trocito de zanahoria con la ayuda de unos electrodos (en cierto modo como un rayo de corta duración). El recipiente de acero se encuentra asimismo dentro de un recipiente con agua cuya temperatura se mide. Cuanto más se calienta el agua, cuanta más energía posee la muestra de comida, más «calórica» es. Una kilocaloría no es otra cosa que la cantidad de energía que se necesita para elevar en un grado centígrado la temperatura de un kilo de agua.

Hasta aquí, sin problemas. Solo que a la mayoría de los recipientes de acero, según tengo entendido, les importa muy poco a qué hora se le coloca la muestra de comida. Para un recipiente de acero, una caloría es una caloría siempre. Pero eso probablemente no vale para los organismos que se han adaptado en el transcurso de millones de años al ritmo del día y de la noche debido a la rotación del planeta Tierra. En según qué circunstancias, para un organismo semejante resultaría decisivo no solo cuántas calorías ingiere sino también cuándo las ingiere.

En estos últimos años se ha descubierto que el metabolismo tiene un ritmo completamente diferente dependiendo de la hora del día. Con ello no estoy sugiriendo que el cuerpo pueda echar por tierra los fundamentos de la física. No, lo cierto es que no es capaz de tal cosa, pero se ha demostrado que las calorías se procesan de una manera diferente dependiendo de cuándo o a qué ritmo (o bien en qué margen de tiempo) las ingerimos. Así, por ejemplo, según las circunstancias, las calorías pueden transformarse en calor y ser quemadas en lugar de almacenarse para formar michelines.[371] La biología del cuerpo no refuta a la física, solo añade una nueva capa a la complejidad ya existente. Y es que nosotros somos —¿quién lo habría imaginado?— un pelín más complejos que un recipiente de acero...

El ritmo biológico del día y de la noche de nuestro cuerpo se detecta incluso en lo más profundo de las células, en los genes. Más de la mitad de la actividad genética está sujeta a un ritmo día-noche.[372] Es decir, miles de genes están más o menos activos dependiendo de la hora del día. Un órgano concreto como el hígado se pone en marcha a primera hora de la mañana, mientras otros, en cambio, cesan su actividad. Dependiendo del momento del día, las diferentes células de los órganos forman de esta manera distintas proteínas a causa de la diversa actividad genética. Podría decirse que dependiendo de la hora somos otro organismo, otra persona, lo cual puedo confirmártelo yo que por la mañana tengo muy mala uva.

Todo esto ¿es un mero rizar el rizo de la argumentación teórica? No, las consecuencias prácticas son considerables. Puedes elegir entre engordar y adelgazar. Un ejemplo: si a las personas que se someten a un experimento se les da una comida idéntica, una vez por la mañana y otra por la tarde, el cuerpo reacciona de una manera completamente diferente aunque el ayuno antes de la comida haya tenido la misma duración. Por la mañana temprano, por ejemplo, es cuando más elevada es nuestra sensibilidad a la insulina, de ahí que el incremento del nivel de glucemia tras una ingesta sea muy pequeño por la mañana. De este modo, las sustancias nutritivas, en especial los carbohidratos, «se asimilan» mejor por la mañana. En el transcurso del día va reduciéndose cada vez más el control de la glucemia. Desde la perspectiva del nivel de azúcar en la sangre, es como si por la noche —para una cantidad de comida objetivamente idéntica— comiéramos el doble. Expresado con exageración, por la noche nos transformamos en un paciente temporal de diabetes. Es justo entonces cuando los hidratos de carbono se convierten en un problema.[373]

Así pues, el momento en el que comemos marca la diferencia. En un experimento se dividió a unas mujeres obesas en dos grupos. Todas las mujeres debían seguir la misma dieta con la misma cantidad (reducida) de calorías, salvo en un detalle: el primer grupo tomaba un gran desayuno y una pequeña cena; el segundo grupo hacía justamente lo contrario, tomaba un desayuno escaso y una abundante cena. El resultado fue que el grupo que desayunó fuerte perdió claramente más peso. Además, o relacionado tal vez con lo anterior, en las mujeres de ese grupo los niveles de grasas en la sangre al final del experimento eran muchísimo mejores.[374] Esto no quiere decir que cada uno de nosotros deba atiborrarse por la mañana con desayunos descomunales, menos aún si no siente nada de hambre en ese momento del día, pero deberíamos tomar nota de que en general es más beneficioso ingerir la mayor parte de las calorías temprano y no tarde.[375]

Como ya se ha mencionado, no solo es importante cuándo comemos cuánto, sino también cuándo ingerimos qué. El hecho de que en el transcurso del día nos convirtamos en pacientes diabéticos en miniatura sugiere que haríamos mejor en ingerir las bombas de hidratos de carbono por la mañana o al mediodía. A causa de la elevada sensibilidad a la insulina por la mañana, el cuerpo procesa en ese momento con relativa celeridad el flujo de glucosa. Al atardecer, esa misma cantidad de carbohidratos le supone al cuerpo un gran esfuerzo, es así de simple.

Un motivo radica en la hormona del sueño, la melatonina, cuya secreción también sigue con marcado énfasis el ritmo biológico del día y de la noche: la luz clara del día inhibe la formación de melatonina; cuando oscurece, se incrementa la concentración de melatonina, y nos cansamos. Las células que forman la insulina del páncreas también están provistas de moléculas receptoras para la melatonina: en el momento en que la melatonina se acopla a esas antenas, queda inhibida la secreción de insulina.[376] El páncreas se queda en cierto modo dormido. La consecuencia es una regulación limitada de la glucemia a última hora de la tarde y durante la noche. Si por la noche nos zampamos una montaña de patatas mientras el páncreas está en duermevela, las moléculas de glucosa se quedan circulando más tiempo de lo habitual por la sangre a causa de la secreción débil de insulina, con el peligro de que «se peguen» en el interior de nuestro cuerpo.

Desde esta perspectiva, parece ser que lo ideal es acostumbrarnos a ingerir hidratos de carbono sanos, como el pan integral, los cereales, el plato de fruta, etc., en la primera mitad del día. Al mediodía podríamos echar mano de una fuente proteínica, como un filete de pescado con ensalada y verduras, mientras que por la noche deberíamos servirnos en el plato sobre todo alimentos ricos en grasas, como los aguacates, los frutos secos, el aceite de oliva, el queso, etc.[377]

Pero aún más importante que ese ajuste preciso de los nutrientes principales es, con seguridad, limitar las comidas a una determinada franja del día. También esto depende de la experiencia y de los experimentos de cada cual. A mí me resulta cómoda la franja horaria de ocho de la mañana a ocho de la tarde. Pese a que no soy ningún maestro del autocontrol, no me parece demasiado difícil atenerme a ese horario. Así pues, yo como en ese intervalo de doce horas. Las doce horas restantes, ayuno. Cuando tengo que ponerme serio para librarme de algún que otro inicio de michelín, reduzco esa franja horaria entre las nueve de la mañana y las siete de la tarde. Por ahora no puede decirse qué franja horaria es la más adecuada. Sin embargo, los estudios con ratones señalan hasta cierto grado la regla general: cuanto más corta es la franja, más marcados son sus efectos beneficiosos. Pero, en definitiva, lo más importante es que encuentres un ritmo que se adecúe a tu día a día y con el que vivas a gusto. ¡Encuentra un ritmo que no te sepa demasiado a renuncia!

En el supuesto de que no estés del todo convencido para dar comienzo a un experimento por tu cuenta, aquí va una motivación: veamos por un instante cómo repercute en el cuerpo la limitación del tiempo para las comidas. ¿Por qué resulta terapéutica esta práctica? ¿Por qué no debería ser mejor para el cuerpo abastecerse constantemente de energía y de valiosas sustancias nutritivas?

EFECTO N.º 1: LIMITAR EL TIEMPO PARA LAS COMIDAS ESTABILIZA EL RITMO BIOLÓGICO DEL CUERPO

Una de las ventajas de limitar la comida a determinadas horas del día está en que de esa manera uno se ajusta al ritmo biológico del cuerpo del día y de la noche fijado por la luz. Como hemos mencionado, todos los órganos del cuerpo están marcados hasta los genes con ese ritmo de día y noche. Simplificando mucho, podría decirse que los órganos —el intestino, el hígado, el páncreas, etc.— están preparados, por su actividad genética, a una comida por la mañana; la esperan por la genética.

En el transcurso del día los patrones de la actividad genética cambian. Nuestras células corporales pasan a otro modo de acción. Igual que nos pasa a nosotros, tampoco una célula corporal puede hacerlo todo a la vez. Durante la noche, el tiempo en el que las células dejan de ser bombardeadas con sustancias nutritivas que tengan que procesarse, es para ellas un buen momento, por ejemplo, para acometer esta o aquella otra labor de orden y de limpieza. Es el momento de descomponer con calma las estructuras proteínicas grumosas o perjudiciales y de eliminar corpúsculos celulares defectuosos. Esta situación podría compararse con una fiesta popular en la calle: los actos festivos quedarían deslucidos si el servicio de limpieza municipal comenzara la recogida de basuras en plena fiesta. En vez de eso, el servicio llega por la noche, cuando la celebración ya ha acabado. De una manera similar procede nuestro cuerpo... cuando se lo permitimos.

Si en lugar de eso, por la noche tomamos al asalto la nevera (algo nada raro para mí en otro tiempo) para, por ejemplo, zamparnos unas cucharadas de helado de chocolate, entonces se acabaron los trabajos de limpieza. A los genes del hígado, y de otros órganos que iban a echarse una bien merecida siestecita, los despierta con agitación la inesperada irrupción de calorías que les cae encima y se disponen a dar cuenta de esas calorías. La molécula mTOR se pone en marcha. Otros genes, entre ellos aquellos cuya actividad conduce a las medidas de limpieza y de reparación en la célula, son ignorados. El habitual ritmo armónico de la actividad genética se ve destrozado por el asalto nocturno a la nevera.

A la inversa, una comida consecuente en una franja determinada de tiempo estabiliza y fortalece el ritmo biológico de día y noche del cuerpo, lo cual mejora, como está comprobado, el sueño.[378] Con los años ese ritmo va perdiendo energía, el sueño se vuelve menos firme, se deshilacha, nos toca lidiar con el insomnio. Una franja estricta para las comidas durante el día —sin ninguna expedición a la cocina a la luz de la luna— puede tener unos efectos muy beneficiosos.

Resumiendo, el cuerpo sigue un ritmo adecuado cuando los tiempos de luz y de oscuridad están en consonancia con los de comida y de ayuno.[379]

EFECTO N.º 2: AYUNO GRANDE Y AYUNO PEQUEÑO

El segundo motivo por el cual es bueno para el cuerpo comer dentro de una franja limitada de tiempo es la pausa para comer. Hubo un tiempo en que la humanidad —por lo menos ese es el tópico— se conformaba con las clásicas tres comidas al día. En cambio nosotros, modernos neuróticos urbanitas, comemos y picamos continuamente hasta muy entrada la noche.

Como estamos colmando a las células de manera ininterrumpida con alimentos y energía, estas —estimuladas por la insulina, por el IGF-1 (factor de crecimiento similar a la insulina) y por la molécula mTOR— se encuentran en un modo de crecimiento continuo, lo cual, a grandes rasgos, significa que envejecen sin cesar. En cambio, si no comemos durante un tiempo, los niveles de insulina y de IGF-1 descienden, y la molécula mTOR se calma, las células dan comienzo a su beneficioso programa de autolimpieza: la autofagia. El cuerpo pasa del modo «crecimiento» al modo «labores de mantenimiento».

De esta manera todas las noches iniciamos una pequeña cura de ayuno en la que el cuerpo es mantenido e «inspeccionado». (Recientemente se ha descubierto que también el cerebro se depura durante el sueño nocturno. En ese proceso, aquellos agregados proteínicos que se sospecha provocan la enfermedad de Alzheimer ise podrían estar limpiando en el cerebro!)[380] La palabra «desayuno» contiene con exactitud esta idea: la noche es un corto período de ayuno que se rompe por la mañana.

En la actualidad, el tema del ayuno está adquiriendo mucha popularidad, lo cual no nos debería sorprender demasiado en una época en la que existe una superabundancia alimentaria como nunca antes: el exceso hace atractiva la renuncia voluntaria. Esa renuncia dice algo de nosotros, de nuestro carácter, de nuestro autocontrol. Hoy día podemos permitirnos elogiar y festejar el ayuno.

En términos generales lo considero una evolución gratificante. No obstante, pienso que, en lo que se refiere a sus repercusiones físicas, el ayuno, en su concepción clásica, está sobrevalorado. Me refiero a esos ayunos en que un par de veces al año se realiza una dieta absoluta y durante algunos días no se come nada o casi nada. Y después la vida sigue igual.

No es que considere absurdas tales curas de ayuno. Yo me sometí también a ellas y la experiencia me pareció muy enriquecedora. A mí no me resulta sencillo ayunar todo el día. Decirlo es muy fácil, «¡Hoy me voy a ir a la cama sin comer!», pero cuando llega el momento la cosa (irte a dormir hambriento) resulta muy dura. Lo bueno del asunto es que constatas que por la mañana te despiertas otra vez y todo parece normal de alguna manera. Esta es la enseñanza más valiosa que he conservado de mis intentos de ayuno: la experiencia de que puedes renunciar a algo de lo que pensabas que eras incapaz.

Un truco que hace algo más llevadero el ayuno es el siguiente: pocos días antes del ayuno hay que pasarse a una dieta baja en carbohidratos y rica en grasas. Cuando al cuerpo le faltan los hidratos de carbono, se ve obligado a pasar con mayor frecuencia al modo «quema de grasas». Lo interesante del asunto es que esto posee cierta similitud con el estado de ayuno, en el que también quemamos grasas: durante el ayuno se consumen pronto las reservas de carbohidratos (glucógeno) del cuerpo, igual que una alimentación con marcada reducción de los hidratos de carbono. El cuerpo se ve obligado a utilizar las reservas de grasa. La maquinaria es accionada ahora de manera más intensa por las grasas, en lugar de hacerlo mediante la glucosa. Desde la perspectiva de las células corporales, probablemente no supone ninguna diferencia si esas grasas proceden de la alimentación o del cuerpo mismo.[381]

Pasarse algunos días sin comer calibra también el aprecio por la comida: una sencilla fresa se convierte en una explosión de sabor cuando por fin vuelves a comer. En general, ayunar puede llegar a resultar una vivencia inspiradora, ensanchadora de la conciencia, como afirman muchos. Su recuerdo me da fuerza cuando voy a parar a algún lugar de esos donde allá donde mires no hay nada más que comida basura. Vale, entonces me quedo sin comer. Sé cómo funciona. El hambre pasajera está bien.

El hecho de que el ayuno constituye también una medicina para numerosas dolencias del cuerpo se barruntaba ya hace muchos siglos, y los estudios científicos de los últimos años han corroborado esa antigua sabiduría. El ejemplo tal vez más importante y mejor documentado se refiere a la diabetes mellitus tipo 2. Uno de los problemas principales, si no el más importante, de la diabetes mellitus tipo 2 es la adiposidad de órganos como el hígado y de los músculos, los cuales, acto seguido, se vuelven sordos frente a la señal de la insulina para absorber la glucosa de la sangre.

Al comienzo de este libro se mencionó que algunos investigadores de la Universidad de Newcastle, en Gran Bretaña, sometieron durante ocho semanas a un grupo de diabéticos obesos a una alimentación con una fuerte reducción calórica. Los ingredientes: una solución de nutrientes al día con tres porciones apreciables de verdura. Además, se animaba a los pacientes a que bebieran todos los días por lo menos dos litros de agua. No se trataba de una cura de ayuno con agua, pero el suministro total de energía quedó limitado a unas 600 calorías al día (en comparación con las habituales 2.000 o bastante más).

El efecto de la cura resultó ser fenomenal: al cabo de una semana la grasa acumulada en el hígado de los participantes se había reducido en un 30 %, con lo cual las células hepáticas volvían a reaccionar a la insulina. Los niveles de glucemia en ayunas se normalizaron de inmediato. Poco a poco fueron desapareciendo también las grasas del páncreas, el órgano que crea la insulina. Al final de la dieta de ocho semanas, la reacción a la insulina de los pacientes volvía a ser la de una persona sana. (Atención: quien esté pensando en realizar una dieta absoluta de este tipo debería hacerlo bajo control médico, sobre todo porque puede que la dosis de la medicación que esté tomando deba adecuarse y afinarse; la dieta estricta es tan eficiente que si tienes diabetes ¡probablemente necesitarás menos medicamentos o incluso ninguno!)[382]

Similares efectos positivos del ayuno se han observado para la hipertensión arterial[383] y el reúma.[384] Todos los resultados son, en este sentido, impresionantes, pero se trata también de casos extremos; al fin y al cabo, una cura drástica de ayuno «solo» puede ser el disparo de salida para lo que, ojalá, se convierta en un cambio de por vida en los hábitos alimentarios.

Y es que lo decisivo para nuestro bienestar físico no es lo que hacemos un par de veces al año, sino lo que hacemos cada día. Comparémoslo, por ejemplo, con la actividad deportiva. En un nivel básico, el deporte, al igual que el ayuno, ocasiona un déficit de energía. Más aún, al igual que el ayuno, el deporte conduce a una elevada sensibilidad a la insulina y reduce la tensión arterial. No obstante, a nadie se le ocurriría que lo mejor o más eficaz sería realizar un programa ultraintensivo de deporte de cinco días de duración una o dos veces al año. Más bien sabemos que deberíamos movernos con regularidad. A esto es a lo que me refiero cuando considero sobrevalorada la idea clásica que tenemos del ayuno. Sin duda la fuerza del ayuno se despliega de la manera más efectiva si conseguimos incorporar en el día a día las pausas de comida «en pequeño», por ejemplo comiendo dentro de una franja horaria limitada, dejando de comer como muy tarde a las ocho de la noche. Sí, lo admito, eso es algo que no conduce directo al éxtasis. No es ninguna vivencia trascendental. Ese tipo de ayuno en pequeño no es una senda hacia la iluminación y el nirvana, de la misma manera que dar una vuelta diaria al parque corriendo suena a nada frente al desafío y el momento estelar de una maratón. Una cosa no excluye la otra, de acuerdo. Sin embargo, para un envejecimiento sano me parece absolutamente más importante la vuelta diaria al parque corriendo.

Comer dentro de una franja horaria no es el único modo en el que pueden integrarse las minicuras de ayuno en el día a día. Algunos con algo más de autocontrol que yo percibirán como útil ayunar todo un día o incluso dos días a la semana o comer mucho menos de lo habitual.[385] Probablemente ese también sea un método eficaz de poner en marcha la autofagia.

Algunas personas no deberían ayunar en absoluto, o al menos no durante días. Entre ellas están las mujeres embarazadas, las que dan el pecho y las que desean quedarse embarazadas (una mujer que ayuna está diciéndole a su cuerpo que impera una época de escasez nutricional, lo cual, desde el punto de vista de la naturaleza, no es el momento ideal para tener descendencia). Los niños deben crecer, no ayunar. Tampoco deberían ayunar las personas mayores y las personas con sobrepeso, entre otras cosas porque una cura prolongada de ayuno conduce a una reducción no solo de las grasas sino también de la valiosa masa muscular.

En cambio, comer (sin atiborrarse) en una franja limitada de tiempo es probablemente algo bueno para la mayoría de nosotros ya solo por el hecho de que nos sostiene en el ritmo natural del día y de la noche (los bebés son, por supuesto, una excepción). Para algunos, comer en una franja limitada de tiempo es algo normal, pero para muchos, en la actualidad, ha dejado de serlo. Hasta que nuevas investigaciones no me enseñen algo mejor, mi valoración es que comer en una franja limitada de tiempo es la manera más sencilla y efectiva de ayunar.

CONCLUSIÓN

Tanto la cuestión del ritmo de las comidas como el tema del ayuno están plagados de prejuicios y medias verdades. Una leyenda urbana insiste en afirmar que hay que desayunar por fuerza. Otros consideran que un ayuno prolongado es o perjudicial o una cura milagrosa.

Considerando las cosas con sobriedad y en ayunas, los conocimientos existentes se resumirían de la siguiente manera:

- Quien por la mañana, nada más levantarse, no tiene ni pizca de hambre, no debería meterse un desayuno entre pecho y espalda solo porque supuestamente «es la comida más importante del día». De hecho puede convertirse en una oportunidad de prolongar un poco más la fase nocturna de ayuno. Sin embargo, se ha demostrado que la ingesta de la mayor parte de las calorías sobre todo en la primera mitad del día es beneficiosa y, en cualquier caso, no debe hacerse poco antes de acostarse.

- La sensibilidad a la insulina alcanza su nivel más alto por la mañana. Es en ese momento cuando el cuerpo despacha mejor las bombas de carbohidratos. En el transcurso del día, el cuerpo se va volviendo cada vez más insulinorresistente; es decir, las patatas gratinadas y las orgías de espaguetis, mejor al mediodía y no a última hora de la tarde.

- Resulta terapéutico (contra el sobrepeso y las dolencias asociadas a la vejez) limitar la franja de las comidas a un tiempo determinado durante el día, como, por ejemplo, de ocho de la mañana a ocho de la tarde. El hecho de tomar varias comidas dentro de ese intervalo de tiempo o de limitarse a dos o tres grandes no parece que desempeñe ningún papel decisivo ni para el peso ni para la salud.[386] Más importante es evitar una cena pantagruélica, así como la observancia de una pausa estricta de comida durante la noche.

- El ayuno largo no es perjudicial, al revés: es un modo eficiente de poner en marcha el proceso de autodepuración (autofagia) de las células corporales. Sus efectos positivos han sido comprobados en la diabetes y en el reúma.

- Cuán efectivo es ayunar es una cuestión que aún carece de respuesta. Si comparamos el ayuno con otras «actividades» terapéuticas (el deporte, una comida sana, el sueño, la relajación, etc.), la regularidad es probablemente el factor determinante. Llevar a cabo una cura radical de ayuno una vez al año tendrá un efecto mayor o menor, lo mismo que someterse a un plan intensivo de deporte durante toda una semana una vez al año. Pero sin duda es más efectivo un ayuno regular en pequeño (todas las noches, veinticuatro horas una vez a la semana, etc.).

MIS DOCE SUGERENCIAS NUTRICIONALES MÁS IMPORTANTES

1
COME COMIDA DE VERDAD

La primera regla, la más importante, dice: come el mayor número posible de alimentos no procesados, es decir, todo lo que procede directamente de la naturaleza. Todo lo que no llega con una lista de ingredientes y la mayoría de las veces también sin envoltorio (dejando aparte las legumbres, los frutos secos, las semillas y las hierbas). Es decir, todas las verduras, todas las frutas. En cantidades más moderadas también pescado y carne. Algunos lo llaman comida de verdad, *real food*. Por lo general es lo que suele encontrarse inmediatamente en la entrada del supermercado. O lo que se vende en el mercado clásico.

Algunos alimentos están procesados y no obstante son sanos. Un ejemplo son los productos integrales como el pan integral o los copos de avena con un mínimo de procesamiento, pero también el yogur y el queso. El aceite de oliva (virgen extra), el aceite de colza prensado en frío, el té y el café pertenecen también a esta categoría. Si no se supera la dosis recomendada, incluiría incluso el vino y la cerveza. Por regla general, los alimentos procesados saludables son aquellos que cuentan con una tradición milenaria.

Podríamos reformular esa regla orientándola hacia la acción: cocina tú mismo. Sí, claro, preparar con tus propias manos algo bueno con alimentos lleva su tiempo (que a su vez se recupera con una vida más larga y más en forma). Y sí, por supuesto, es más fácil meter una pizza en el horno. Pero meter un pescado fresco en el horno tampoco pide mucho más tiempo. En este sentido me parecen muy prácticas las ensaladas preparadas que hoy en día ofrecen muchos supermercados, igual que la verdura cortada, a pesar de que ambos productos, por desgracia, no se conservan durante mucho tiempo. (Uno de mis platos favoritos y supersimples me lleva como máximo un cuarto de hora de preparación: un filete de salmón asado aderezado con romero, y una ensalada mixta con un aliño de pipas, semillas y aceite de oliva. O un pan integral con aguacate trinchado y, de vez en cuando, con un huevo escalfado.)

En el caso de que tengas que acudir con frecuencia a actos o a lugares donde en las mesas no haya comida de verdad (conferencias, estaciones de tren, etc.), no te hagas la víctima («Pero ¿qué le voy a hacer? ¡Yo no tengo la culpa! ¿Qué voy a comer si no? ¡Soy una víctima de las circunstancias!»). Al cuerno las circunstancias. Antes de salir de casa, prepárate una fiambrera con tu comida favorita, tu verdura favorita, o con un pan integral. Llévate una manzana y una bolsita de frutos secos. O no comas durante unas horas. No arruines tu valioso apetito con comida basura. Sé intransigente en lo que se refiere a la buena alimentación, a la comida de verdad.

2
CONVIERTE LAS PLANTAS EN TU ALIMENTO PRINCIPAL

La segunda regla más importante dice: come más vegetal y menos animal. La guarnición no debería ser la verdura, sino la carne. Por lo general, todas las plantas en su forma natural, así como las setas, son simplemente lo más sano que puedes comer. Da lo mismo si crudas, cocidas o al vapor: no hay nada vegetal que esté prohibido ingerir en exceso (con dos excepciones fundamentales: las patatas y el arroz).

Los productos vegetales de elevado procesamiento resultan perjudiciales, como es el caso extremo del azúcar y de la harina blanca. Las patatas fritas y las patatas chips son comida basura de origen vegetal. El azúcar, la harina blanca, las patatas fritas, las patatas chips: estos ejemplos muestran que, a pesar de que una dieta sin productos de origen animal puede ser del todo saludable, ser vegano no significa sí o sí comer más sano. Así pues, me refiero a comer las plantas que por regla general reconocemos como tales.

3
MEJOR PESCADO QUE CARNE

En lo que se refiere a la carne, puede establecerse una clara jerarquía: el pescado graso y el marisco son los más sanos (los pseudopescados fritos no cuentan). A continuación vienen las carnes blancas, como la de pollo y la de pavo, sobre todo si los animales de los que procede dicha carne han llevado una vida sana (ya solo por este hecho evito la carne procedente de la ganadería intensiva). Si te encanta la carne roja de vaca y de cerdo, cómela pero solo de vez en cuando y en una forma no procesada. ¡Nada de embutidos! ¡Nada de perritos calientes! Mi regla general personal: pescado una o dos veces a la semana, entre una y dos veces al mes carne blanca y algunas veces al año un filete de animal que ha pastado en prados, de caza o un asado de un animal de campo. Las fuentes proteínicas favoritas son las legumbres, como las lentejas, las alubias y los garbanzos (así como el bulgur, los frutos secos, las semillas de lino y de chía y el germen de trigo).

4
YOGUR, SÍ; QUESO, TAMBIÉN; LECHE, ASÍ ASÍ

En el caso de los productos lácteos, la pregunta decisiva no es si son desnatados o enteros, sino si están o no están fermentados. El adelgazante llamado «yogur» es especialmente recomendable (alternativa: el kéfir). El queso está bien, así como su pariente el requesón o el quark. La leche de vaca, según mi valoración personal, resulta menos favorable para los adultos: bebe como mucho uno o dos vasos al día (en mi caso solo utilizo la leche para echarle un poco al café). El yogur puede enriquecerse muy bien con todo tipo de «golosinas» sanas. Yo como todos los días un bol de yogur con arándanos y/o fresas. A quien le guste, debería probar a añadir también germen de trigo, semillas de lino, semillas de chía, frutos secos o sémola de avena. Y, como remate, unas ralladuras de chocolate bien negro por encima...

5
MINIMIZA EL AZÚCAR, EVITA LAS GRASAS TRANS INDUSTRIALES

Minimizar el azúcar no significa evitarlo a toda costa: una col roja, una remolacha exprimida, unos cereales con algo de azúcar añadido suelen ser —dependiendo del alimento alternativo que comerías a cambio— una buena elección. Algunos alimentos, como, por ejemplo, el germen de trigo, contienen algo de azúcar por naturaleza, pero el germen de trigo viene provisto de tantas otras sustancias valiosas (proteína vegetal, fibra, vitamina E, ácido fólico, ácidos grasos omega 3, espermidina...), que, a pesar de todo, yo tomo una cucharada entera cada día. Evita todos los tentempiés industriales, como las patatas chips, las galletas y compañía, y todos aquellos productos sobre los que revolotean las abejas y las avispas en las panaderías.

6
¡SE ACABÓ EL MIEDO A LAS GRASAS!

Las grasas no engordan por sí mismas. Aunque resulte irónico, las grasas sanas se convierten con frecuencia en nuestras amigas en caso de sobrepeso (el término clave es «resistencia a la insulina»). Especialmente recomendables son los ácidos grasos monoinsaturados y poliinsaturados. Esto, traducido a alimentos, significa: disfruta de los frutos secos de todo tipo, pero sobre todo de aquellos que te estén más ricos (regla general: dos puñados al día; en mi caso como frutos secos casi en todas las segundas comidas, naturalmente también entre comidas, bueno, en realidad todo el tiempo). Come pescado graso como el salmón y el arenque, las ya varias veces mencionadas semillas de lino y de chía, pero también pipas de girasol y demás pipas. Otras fuentes excelentes de grasas son los aguacates, el aceite de oliva y el aceite de colza. El queso también es recomendable, como ya se ha dicho. La mantequilla, con moderación, se acepta.

7
SUGERENCIA PARA ADELGAZAR N.º 1: LA DIETA BAJA EN CARBOHIDRATOS MERECE LA PENA EN CASO DE SOBREPESO, NO ES UNA «DIETA DE MODA»

Las dietas bajas en carbohidratos han demostrado ser bastante eficientes. Depende de cada cuerpo, así que lo mejor es experimentar por uno mismo. Ahora bien, en el caso de que padezcas resistencia a la insulina —una consecuencia frecuente de la obesidad— deberías renunciar a las bombas de carbohidratos de absorción rápida como el pan blanco, las patatas y el arroz (al azúcar sin ninguna duda, también a los zumos de fruta, pero no a la fruta entera ni a los carbohidratos lentos como, por ejemplo, las benditas legumbres). Una cosa importante: ¡una dieta baja en carbohidratos no significa una dieta Atkins! Al final del capítulo 5 (pp. 157-159) he bosquejado los componentes de una dieta baja en carbohidratos sana. Quien desee tomar las riendas de su peso, lo mejor es que experimente al menos durante dos o tres semanas con ese tipo de alimentación para ver cómo reacciona su organismo.

8
SUGERENCIA PARA ADELGAZAR N.º 2: APROVECHA EL EFECTO DE LA PROTEÍNA

En lo que respecta a la saciedad, una caloría no es siempre una caloría. Las proteínas sacian mucho mejor que las grasas y los hidratos de carbono. Si quieres adelgazar, intenta introducir algo más de proteína en tu dieta, por ejemplo en forma de yogur, quark (contiene mucha proteína), pescado y mariscos, frutos secos, semillas y en especial todas las legumbres (las muchas y diferentes alubias, guisantes, garbanzos, lentejas). Los huevos, con moderación (regla general: máximo un huevo al día).

9
SUGERENCIA PARA ADELGAZAR N.º 3: COMER POR FRANJAS HORARIAS

Un método sencillo para permanecer delgado consiste en comer dentro de una franja horaria limitada, como, por ejemplo, de las ocho de la mañana hasta las ocho de la tarde (la regla «de ocho a ocho»). Hasta cierto punto, parece que cuanto más corta es esa franja, más efectiva resulta. ¡Nada de asaltos nocturnos a la nevera! ¿Por la mañana no tienes hambre? Pues estupendo. Escucha a tu cuerpo, renuncia al desayuno y amplía un poco más ese período de ayuno nocturno. No obstante, lo beneficioso es ingerir la mayor parte de las calorías en la primera mitad del día (en lugar de una copiosa cena por la noche). Yo sigo permitiéndome una buena cena, pero acabo de comer dos, tres y hasta cuatro horas antes de acostarme. Un vaso de agua exenta de calorías está siempre bien, por supuesto.

10
SUGERENCIA PARA ADELGAZAR N.º 4: ALIVIA LAS INFLAMACIONES DEL CEREBRO CON OMEGA 3

El sobrepeso puede ir acompañado de una inflamación en aquella zona del cerebro (hipotálamo) que provoca la sensación de saciedad. Es como si el cerebro se acatarrara. El hipotálamo deja de «oler» las señales de saciedad del cuerpo. La consecuencia es que estamos hambrientos a pesar del sobrepeso o, mejor dicho, debido al sobrepeso. Los ácidos grasos omega 3 actúan como sustancias antiinflamatorias y de esta manera ayudan también en caso de obesidad. El «catarro cerebral» queda aliviado, el centro de saciedad del cerebro vuelve a reaccionar a las señales de satisfacción, la sensación de hambre desaparece. Buenas fuentes de omega 3 son las nueces, las semillas de chía y las semillas de lino, el aceite de colza y sobre todo el pescado graso. Como alternativa al pescado: cápsulas de omega 3 (aceite de pescado, aceite de kril, aceite de algas).

11
¡NADA DE PÍLDORAS VITAMÍNICAS!

Pero ni siquiera esto es un dogma. La excepción más importante: la vitamina D_3 (entre 1.000 y 2.000 unidades internacionales al día). Si es necesario, también omega 3 y complejo vitamínico B. Para los vegetarianos y especialmente para los veganos: ¡tomad como mínimo un preparado de vitamina B_{12}!

En Alemania no padecemos una falta generalizada de vitaminas, aunque en casos concretos, y a causa de una mala alimentación, pueden faltar. Además de la vitamina D, también el ácido fólico de la vitamina B es una excepción: en general comemos demasiado poco de ellos y aumentar la dosis nos resultaría provechoso[387] (esto es especialmente importante en el caso de un consumo regular de bebidas alcohólicas). Entre las fuentes más sanas de ácido fólico están las coles de Bruselas, la lechuga romana, las espinacas cocidas, los espárragos, las legumbres, el germen de trigo, el brócoli, los aguacates y las naranjas.

Sobre el tema de la sal: empléala con mucha moderación,[388] elige una sal yodada. Experimenta más con hierbas como el romero, el tomillo, el perejil, o con «aromatizantes» como la canela, la curcumina, etc. ¡Un chorro de zumo de limón le dará un toque aromático al plato!

12
¡DISFRUTA!

Muchos dirán, bien, vale, pero ¿dónde está el disfrute? ¿No es muy triste, querido señor Kast, que todo gire en torno al tema de la salud? ¿Qué significa todo este «culto a la alimentación»? Cuando me hacen una pregunta personal, solo puedo responder desde mi punto de vista, y soy sincero cuando digo que, dejando aparte que es muy agradable sentirse de nuevo en forma, libre de las dolencias del corazón (no tengo palabras para expresar el gozo que significa esto por sí solo), yo disfruto ahora de mi comida más que antes. ¿Disfruté de las patatas chips y las patatas fritas? Sí, en cierto modo, sí. En la actualidad toda esa comida basura ya no me seduce (salvo los irresistibles *Dampfnudel* de mi abuela). Cada cual tiene que encontrar su espacio entre el disfrute y la salud. Pienso que las dos cosas no se excluyen. En mi caso, para nada. No tengo la sensación de ser un esclavo de ningún culto. Los dogmas no son lo mío. No percibo (o solo muy raras veces) mi nuevo tipo de alimentación como una renuncia, sino todo lo contrario, para mí es un enriquecimiento culinario. Es puro, simple y a menudo sencillamente genial.

Me alegraría conocer tus experiencias con *La brújula de la alimentación*. ¡Envíame tu receta favorita! (que combine bien con el contenido del libro, claro.) ¿Quién sabe?, si me llegan suficientes recetas, tal vez reúna las más sabrosas en la eventual reedición de este libro, ¿por qué no? Entretanto, ya debes de conocer mi dirección de correo electrónico, pero por si acaso aquí va de nuevo: <baskast@gmx.de>.

¡Y ahora no me queda sino desearte muy buen provecho!

Bas Kast

BIBLIOGRAFÍA

ABLES et al. (2016), Annals of the New York Academy of Sciences, 1363, pp. 68-79.

AEBERLI et al. (2011), American Journal of Clinical Nutrition, 94, pp. 479-485.

— (2013), Diabetes Care, 36, pp. 150-156.

AHMED et al. (2013), Current Opinion in Clinical Nutrition and Metabolic Care, 16, pp. 434-439.

ALHASSAN et al. (2008), International Journal of Obesity, 32, pp. 985-991.

ALI et al. (2011), Food & Nutrition Research, 55, p. 5572.

ALLER, VAN et al. (2011), Biochemical and Biophysical Research Communications, 406, pp. 194-199.

AMES (2005), EMBO Reports, 6, pp. 20-24.

ANDERSEN et al. (2012), Journal of Gerontology: Biological Sciences, 67A(4), pp. 395-405.

— (2016), Journal of the American Heart Association, 5, e003815.

APPEL y Van Horn (2013), NEJM, 368, pp. 1353-1354.

ATKINS (2005), La nueva revolución dietética del doctor Robert Atkins, Ediciones B.

ATKINSON et al. (2008), Diabetes Care, 31, pp. 2281-2283.

AUNE et al. (2016), British Medical Journal, 353, i2716.

BAGNARDI *et al.* (2008), *Journal of Epidemiology and Community Health*, 62, pp. 615-619.

— (2014), *British Journal of Cancer*, 112, pp. 580-593.

BAO *et al.* (2009), *Journal of Clinical Nutrition*, 90, pp. 986-992.

BATLLE, DE *et al.* (2015), *Journal of the National Cancer Institute*, 107, dju367.

BAYLESS *et al.* (2017), *Current Gastroenterology Reports*, 19, p. 23.

BEAUCHAMP *et al.* (2005), *Nature*, 437, p. 45.

BELIN *et al.* (2011), *Circulation Heart Failure*, 4, pp. 404-413.

BÉLIVEAU y Gingras (2017), *Los alimentos contra el cáncer*, RBA Libros.

BELL *et al.* (2014), *American Journal of Epidemiology*, 179, pp. 710-720.

— (2017), *British Medical Journal*, 356, j909.

BELLAVIA *et al.* (2014), *Annals of Epidemiology*, 24, pp. 291-296.

— (2017), *Journal of Internal Medicine*, 281, pp. 86-95.

BENDER *et al.* (2014), *Obesity Review*, 15, pp. 657-665.

BETTUZZI *et al.* (2006), *Cancer Research*, 66, pp. 1234-1240.

BJELAKOVIC *et al.* (2014), *Cochrane Database of Systematic Reviews*, en línea 10 de enero.

BLAGOSKLONNY (2009), *Cell Cycle*, 8, pp. 4055-4059.

BLUNDELL *et al.* (2015), *Obesity Reviews*, 16, pp. 67-76.

BRAND-MILLER *et al.* (2009), *American Journal of Clinical Nutrition*, 89, pp. 97-105.

— (2010), *The Low GI Handbook*, Da Capo Press.

BREDESEN (2014), *Aging*, 6, pp. 707-717.

— (2018), *El fin del Alzheimer*, Grijalbo.

BREDESEN *et al.* (2016), *Aging*, 8, pp. 1-9.

BRIEN *et al.* (2011), *British Medical Journal*, 342, d636.

BUETTNER (2016), *El secreto de las zonas azules*, Grijalbo.

BURR *et al.* (1989), *Lancet*, 334, pp. 757-761.

CABO, DE *et al.* (2014), *Cell*, 157, pp. 1515-1526.

CALDER (2015), *Journal of Parenteral and Enteral Nutrition*, 39, pp. 18S-32S.

— (2016), *Annals of Nutrition & Metabolism*, 69, pp. 8-21.

Cantley (2014), *BMC Biology*, 12, p. 8.

Cao *et al.* (2015), *British Medical Journal*, 351, h4238.

Cardoso *et al.* (2016), *Nutrition Research Reviews*, 29, pp. 281-294.

Carey *et al.* (2015), *Plos One*, 10, e0131608.

Casal *et al.* (2010), *Food and Chemical Toxicology*, 48, pp. 2972-2979.

Castelnuovo, di *et al.* (2006), *Archives of Internal Medicine*, 166, pp. 2437-2445.

Catenacci y Wyatt (2007), *Nature Clinical Practice Endocrinology & Metabolism*, 3, pp. 518-529.

Caudwell *et al.* (2009), *Public Health Nutrition*, 12, pp. 1663-1666.

Cavuoto y Fenech (2012), *Cancer Treatment Reviews*, 38, pp. 726-736.

Chaix *et al.* (2014), *Cell Metabolism*, 20, pp. 991-1005.

Chen *et al.* (2014), *British Journal of Cancer*, 110, pp. 2327-2338.

— (2016), *Scientific Reports*, 6, p. 28165.

Chhetry *et al.* (2016), *Journal of Psychiatric Research*, 75, pp. 65-74.

Chin *et al.* (2016), *Obesity Reviews*, 17, pp. 1226-1244.

Chowdhury *et al.* (2014), *British Medical Journal*, 348, g1903.

Chuengsamarn *et al.* (2012), *Diabetes Care*, 35, pp. 2121-2127.

Cintra *et al.* (2012), *Plos One*, 7, e30571.

Cladis *et al.* (2014), *Lipids*, 49, pp. 1005- 1018.

Clifton et al. (2014), *Nutrition, Metabolism & Cardiovascular Diseases*, 24, pp. 224-235.

Costanzo *et al.* (2011), *European Journal of Epidemiology*, 26, pp. 833-850.

Costello *et al.* (2016), *Journal of the Academy of Nutrition and Dietetics*, en línea 8 de septiembre.

Couzin-Frankel (2014), *Science*, 343, p. 1068.

Daley *et al.* (2010), *Nutrition Journal*, 9, p. 10.

Dansinger *et al.* (2005), *JAMA*, 293, pp. 43-53.

Darmadi-Blackberry *et al.* (2004), *Asia Pacific Journal of Clinical Nutrition*, 13, pp. 217-220.

DAVIS (2014), *Sin trigo, gracias*, Aguilar.

DEHGHAN *et al.* (2017), *Lancet*, en línea 29 de agosto.

DENNISON *et al.* (2017), *Nature Reviews Rheumatology*, 13, pp. 340-347.

DESAI *et al.* (2016), *Cell*, 167, pp. 1339-1353.

DESHAZO *et al.* (2013), *American Journal of Medicine*, 126, pp. 1018-1019.

DOUAUD *et al.* (2013), *PNAS*, 110, pp. 9523-9528.

DUE *et al.* (2004), *International Journal of Obesity*, 28, pp. 1283-1290.

EENFELDT (2013), *Echt fett*, Ennsthaler Verlag Steyr.

EISENBERG *et al.* (2009), *Nature Cell Biology*, 11, pp. 1305-1314.

— (2016), *Nature Medicine*, en línea 14 de noviembre.

ESATBEYOGLU *et al.* (2016), *Journal of Agricultural and Food Chemistry*, 64, pp. 2105-2111.

ESCARPA y González (1998), *Journal of Chromatography A*, 823, pp. 331-337.

ESPOSITO *et al.* (2009), *Annals of Internal Medicine*, 151, pp. 306-314.

ESSELSTYN (2001), *Preventive Cardiology*, 4, pp. 171-177.

— (2013), *Prevenir y revertir las enfermedades de corazón*, Gaia Ediciones.

ESSELSTYN *et al.* (2014), *Journal of Family Practice*, 63, pp. 356-364.

ESTRUCH *et al.* (2013), *NEJM*, 368, pp. 1279-1290.

EYRES *et al.* (2016), *Nutrition Reviews*, 74, pp. 267-280.

FARDET (2010), *Nutrition Research Reviews*, 23, pp. 65-134.

— (2015), *Food & Function*, 6, pp. 363-382.

FARDET y Boirie (2013), *Nutrition Reviews*, 71, pp. 643-656.

— (2014), *Nutrition Reviews*, 72, pp. 741-762.

FARIN *et al.* (2006), *American Journal of Clinical Nutrition*, 83, pp. 47-51.

FETISSOV (2017), *Nature Reviews Endocrinology*, 13, pp. 11-25.

FINKEL (2015), *Nature Medicine*, 21, pp. 1416-1423.

FOLKMAN y Kalluri (2004), *Nature*, 427, p. 787.

FONTANA *et al.* (2010), *Science*, 328, pp. 321-326.

FONTANA y Partridge (2015), *Cell*, 161, pp. 106-118.

FRASER y Shavlik (2001), *Archives of Internal Medicine*, 161, pp. 1645-1652.

FREEDMAN *et al.* (2012), *NEJM*, 366, pp. 1891-1904.

FRIES (1980), *NEJM*, 303, pp. 130-135.

FRIES *et al.* (2011), *Journal of Aging Research*, en línea 23 de agosto.

FRY *et al.* (2011), *Skeletal Muscle*, 1, p. 11.

GARDNER (2012), *International Journal of Obesity Supplements*, 2, pp. S11-S15.

GARDNER *et al.* (2007), *JAMA*, 297, pp. 969-977.

GEA *et al.* (2014), *British Journal of Nutrition*, 111, pp. 1871-1880.

GEPNER *et al.* (2015), *Annals of Internal Medicine*, 163, pp. 569-579.

GHORBANI *et al.* (2014), *International Journal of Endocrinology and Metabolism*, 12, p. e18081.

GIL y Gil (2015), *British Journal of Nutrition*, 113, pp. S58-S67.

GILL y Panda (2015), *Cell Metabolism*, 22, pp. 789-798.

GIUSEPPE *et al.* (2014a), *Arthritis Research & Therapy*, 16, p. 446.

— (2014b), *Annals of the Rheumatic Diseases*, 73, pp. 1949-1953.

GOBBO, DEL *et al.* (2016), *JAMA Internal Medicine*, 176, pp. 1155-1166.

GOEDE, DE *et al.* (2015), *Nutrition Reviews*, 73, pp. 259-275.

GOLDHAMER *et al.* (2002), *Journal of Alternative and Complementary Medicine*, 8, pp. 643-650.

GOLETZKE *et al.* (2016), *European Journal of Clinical Nutrition*, en línea 2 de marzo.

GOSBY *et al.* (2011), *Plos One*, 6, e25929.

— (2014), *Obesity Reviews*, 15, pp. 183-191.

GRASSI *et al.* (2005), *American Journal of Clinical Nutrition*, 81, pp. 611-614.

— (2008), *Journal of Nutrition*, 138, pp. 1671-1676.

GRAUDAL *et al.* (2014), *American Journal of Hypertension*, 27, pp. 1129-1137.

GREEN *et al.* (2017), *Nature Reviews Disease Primers*, 3, p. 17040.

GREGER (2016), *Comer para no morir*, Paidós Ibérica.

GROSSO *et al.* (2015), *Critical Reviews in Food Science and Nutrition*, en línea 3 de noviembre.

— (2017), *Annual Review of Nutrition*, 37, pp. 131-156.

GU *et al.* (2015), *Neurology*, 85, pp. 1-8.

GUASCH-FERRÉ *et al.* (2017), *Journal of the American College of Cardiology*, 70, pp. 2519-2532.

GUIMARÃES *et al.* (2015), *Food Science & Nutrition*, 4, pp. 398-408.

GUNTER *et al.* (2017), *Annals of Internal Medicine*, en línea 11 de julio.

GUO *et al.* (2017), *European Journal of Epidemiology*, 32, pp. 269-287.

— (2017), *Medicine*, 96, e6426.

HADJIVASSILIOU *et al.* (2014), *Handbook of Clinical Neurology*, 120, pp. 607-619.

HALSTED *et al.* (2002), *Journal of Nutrition*, 132, pp. 2367S-2372S.

HAN *et al.* (2007), *Metabolism Clinical and Experimental*, 56, pp. 985-991.

HARRISON *et al.* (2009), *Nature*, 460, pp. 392-395.

— (2017), *Cancer Causes & Control*, 28, pp. 497-528.

HATORI *et al.* (2012), *Cell Metabolism*, 15, pp. 848-860.

HENRIQUES *et al.* (2014), *British Journal of Nutrition*, 112, pp. 964-975.

HERMSDORFF *et al.* (2011), *European Journal of Nutrition*, 50, pp. 61-69.

HIBBELN (2002), *Journal of Affective Disorders*, 69, pp. 15-29.

HJORTH *et al.* (2017), *American Journal of Clinical Nutrition*, en línea 5 de julio.

HOFFMAN y Gerber (2014), *British Journal of Nutrition*, 112, pp. 1882-1895.

HOJSAK *et al.* (2015), *Journal of Pediatric Gastroenterology and Nutrition*, 60, pp. 142-145.

HOLICK (2017), *Reviews in Endocrine and Metabolic Disorders*, 18, pp. 153-165.

HOLICK et al. (2011), *Journal of Clinical Endocrinology & Metabolism*, 96, pp. 1911-1930.

HOLLANDER et al. (2015), *American Journal of Clinical Nutrition*, 102, pp. 556-572.

HOLST et al. (2017), *Diabetologia*, en línea 27 de julio.

HOSIOS et al. (2016), *Developmental Cell*, 36, pp. 540-549.

HOWITZ y Sinclair (2008), *Cell*, 133, pp. 387-391.

HUANG et al. (2012), *Clinical Nutrition*, 31, pp. 448-454.

HUTCHISON et al. (2017), *Nutrients*, 9, p. 222.

JACKA et al. (2017), *BMC Medicine*, 15, p. 23.

JACQUES y Wang (2014), *American Journal of Clinical Nutrition*, 99, pp. 1229-1234.

JAIS y Brüning (2017), *Journal of Clinical Investigation*, 127, pp. 24-32.

JAKUBOWICZ et al. (2013), *Obesity*, 21, pp. 2504-2512.

JENKINS et al. (2012), *Archives of Internal Medicine*, 172, pp. 1653-1660.

JERNERÉN et al. (2015), *American Journal of Clinical Nutrition*, pp. 215-221.

JI et al. (2014), *British Journal of Cancer*, 112, pp. 149-152.

JOHNSEN et al. (2015), *British Journal of Nutrition*, 114, pp. 608-623.

JOHNSON (2015), *Der Fettschalter. Fettleibigkeit neu denken, verstehen und bekämpfen,* Hachinger.

JOHNSON et al. (2013), *Nature*, 493, pp. 338-345.

JOHNSTON et al. (2014), *JAMA*, 312, pp. 923-933.

JOVEN et al. (2014), *Critical Reviews in Food Science and Nutrition*, 54, pp. 985-1001.

JUANOLA-FALGARONA et al. (2014), *Journal of Nutrition*, 144, pp. 743-750.

KAHLEOVA et al. (2017), *Journal of Nutrition*, en línea 12 de julio.

KAMILOGLU et al. (2014), *Journal of the Science of Food and Agriculture*, 94, pp. 2225-2233.

KANAREK y Ho (1984), *Physiology & Behavior*, 32, pp. 639-645.

KAPLAN *et al.* (2017), *Lancet*, en línea 17 de marzo.

KARAGAS *et al.* (2016), *JAMA Pediatrics*, 170, pp. 609-616.

KAVANAGH *et al.* (2007), *Obesity*, 15, pp. 1675-1684.

KENNEDY (2016), *Nutrients*, 8, p. 68.

KENNEDY y Lamming (2016), *Cell Metabolism*, 23, pp. 990-1003.

KESSLER *et al.* (2017), *Scientific Reports*, 7, p. 44170.

KHANFAR *et al.* (2015), *Phytotherapy Research*, 29, pp. 1776-1782.

KIM *et al.* (2016), *American Journal of Clinical Nutrition*, 103, pp. 1213-1223.

KNOTT *et al.* (2015), *British Journal of Medicine*, 350, h384.

KNOWLER *et al.* (2002), *NEJM*, 346, pp. 393-403.

KOH *et al.* (2016), *Cell*, 165, pp. 1332-1345.

KÖNNER y Eaton (2010), *Nutrition in Clinical Practice*, 25, pp. 594-602.

KRISTENSEN *et al.* (2016), *Food & Nutrition Research*, 60, p. 32634.

LAAKSO y Kuusisto (2014), *Nature Reviews Endocrinology*, 10, pp. 293-302.

LAGIOU *et al.* (2012), *British Medical Journal*, 344, e4026.

LAPLANTE y Sabatini (2012), *Cell*, 149, pp. 274-293.

LARSSON y Orsini (2013), *American Journal of Epidemiology*, 179, pp. 282-289.

LATREILLE *et al.* (2012), *Plos One*, 7, e44490.

LEBWOHL *et al.* (2015), *British Medical Journal*, 351, h4347.

LEE *et al.* (2008), *PNAS*, 105, pp. 2498-2503.

— (2015a), *Journal of Microbiology and Biotechnology*, 25, pp. 2160-2168.

— (2015b), *European Journal of Clinical Nutrition*, 69, pp. 1048-1052.

LEIDY *et al.* (2015), *American Journal of Clinical Nutrition*, 101, pp. 1320S-1329S.

LESSER *et al.* (2007), *Plos Medicine*, 4, e5.

LEUNG *et al.* (2014), *American Journal of Public Health*, 104, pp. 2425-2431.

LEVINE *et al.* (2014), *Cell Metabolism*, 19, pp. 407-417.

LEVKOVICH *et al.* (2013), *Plos One*, 8, e53867.

LI *et al.* (2012), *Heart*, 98, pp. 920-925.

LIM *et al.* (2011), *Diahetologia*, 54, pp. 2506-2514.

LIU *et al.* (2013), *American Journal of Clinical Nutrition*, 98, pp. 340-348.

LONGO y Panda (2016), *Cell Metabolism*, 23, pp. 1048-1059.

LORGERIL, DE *et al.* (1994), *Lancet*, 343, pp. 1454-1459.

LUCIANO *et al.* (2017), *Neurology*, 88, pp. 449-455.

LUSTIG (2016), *Die bittere Wahrheit über Zucker*, Riva.

LYSSIOTIS y Cantley (2013), *Nature*, 502, pp. 181-182.

MADDOCKS *et al.* (2017), *Nature*, 544, pp. 372-376.

MADEO et al. (2015), *Journal of Clinical Investigation*, 125, pp. 85-93.

MAERSK et al. (2012), *American Journal of Clinical Nutrition*, 95, pp. 283-289.

MAKAROVA et al. (2015), *Journal of the Science of Food and Agriculture*, 95, pp. 560-568.

MALIK *et al.* (2016), *American Journal of Epidemiology*, 183, pp. 715-728.

MANSOOR *et al.* (2015), *British Journal of Nutrition*, 115, pp. 466-479.

MARCKMANN *et al.* (2015), *Journal of Renal Nutrition*, 25, pp. 1-5.

MARESZ (2015), *Integrative Medicine*, 14, pp. 34-38.

MARKHUS *et al.* (2013), *Plos One*, 8, e7617.

MARTINEAU *et al.* (2017), *British Medical Journal*, 356, i6583.

MARTÍNEZ *et al.* (2014), *Nature Reviews Endocrinology*, 10, pp. 749-760.

MARTÍNEZ-GONZÁLEZ *et al.* (2015), *Progress in Cardiovascular Diseases*, 58, pp. 50-60.

MARTÍNEZ STEELE *et al.* (2017), *Public Health Nutrition*, en línea 16 de octubre.

MCAFEE *et al.* (2011), *British Journal of Nutrition*, 105, pp. 80-89.

MCCANN y Ames (2009), *American Journal of Clinical Nutrition*, 90, pp. 889-907.

McCarty et al. (2009), *Medical Hypothesis*, 72, pp. 125-128.

McClain et al. (2013), *Diabetes, Obesity and Metabolism*, 15, pp. 87-90.

McDaniel et al. (2011), *Epilepsia*, 52, e7-e11.

McGill et al. (2013), *Annals of Medicine*, 45, pp. 467-473.

McIsaac et al. (2016), *Annals of the New York Academy of Sciences*, 1363, pp. 155-170.

Melkani y Panda (2017), *Journal of Physiology*, 595, pp. 3691-3700.

Melnik (2015), *International Journal of Molecular Sciences*, 16, pp. 17048-17087.

Menéndez et al. (2013), *Cell Cycle*, 12, pp. 555-578.

Messamore et al. (2017), *Progress in Lipid Research*, 66, pp. 1-13.

Metschnikoff (1908), *Beiträge zu einer optimistischen Weltauffassung*, Lehmanns.

Michaëlsson et al. (2014), *British Medical Journal*, 349, g6015.

— (2017), *American Journal of Epidemiology*, 185, pp. 345-361.

Michas et al. (2014), *Atherosclerosis*, 234, pp. 320-328.

Mollard et al. (2012), *British Journal of Nutrition*, 108, pp. S111-S122.

Morris et al. (2016), *JAMA*, 315, pp. 489-497.

Mosley y Spencer (2014), *La dieta de los dos días*, Urano.

Mozaffarian (2016), Circulation, 133, pp. 187-225.

Mozaffarian et al. (2011), *NEJM*, 364, pp. 2392-2404.

— (2014), *Public Health Nutrition*, 16, pp. 2255-2264.

Mozaffarian y Rimm (2006), *JAMA*, 296, pp. 1885-1899.

Müller et al. (2001), *Scandinavian Journal of Rheumatology*, 30, pp. 1-10.

Muraki et al. (2013), *British Medical Journal*, 347, f5001.

— (2016), *Diabetes Care*, 39, pp. 376-384.

Nagao y Yanagita (2010), *Pharmacological Research*, 61, pp. 208-212.

Nagata et al. (2017), *American Journal of Clinical Nutrition*, 105, pp. 426-431.

NIU et al. (2004), Journal of Biological Chemistry, 279, pp. 31098-31104.

O'DONNELL et al. (2014), NEJM, 371, pp. 612-623.
OH et al. (2010), Cell, 142, pp. 687-698.
ORLICH et al. (2013), JAMA Internal Medicine, 173, pp. 1230-1238.
ORLICH y Fraser (2014), American Journal of Clinical Nutrition, 100, pp. 353S-358S.
ORNISH et al. (1990), Lancet, 336, pp. 129-133.
— (1998), JAMA, 280, pp. 2001-2007.
OSBORN y Olefsky (2012), Nature Medicine, 18, pp. 363-374.
OTHMANN et al. (2011), Nutrition Reviews, 69, pp. 299-309.

PARRA et al. (2007), European Journal of Nutrition, 46, pp. 460-467.
PARRELLA et al. (2013), Aging Cell, 12, pp. 257-268.
PEOU et al. (2016), Journal of Clinical Lipidology, 10, pp. 161-171.
PERLMUTTER (2014), Cerebro de pan, Grijalbo.
PERSSON et al. (2003), Food and Chemical Toxicology, 41, pp. 1587-1597.
PIETROCOLA et al. (2014), Cell Cycle, 13, pp. 1987-1994.
POLLAK (2012), Nature Reviews Cancer, 12, pp. 159-169.
POLLAN (2017), Saber comer: 64 reglas básicas para aprender a comer bien, Debate.
POTTALA et al. (2014), Neurology, 82, pp. 435-442.
POUTAHIDIS et al. (2013), Plos One, 8, p. e68596.
— (2014), Plos One, 9, p. e84877.
PUCCIARELLI et al. (2012), Rejuvenation Research, 15, pp. 590-595.

QI et al. (2013), Diabetes Care, 36, pp. 3442-3447.

RABENBERG et al. (2015), BMC Public Health, 15, p. 641.
RAJI et al. (2014), American Journal of Preventive Medicine, 4, pp. 444-451.
RAMSDEN y Domenichiello (2017), Lancet, en línea 29 de agosto.
RANASINGHE et al. (2012), Diabetic Medicine, 29, pp. 1480-1492.

REAVEN (2005), *Annual Review of Nutrition*, 25, pp. 391-406.

— (2012), *Arteriosclerosis, Thrombosis, and Vascular Biology*, 32, pp. 754-759.

REBELLO *et al.* (2014), *Nutrition Journal*, 13, p. 49.

REST, VAN DE *et al.* (2016), *Neurology*, 86, pp. 1-8.

RICHARD *et al.* (2017), *Journal of Alzheimer's Disease*, 59, pp. 803-814.

RICHARDSON *et al.* (2015), *Experimental Gerontology*, 68, pp. 51-58.

RICHTER *et al.* (2014), *Journal of Photochemistry and Photohiology B, Biology*, 140, pp. 120-129.

— (2015), *Advances in Nutrition*, 6, pp. 712-728.

RIERA y Dillin (2015), *Nature Medicine*, 21, pp. 1400-1405.

RIGACCI *et al.* (2015), *Oncotarget*, 6, pp. 35344-35357.

RIZZO *et al.* (2016), *Nutrients*, 8, p. 767.

ROERECKE y Rehm (2014), *BMC Medicine*, 12, p.182.

ROSA *et al.* (2017), *Nutrition Research Reviews*, 30, pp. 82 06.

ROSS y Bras (1974), *Nature*, 250, pp. 263-265.

RYAN y Seeley (2013), *Science*, 339, pp. 918-919.

SAMUEL y Shulman (2016), *Journal of Clinical Investigation*, 126, pp. 12-22.

SANCHEZ *et al.* (2013), *British Journal of Nutrition*, 111, pp. 1507-1519.

SANTANGELO *et al.* (2016), *Journal of Endocrinological Investigation*, 39, pp. 1295-1301.

SANTESSO *et al.* (2012), *European Journal of Clinical Nutrition*, 66, pp. 780-788.

SANTIAGO *et al.* (2016), *Nutrition, Metabolism & Cardiovascular Diseases*, 26, pp. 468-475.

SASLOW *et al.* (2014), *Plos One*, 9, p. e91027.

SAXTON y Sabatini (2017), *Cell*, 168, pp. 960-976.

SCHENK *et al.* (2008), *Journal of Clinical Investigation*, 118, pp. 2992-3002.

SCHMAAL *et al.* (2016), *Molecular Psychiatry*, 21, pp. 806-812.

SCHRÖDER *et al.* (2014), *JAMA Internal Medicine*, 174, pp. 1690-1692.

SCHULZE *et al.* (2014), *Molecular Nutrition & Food Research*, 58, pp. 1795-1808.

SCHWINGSHACKL *et al.* (2017), *Advances in Nutrition*, 8, pp. 27-39.

— (2017), *Nutrition & Diabetes*, 7, p. e262.

SENFTLEBER *et al.* (2017), *Nutrients*, 9, p. 42.

SENGUPTA *et al.* (2006), *Food and Chemical Toxicology*, 44, pp. 1823-1829.

SHEN *et al.* (2015), *Annual Review of Nutrition*, 35, pp. 425-449.

SIMPSON *et al.* (2003), *Appetite*, 41, pp. 123-140.

— (2006), *PNAS*, 103, pp. 4152-4156.

SIMPSON y Raubenheimer (2005), *Obesity Reviews*, 6, pp. 133-142.

— (2012), *The Nature of Nutrition*, Princeton University Press.

— (2014), *Nature*, 508, p. S66.

SIRI-TARINO *et al.* (2015), *Annual Review of Nutrition*, 35, pp. 517-543.

SKALDEMAN (2011), *Lose Weight by Eating*, Little Moon.

SKOV *et al.* (1999), *International Journal of Obesity*, 23, pp. 528-536.

SLUIK *et al.* (2016), *British Journal of Nutrition*, 115, pp. 1218-1225.

SMITH *et al.* (2016), *Diahetologia*, en línea 17 de octubre.

SOERENSEN *et al.* (2014), *American Journal of Clinical Nutrition*, 99, pp. 984-991.

SONG *et al.* (1999), *Mechanisms of Ageing and Development*, 108, pp. 239-251.

— (2016), *JAMA Internal Medicine*, 176, pp. 1453-1463.

SOUZA *et al.* (2008), *American Journal of Clinical Nutrition*, 88, pp. 1-11.

STANFORD y Goodyear (2014), *Advances in Physiology Education*, 38, pp. 308-314.

STANHOPE (2015), *Critical Reviews in Clinical Laboratory Sciences*, 53, pp. 52-67.

STANHOPE *et al.* (2009), *Journal of Clinical Investigation*, 119, pp. 1322-1334.

STEVEN *et al.* (2013), *Diabetic Medicine*, 30, pp. e135-e138.

— (2016), *Diabetes Care*, en línea 21 de marzo.

STEVEN y Taylor (2015), *Diabetic Medicine*, 32, pp. 1149-1155.

ST-ONGE *et al.* (2017), *Circulation*, 135, pp. e96-e121.

STROBEL *et al.* (2012), *Lipids in Health and Disease*, 11, p. 144.

STULL *et al.* (2010), *Journal of Nutrition*, 140, pp. 1764-1768.

SUBLETTE *et al.* (2006), *American Journal of Psychiatry*, 163, 6, pp. 1100-1102.

SUEZ *et al.* (2014), *Nature*, 514, pp. 181-186.

SULTANA *et al.* (2015), *Environmental Monitoring and Assessment*, 187, p. 4101.

SYLOW *et al.* (2017), *Nature Reviews Endocrinology*, 13, pp. 133-148.

TANG *et al.* (2014), *Trends in Neurosciences*, 38, pp. 36-44.

— (2015), *British Journal of Nutrition*, 114, pp. 673-683.

TARASOFF-CONWAY *et al.* (2015), *Nature Reviews Neurology*, 11, pp. 457-470.

TAUBES (2008), *Good Calories, Bad Calories*, Anchor Books.

— (2011), *Cómo engordamos*, RBA Libros.

— (2016), *Contra el azúcar*, Kairós.

TAYLOR (2013), *Diabetes Care*, 36, pp. 1047-1055.

TOGNON *et al.* (2017), *American Journal of Clinical Nutrition*, en línea 10 de mayo.

TOLEDO *et al.* (2015), *JAMA Internal Medicine*, 175, pp. 1752-1760.

TOMA *et al.* (2017), *Current Atherosclerosis Reports*, 19, p. 13.

TONG *et al.* (2017), *Nutrients*, 9, p. 63.

TÖRRÖNEN *et al.* (2012), *American Journal of Clinical Nutrition*, 96, pp. 527-533.

TRYON *et al.* (2015), *Journal of Clinical Endocrinology and Metabolism*, 100, pp. 2239-2247.

TUOMI *et al.* (2016), *Cell Metabolism*, 23, pp. 1067-1077.

ULVEN y Holven (2015), *Vascular Health and Risk Management*, 11, pp. 511-524.

VERBURGH (2015), *La pirámide de la salud*, Grijalbo.

— (2015), *Veroudering vertragen*, Prometheus/Bert Bakker.

VIEIRA *et al.* (2016), *Plos One*, 11, p. e0163044.

VIETH (2011), *Best Practice & Research Clinical Endocrinology & Metabolism*, 25, pp. 681-691.

VITAGLIONE et al. (2015), *Critical Reviews in Food Science and Nutrition*, 55, pp. 1808-1818.

VOLEK *et al.* (2008), *Progress in Lipid Research*, 47, pp. 307-318.

WACKER y Holick (2013), *Dermato- Endocrinology*, 5, pp. 51-108.

WAHRENBERG *et al.* (2005), *British Medical Journal*, 330, pp. 1363-1364.

WALFORD (2000), *Beyond The 120-Year Diet*, Four Walls Eight Windows.

WANG *et al.* (2014), *BMC Medicine*, 12, p. 158.

— (2015), *Journal of the American Heart Association*, 4, p. e001355.

— (2016a), *Public Health Nutrition*, 19, pp. 893-905.

— (2016b), *JAMA Internal Medicine*, 176, pp. 1134-1145.

WEIGLE *et al.* (2005), *American Journal of Clinical Nutrition*, 82, pp. 41-48.

WILEY (2012), *American Journal of Human Biology*, 24, pp. 130-138.

WILLCOX *et al.* (2001), *The Okinawa Program*, Three Rivers Press.

— (2007), *Annals of the New York Academy of Sciences*, 1114, pp. 434-455.

— (2014), *Mechanisms of Aging and Development*, 136-137, pp. 148-162.

WILLCOX y Willcox (2014), *Current Opinion in Clinical Nutrition and Metabolic Care*, 17, pp. 51-58.

WILLETT (2001), *Eat, Drink and Be Healthy*, Free Press.

— (2006), *Public Health Nutrition*, 9, pp. 105-110.

WILLETT *et al.* (1995), *American Journal of Clinical Nutrition*, 61, pp. 1402S-1406S.

WITTE *et al.* (2014), *Cerebral Cortex*, 24, pp. 3059-3068.

WYCHERLEY *et al.* (2012), *American Journal of Clinical Nutrition*, 96, pp. 1281-1298.

Yang *et al.* (2014), *JAMA Internal Medicine*, 174, pp. 516-524.

Yang y Wang (2016), *Molecules*, 21, p. 1679.

Ye *et al.* (2012), *Journal of Nutrition*, 142, pp. 1304-1313.

Young y Hopkins (2014), *European Respiratory Review*, 23, pp. 439-449.

Zeevi *et al.* (2015), *Cell*, 163, pp. 1-16.

Zhang *et al.* (2013), *Nature*, 497, pp. 211-216.

— (2015), *European Journal of Epidemiology*, 30, pp. 103-113.

— (2017), *Journal of Alzheimer's Disease*, 55, pp. 497-507.

Zhao et al. (2015), *European Journal of Clinical Nutrition*, pp. 1-7.

Zoncu et al. (2011), *Nature Reviews Molecular Cell Biology*, January, pp. 21-35.

Zong *et al.* (2016), *Circulation*, 133, pp. 2370-2380.

NOTAS

1. Andersen *et al.* (2012).
2. Ya descrita, por ejemplo, en Eenfeldt (2013).
3. Véase a este respecto, por ejemplo, el análisis de Dehghan *et al.* (2017) y el comentario de Ramsden y Domenichiello (2017) que lo acompaña.
4. Del Gobbo *et al.* (2016).
5. Aune *et al.* (2016).
6. Debo esta analogía al autor estadounidense Gary Taubes, con quien intercambié impresiones repetidamente en el transcurso de la documentación para la redacción de este libro. A su vez, Taubes confesó haberla extraído de un blogger. Taubes ha escrito dos libros sobre el tema del sobrepeso que vale la pena leer: *Cómo engordamos*, así como la obra monumental, provocadora, *Good Calories, Bad Calories*. A pesar de que al final no me convencen sus concretas recomendaciones nutricionales, sus análisis estimulan la reflexión.
7. Se presupone que nos hallamos ante una relación causal. Sobre esto hablaremos más en el transcurso del libro.
8. Mozaffarian *et al.* (2011).
9. Esselstyn (2001), Esselstyn (2013), Esselstyn *et al.* (2014).
10. Esselstyn (2013).
11. La diabetes es una perturbación del control del nivel de glucosa en la sangre. Nuestro cuerpo intenta siempre mantener constante el nivel de azúcar en la sangre, ni demasiado alto, ni demasiado bajo. En el caso de la diabetes se pierde esa regulación. De manera permanente —y no solo inmediatamente después de una ingesta— circula demasiado azúcar (glucosa) por la sangre. Cuando en este libro hablamos de diabetes, me refiero siempre a la diabetes tipo 2. Esta es, con diferencia, la forma más frecuente de diabetes, que se va desarrollando lentamente, que aparece más bien en una fase tardía de la vida y que está relacionada con el tipo de alimentación y el modo de vida. El sobrepeso es el factor de riesgo

principal, y mediante el adelgazamiento (severo en caso necesario) y el movimiento no solo puede impedirse a menudo la diabetes mellitus tipo 2, sino incluso anularse. La diabetes se define por un nivel de azúcar en la sangre (en ayunas) de por lo menos 126 miligramos por decilitro (mg/dl). El problema principal en la diabetes tipo 2 es un trastorno del metabolismo, denominado «resistencia a la insulina». Esto significa que las células del cuerpo, en concreto las musculares y hepáticas, se van tornando insensibles frente a la hormona insulina. El páncreas crea y libera la insulina en cuanto comemos alguna cosa (no solo, pero ocurre sobre todo en el caso de una ingesta rica en carbohidratos, después de la cual circula demasiado azúcar por la sangre). La insulina lleva el azúcar excedente de la sangre a las células corporales, donde ese azúcar se utiliza como fuente de energía o queda almacenado. ¿Cómo puede ser que en el caso de la diabetes la glucemia siga presentando índices demasiado elevados incluso después de no haber comido nada durante horas (a esto se le denomina «nivel de glucosa en la sangre en ayunas», que se mide por la mañana antes del desayuno)? Cuando no comemos durante mucho tiempo —por ejemplo, cuando dormimos por la noche o cuando ayunamos—, el hígado crea glucosa para que nuestro cerebro esté provisto de energía en todo momento. Por eso la glucemia permanece constante incluso cuando no comemos. La insulina frena esa producción de azúcar del hígado, puesto que, por lo general, mucha insulina significa que sigue habiendo suficiente glucosa en la sangre (porque la insulina se libera después de una comida rica en hidratos de carbono). No obstante, cuando las células se vuelven insulinorresistentes, comienzan a ignorar ese freno de insulina: siguen formando glucosa alegremente, incluso si hay suficiente azúcar circulando en la sangre. De esta manera, la «resistencia a la insulina» conduce en ayunas a unos niveles elevados de azúcar en la sangre. En el plano celular, el motivo de la resistencia a la insulina se debe, entre otros factores, a que las células se han vuelto demasiado grasas debido a una malnutrición o a una sobrealimentación. Las moléculas de grasa obstaculizan la vía de la señal de insulina dentro de la célula, lo cual conduce, en un estado sano, a que la glucosa sea asimilada por la célula. El problema inmediato en la diabetes es que el nivel de azúcar excesivamente alto en la sangre produce todo tipo de daños porque las moléculas de glucosa tienden a «pegarse» a otras moléculas —las moléculas proteínicas, por ejemplo—, y eso, entre otras cosas, hace que los tejidos sean más rígidos. Así, por ejemplo, los vasos sanguíneos se «enrigidecen», lo cual representa una forma de envejecimiento. El páncreas intenta compensar la insensibilidad a la insulina de las células corporales formando y liberando más insulina, lo que resulta asimismo perjudicial. Por estos motivos, la diabetes no es solamente una enfermedad; podríamos definir la diabetes por antonomasia como la enfermedad que vuelve enferma a una persona. Desde este punto de vista, la diabetes recuerda el proceso de envejecimiento, ya que la edad eleva el riesgo de padecer prácticamente todas las enfermedades crónicas (al parecer, la diabetes pone en marcha por lo menos algunos procesos de envejecimiento). Ningún otro padecimiento conduce en los adultos con tanta frecuencia a la pérdida de vista, a un fallo renal o hace necesaria la amputación de un pie o de una pierna. Con la diabetes también aumentan de forma drástica las enfermedades cardiovasculares, así como el riesgo de contraer cáncer. La sobreproducción constante de insulina sobrecarga, además, al páncreas, de modo que en algún momento lleva a arrojar la toalla «por agotamiento». Llegados a ese estadio, falta la insulina. Entre los síntomas de la diabetes se encuentran una sed desmedida y unas frecuentes ganas de orinar como consecuencia de lo anterior: el cuerpo intenta librarse del excedente de azúcar en la sangre a través de la orina. Es así como la orina huele y tiene un sabor dulce, de ahí la denominación oficial de *diabetes mellitus*, que traducido del griego y del latín significa «circulación dulce como la miel».

12. Lim *et al.* (2011), Steven *et al.* (2013), Steven y Taylor (2015), Steven *et al.* (2016).

13. Bredesen (2014), Bredesen *et al.* (2016), véase también Bredesen (2018).

14. Bredesen (2016).

15. Lo formulamos con toda prudencia ya que esos resultados son todavía muy recientes (y muchos dirían que resulta demasiado bonito para ser verdad), así que parece aconsejable una sana porción de escepticismo hasta que otros grupos de investigadores confirmen (ojalá) los resultados.

16. Oficina Federal de Estadística de Alemania. Datos del año 2014.

17. Fries (1980), Fries *et al.* (2011).

18. Couzin-Frankel (2014), Solon-Biet *et al.* (2014).

19. Levine *et al.* (2014).

20. Simpson *et al.* (2006); comunicación personal.

21. Junto con el colega David Raubenheimer en: Simpson y Raubenheimer (2012).

22. Agradezco a Stephen Simpson el material de vídeo.

23. Lo correcto sería que lo denominase «kilocalorías» (= 1.000 calorías), pero el término más simple de «calorías» se ha implantado de tal manera que también yo lo utilizo indistintamente en este libro.

24. Simpson *et al.* (2003), Simpson *et al.* (2006), Simpson y Raubenheimer (2012).

25. Estudio Nacional de Consumo II (2008), en: <http://www.bmel.de/DE/Ernaehrung/GesundeErnaehrung/_Texte/NationaleVerzehrsstudie_Zusammenfassung.html>.

26. Simpson y Raubenheimer (2012).

27. Simpson y Raubenheimer (2014).

28. Simpson y Raubenheimer (2005), Gosby *et al.* (2014).

29. Gosby *et al.* (2011).

30. DeShazo *et al.* (2013).

31. Datos extraídos de Martínez Steele *et al.* (2017).

32. Pollan (2017).

33. Daley *et al.* (2010), McAfee *et al.* (2011).

34. Due *et al.* (2004); Skov *et al.* (1999).

35. Weigle *et al.* (2005).

36. Santesso *et al.* (2012); para otros resúmenes y metaanálisis con un compendio comparable, véase: Leidy *et al.* (2015), Mansoor *et al.* (2015), Martínez *et al.* (2014), Clifton *et al.* (2013), Wycherley *et al.* (2012).

37. <http://www.wsj.com/articles/SB 107637899384525268>.

38. «Insuficiencia cardíaca» es el término médico especializado que alude a enfermedades del corazón que se manifiestan de diferentes formas y que tienen en común que el corazón ya no bombea bien la sangre o lo hace de manera muy débil.

39. <http://edition.cnn.com/2002/HEALTH/diet.fitness/o4/25/atkins. diet/>.

40. Souza *et al.* (2008).

41. Gardner (2012).

42. Johnston *et al.* (2014).

43. Alhassan *et al.* (2008), Dansinger *et al.* (2005).

44. Ross y Bras (1974).

45. Lagiou *et al.* (2012), Marckmann *et al.* (2015).

46. Ross y Bras (1974).

47. <https://www.elsevier.com/connect/controlling-protein-intake-may-be-key-to-longevity>.

48. Levine *et al.* (2014).

49. Freedman *et al.* (2012).

50. Folkman y Kalluri (2004).

51. Levine *et al.* (2014).

52. Zoncu *et al.* (2011), Laplante y Sabatini (2012), Johnson *et al.* (2013), Saxton y Sabatini (2017).

53. Hosios *et al.* (2016).

54. Parrella *et al.* (2013).

55. Hosios *et al.* (2016).

56. Pietrocola *et al.* (2014).

57. Van Aller *et al.* (2011).

58. Levine *et al.* (2014).

59. Fry *et al.* (2011).

60. Dennison *et al.* (2017).

61. Levine *et al.* (2014).

62. Song *et al.* (2016).

63. Ross y Bras (1974).

64. Lee *et al.* (2008).

65. Könner y Eaton (2010).

66. He extraído este argumento del excéntrico gerontólogo Roy Walford (2000).

67. Wang *et al.* (2016a).

68. Larsson y Orsini (2014).

69. Ya que he abordado este tema, voy a dirigir unas frases a aquellos que abogan por un generoso consumo de carne (los protagonistas de la dieta paleolítica y baja en carbohidratos). Por principio doy la bienvenida a todas las opiniones originales y a los intentos por cuestionar las posiciones de la corriente dominante. Desde un punto de vista científico, es decir, intelectual, esto resulta sin duda estimulante y terapéutico. Sin embargo, en este caso se suma una dimensión diferente. Se pretende argumentar en contra de la mayoría de los conocimientos empíricos, y, por consiguiente, se está defendiendo una posición equivocada en lo que se refiere al contenido. Una cosa es asumir el sufrimiento de los animales porque, por desgracia, casi todos los resultados hablan a favor de que de él depende el bienestar de la humanidad («según los conocimientos actuales, la carne es tan extremadamente sana para nosotros, los seres humanos, que, a pesar del elevado precio ético que debemos pagar a cambio, abogo por un elevado consumo de carne»). Y otra cosa bien distinta es cuando se adopta una posición de ética ambivalente, pues casi todos los conocimientos en materia de salud hablan en contra de un elevado consumo de carne. Dicha argumentación, sostenida sobre una base poco firme, atenta contra la salud de muchas personas y se practica a costa de innumerables animales. Dicho de otra manera: a pesar de que la mayoría de los resultados científicos se postulan en favor de una posición muchísimo más ética (menos carne significa menos enfermedades: véase al respecto la figura 6.2 en el capítulo 6), esta se rechaza y se lucha en su lugar en favor de una posición con la que se ocasiona más sufrimiento tanto a los seres humanos como a los animales.

70. La granja se encuentra cerca de Ochsenfurt: <http://bayrischer-feenhof.de>.

71. Con la mantequilla de cacahuete debería prestarse un poco de atención al contenido de azúcar, que varía ostensiblemente de una marca a otra. A menudo la mantequilla de cacahuete contiene también aceite de palma, cuyos efectos apenas se han investigado hasta el momento. Algunos tipos de mantequilla de cacahuete contienen grasas trans, que son claramente dañinas. Véase el tema dedicado al azúcar en el capítulo 4; sobre las grasas trans, el capítulo 7, y sobre el aceite de palma, el capítulo 8. No es demasiado difícil encontrar una mantequilla de cacahuete sin azúcar adicional, sin aceite de palma y sin grasas trans, pero en el caso de que desees que te envíe algunas sugerencias, escríbeme un correo electrónico a la dirección: <baskast@gmx.de>.

72. Richter et al. (2015), Malik et al. (2016).

73. Song et al. (2016).

74. Richter et al. (2015).

75. Parrella et al. (2013).

76. Fontana y Partridge (2015), Ables et al. (2016), McIsaac et al. (2016).

77. Cavuoto y Fenech (2012) ofrecen un cuadro sinóptico sobre el contenido de metionina de diversos alimentos.

78. McCarty et al. (2009).

79. Cavuoto y Fenech (2012). Hay otros aminoácidos que están en el punto de mira, véase, por ejemplo, Maddocks *et al.* (2017).

80. Una evaluación específica sobre el tema del kéfir: Rosa *et al.* (2017). Ya el inmunólogo y premio Nobel ruso Iliá Méchnikov, en su obra *Contribuciones a una concepción optimista del mundo*, aparecida en 1908, especulaba sobre el poder curativo de la «leche agria». Un tema central del libro es el envejecimiento con salud. Méchnikov había reconocido ya que las bacterias generadoras de ácido láctico son favorables para el intestino y el microbioma humano (los miles de millones de bacterias que habitan en el intestino). En un pasaje escribe: «Desde hace más de ocho años he introducido en mi dieta leche agria, cocida previamente, preparada con bacterias generadoras de ácido láctico. Estoy satisfecho con el resultado [...]. Si es correcta la teoría que atribuye la vejez prematura e importuna a las intoxicaciones de los tejidos (gran parte de las sustancias tóxicas proceden del intestino grueso, que está poblado por un sinnúmero de microbios), está claro entonces que los medios que impiden los procesos de descomposición intestinal tienen que servir al mismo tiempo para aplazar y para aliviar la edad senil. Esta conclusión [...] se fundamenta en todo lo que sabemos sobre los grupos humanos que se nutren de leche agria y que alcanzan una edad muy longeva».

81. Poutahidis *et al.* (2013).

82. Poutahidis *et al.* (2013).

83. Poutahidis *et al.* (2013).

84. Schenk *et al.* (2008).

85. Poutahidis *et al.* (2013), Levkovich *et al.* (2013), Poutahidis *et al.* (2014).

86. Santiago *et al.* (2016).

87. Sánchez *et al.* (2014).

88. Sánchez *et al.* (2014).

89. Lee *et al.* (2015a).

90. Lee *et al.* (2015a).

91. Willcox *et al.* (2014), Willcox *et al.* (2001).

92. Orlich *et al.* (2013), Orlich y Fraser (2014).

93. Fraser y Shavlik (2001).

94. Buettner (2016).

95. Burr *et al.* (1989), Parra *et al.* (2007).

96. Zhao *et al.* (2015).

97. Zhao *et al.* (2015).

98. Belin *et al.* (2011).

99. Bellavia *et al.* (2017).

100. Gil y Gil (2015), Mozaffarian y Rimm (2006).

101. Morris *et al.* (2015).

102. Gu *et al.* (2015), Raji *et al.* (2014).

103. Van de Rest *et al.* (2016).

104. Gil y Gil (2015).

105. Aquí se hace referencia en especial a las legumbres, que no solo suministran una buena cantidad de proteínas, sino también fibras vegetales de efecto saciante. Los experimentos muestran que legumbres como las alubias y los garbanzos satisfacen de una forma aún mejor que la carne; véase, por ejemplo, el estudio de Kristensen *et al.* (2016). Veremos más al respecto en el capítulo 6.

106. Véase el análisis realmente magnífico de Mozaffarian (2016).

107. El término más especializado y más exacto sería «ateroesclerosis», que es también corriente en inglés, pero que en Alemania se utiliza menos.

108. Okinawa: Willcox *et al.* (2007), Willcox y Willcox (2014), Willcox *et al.* (2014); las cifras alemanas proceden de la Oficina Federal de Estadística de Alemania por comunicación personal. A finales de 2014 había en Alemania 17.474 centenarios (y de más edad) entre una población total de 81.197.537 de habitantes.

109. Fontana *et al.* (2010).

110. Kaplan *et al.* (2017).

111. Estudio nacional sobre el consumo II.

112. <https://www.dge.de/presse/pm/kohlenhydrate-in-der-ernaehrung/>.

113. Véase como ejemplo el documental bienintencionado pero ingenuo y tendencioso *What the Health* (2017): <http://www.whatthehealthfilm.com/>.

114. Willett *et al.* (1995), Willett (2006).

115. Los datos sobre Okinawa: Willcox *et al.* (2014); sobre los tsimané: Kaplan *et al.* (2017); sobre los adventistas: Orlich y Fraser (2014); sobre la comida mediterránea: Souza *et al.* (2008).

116. Shen *et al.* (2015).

117. Martínez-González *et al.* (2012).

118. Martínez-González *et al.* (2012), Martínez-González *et al.* (2015), Schröder *et al.* (2014).

119. Martínez-González *et al.* (2015).

120. Estruch *et al.* (2013).

121. De Lorgeril *et al.* (1994).

122. Luciano *et al.* (2017).

123. Jacka *et al.* (2017).

124. Appel y Van Horn (2013).

125. El autor estadounidense Gary Taubes cita a Lewis Cantley en su imprescindible artículo «Is Sugar Toxic?» en el *New York Times Magazine*, en línea en la siguiente dirección: <http://www.nytimes.com/2011/04/17/ magazine/mag-1 7Sugar-t.html?_r=o>. Contacté con Cantley, quien no solo me corroboró su afirmación sino que la fundamentó con todo detalle (correo electrónico del 14-07-2016). He tenido en cuenta algunas partes de su argumentación para este capítulo.

126. Tryon *et al.* (2015).

127. Cantley (2014).

128. Johnson (2015).

129. Correo electrónico del 14-07-2016; sobre el carácter adictivo del azúcar, véase también Ahmed *et al.* (2013).

130. Cantley (2014).

131. <https://www.youtube.com/watch?v=CUOu3ELNVxc>.

132. Willcox *et al.* (2001).

133. Fetissov (2017).

134. Suez *et al.* (2014).

135. Grassi *et al.* (2008).

136. Un té verde del Japón verdaderamente exquisito con un elevado contenido de la terapéutica sustancia vegetal *epigallocatechin gallate* (galato de epigalocatequina, EGCG). Debo esta sugerencia al libro *Los alimentos contra el cáncer* de los investigadores franceses Richard Béliveau y Denis Gingras.

137. Törrönen *et al.* (2012).

138. Muraki *et al.* (2013).

139. Fardet (2015).

140. Taubes (2008).

141. Correo electrónico del 14-07-2016. La proteína descubierta por Cantley se llama PI3K (fosfoinositol 3-quinasa). A quien esté interesado en la relación de la insulina, la molécula PI3K y el cáncer, le recomiendo como introducción el resumen de Pollak (2012).

142. Sobre la resistencia a la insulina y las enfermedades derivadas, véase también Reaven (2012).

143. Yang *et al.* (2014).

144. Leung *et al.* (2014), véase también Lee *et al.* (2015b).

145. Mis explicaciones se basan esencialmente en· Taubes (2008), Siri-Tarino *et al.* (2015), Stanhope (2015), Cantley (2014), Lyssiotis y Cantley (2013), Herman y Samuel (2016), Lustig (2016).

146. Maersk *et al.* (2012).

147. Stanhope *et al.* (2009); a resultados similares llegan Aeberli *et al.* (2011, 2013).

148. El valor sistólico sobrepasó los 200 mmHg.

149. Correo electrónico del 16-09-2016.

150. Comunicación personal con Sten Sture Skaldeman. Véase también Skaldeman (2011) y Eenfeldt (2011), así como la página personal de Skaldeman: <http://www.skaldeman.se/>. Véase también: <http://www.lchf-deutschland.de/sten-sture-skaldeman-mein-lchf-2/>.

151. Gardner *et al.* (2007), Gardner (2012).

152. Gardner (2012). Véase también Hjorth *et al.* (2017).

153. Gardner (2012).

154. McClain *et al.* (2013).

155. Samuel y Shulman (2016).

156. En este caso ha servido como ejemplo mi esposa, Sina Bartfeld.

157. Farin *et al.* (2006).

158. Wahrenberg *et al.* (2005).

159. Las personas con riesgo de padecer diabetes tipo 2 por causas genéticas, según se ha demostrado, funcionan mejor con una alimentación grasa, véase, por ejemplo, Qi *et al.* (2013). No es algo que deba extrañarnos en tanto en cuanto uno de los problemas centrales de la diabetes mellitus tipo 2 es justamente la resistencia a la insulina.

160. Muchos relacionarán esta característica con el «síndrome metabólico», y acertarían, por supuesto. Como se sabe que la resistencia a la insulina conforma el núcleo del problema, también se le designa «síndrome de la resistencia a la insulina». Véase al respecto el breve resumen de Gerald Reaven (2005), de la Universidad Stanford, quien participó de manera decisiva en el descubrimiento del síndrome.

161. Costello *et al.* (2016), Ranasinghe *et al.* (2012).

162. Bao *et al.* (2009).

163. En un experimento de Kanarek y Ho (1984) se convirtió a unas ratas en animales diabéticos y se observó lo siguiente: al principio, los animales en su estado diabético se alimentaban de más carbohidratos; como su cuerpo ya no era capaz de procesar correctamente ese combustible, al principio intentó compensar el déficit con una ingesta mayor. Al no servirles de nada, las ratas cambiaron de estrategia, y al cabo de tres semanas se pasaron a un consumo generoso de grasas: ¡fue como si hubieran averiguado poco a poco, por el método de prueba y error, que su cuerpo se las arreglaba ahora mucho mejor con las grasas!

164. Volek *et al.* (2008); véase también Esposito *et al.* (2009) y Saslow *et al.* (2014).

165. Sylow *et al.* (2017).

166. Catenacci y Wyatt (2007); Chin *et al.* (2016).

167. Blundell *et al.* (2015).

168. Caudwell *et al.* (2009).

169. Knowler *et al.* (2002), Stanford y Goodyear (2014), Smith *et al.* (2016).

170. Santangelo *et al.* (2016); véase también Schwingshackl *et al.* (2017).

171. Han *et al.* (2007), Nagao y Yanagita (2010).

172. Ghorbani *et al.* (2014); véase también el resultado espectacular de Chuengsamarn *et al.* (2012).

173. Stull *et al.* (2010).

174. Escarpa y González (1998).

175. Schulze *et al.* (2014), Makarova *et al.* (2015).

176. Liu *et al.* (2013).

177. Grassi *et al.* (2005).

178. Gepner *et al.* (2015).

179. Lim *et al.* (2011), Steven *et al.* (2013), Steven y Taylor (2015), Steven *et al.* (2016).

180. Kamiloglu *et al.* (2014).

181. Mozaffarian *et al.* (2013).

182. Desde el punto de vista del contenido de fibra, las semillas de lino son insuperables: las semillas de lino suministran por cada 100 gramos nada menos que 39 gramos de fibra, y eso sin más carbohidratos (el resto son grasas terapéuticas). Verburgh (2015).

183. Verburgh (2015).

184. Fardet (2010).

185. Yo preparo el pan de masa de levadura de la siguiente manera. Como ingredientes principales necesitas: dos paquetes de masa madre líquida de 75 gramos (los hay en el supermercado, en tiendas de dietética y en internet); algunos recomiendan 75 gramos de masa madre líquida para 500 gramos de harina; a mí, personalmente, me gusta un poco más ácida y pongo el doble. Para la harina se recomiendan 300 gramos de harina integral de centeno o tipo 1.370, más 200 gramos de harina integral de trigo o una harina de trigo con una cifra de tipo elevada (>1.000; en el capítulo 6 aclaro lo que significa «tipo»). Un sobrecito de levadura seca (10 gramos) o, mejor aún, levadura fresca (aproximadamente 20 gramos). Unas dos cucharaditas de sal. Unos 400 mililitros de agua tibia. Procedimiento: vierte el agua templada en una fuente de plástico, añade la levadura (si te apetece, enriquécela con una cucharadita de miel y una pizca de sal). Mezcla, deja reposar brevemente. Incorpora la masa madre; vuelve a mezclar. Agrega ahora la harina. Yo le añado algunas semillas de lino y/o semillas de chía y germen de trigo; unos frutos secos desmenuzados o granos enteros de centeno son también deliciosos. No te olvides de salar y, como remate, añadir un chorro de aceite de colza o de aceite de oliva. Bate bien (con gancho de amasar, pringa mucho). Pon la fuente en un lugar caliente, cubierta con un paño (por ejemplo en el horno a una temperatura aproximada de 50 °C) y déjala como mínimo treinta minutos. La masa debería hincharse. Vuelve a amasar bien (en este proceso la masa se desinfla). Pon la masa en un molde de silicona amplio (ahora volverá a hincharse de verdad). Para que resulte agradable a la vista, espolvorea por encima algo de harina con un tamiz. Deja reposar durante una hora en un lugar caliente. Pon el horno a una temperatura de 275 °C; la mejor es la función grill. A continuación pon a cocer el pan a la temperatura más intensa posible hasta que se forme una corteza crujiente, sin que se queme, por supuesto; por experiencia propia, el pan se puede cocer así un máximo de treinta minutos. Luego hay que bajar a los 200 °C y cocer al punto unos diez minutos (de modo que en total son aproximadamente cuarenta minutos). Cuando esté listo, deja enfriar sobre una rejilla (esto es importante porque el pan continúa «sudando»). ¡Cuando mejor sabe el pan es recién hecho! Yo ando experimentando constantemente a partir de esta receta básica. Así, por ejemplo, hace poco añadí unos 80 gramos de harina de semillas de lino (y un poco más de agua) para hacer el pan más rico en proteínas y fibra. Y también está muy sabroso.

186. Esta hipótesis procede del bioquímico estadounidense Bruce Arnes, véase, por ejemplo, Arnes (2005).

187. Othman *et al.* (2011), Rebello *et al.* (2014), Hollsender *et al.* (2015).

188. Desai *et al.* (2016).

189. Koh *et al.* (2016).

190. Reseña de Koh *et al.* (2016), Fetissov (2016).

191. Aune *et al.* (2016); a un resultado comparable llegan Zong *et al.* (2016). Véase también Ye *et al.* (2012), con un metaanálisis de veintiún experimentos entre otras cosas.

192. Johnsen *et al.* (2015).

193. Davis (2014). De una manera similar lo ve también David Perlmutter, quien en su libro *Cerebro de pan* escribe: «Los cereales modernos están destruyendo silenciosamente tu cerebro. Cuando digo "modernos" no me refiero solo a las harinas refinadas, a las pastas y al arroz, que ya cargan con el estigma que les imponen los enemigos de la obesidad; me refiero también a todos los cereales que muchos hemos llegado a considerar saludables: el trigo integral, el cereal integral, el multigrano, los siete granos, el grano vivo, el grano molido a la piedra y demás. En pocas palabras, estoy diciendo que uno de nuestros grupos alimenticios esenciales más queridos es en realidad una agrupación terrorista que ataca nuestro órgano más preciado: el cerebro.»

194. Lebwohl *et al.* (2015), Hadjivassiliou *et al.* (2014).

195. Las revisiones son siempre resúmenes cualitativos (uno se confronta con mirada crítica con el contenido de diversos estudios y estos se unifican para formar una visión de conjunto). Los metaanálisis son resúmenes cuantitativos (se reúnen los datos de varios estudios y se procede a una nueva evaluación estadística de esa totalidad).

196. Fardet y Boirie (2014).

197. Fardet y Boirie (2014).

198. Así lo ve entre otros, por ejemplo, el simpático vegano Michael Greger en su libro, que merece mucho la pena leer, *Comer para no morir* (2016). ¡Su página web <nutritionfacts.org> también merece una visita!

199. Como ya ha quedado dicho, aun en el caso de que nos halláramos realmente ante una correlación causal, esto no quedaría asegurado ni con mucho por estos resultados.

200. Correo electrónico del 13 de agosto de 2015.

201. Zeevi *et al.* (2015).

202. Brand-Miller *et al.* (2009).

203. Mi agradecimiento por los datos a la profesora Jennie Brand-Miller (apodada «IG Jennie») de la Universidad de Sídney.

204. Zeevi *et al.* (2015). Véase también la interesante conferencia del biólogo israelita Eran Segal: <https://www.youtube.com/watch?v=ozo3xkwFbw4yfeature=youtu.be>.

205. Fuentes: Atkinson *et al.* (2008), Brand-Miller *et al.* (2010), Goletzke *et al.* (2016), Sluik *et al.* (2016).

206. Muraki *et al.* (2016).

207. Brand-Miller *et al.* (2010).

208. McGill *et al.* (2013).

209. Fardet y Boirie (2013).

210. Brand-Miller *et al.* (2010) cifran ese valor en 48.

211. Sultana *et al.* (2015).

212. Hojsak *et al.* (2015), Karagas *et al.* (2016). Véase también: <http://www.bfr.bund.de/de/fragen_y_antworten_zu_arsengehalten_in_reis_y_reisprodukten-i94346.html>.

213. Sengupta *et al.* (2006). Véase también Carey *et al.* (2015).

214. En el libro de cocina *Vegan for Fit* de Attila Hildmann hay una receta para lentejas con verduras, con salsa de lima y pipas de girasol que recomiendo encarecidamente a todos los adoradores de las lentejas o a quienes quieran serlo (es magnífico). Recetas y sugerencias, por favor, a la dirección siguiente: <baskast@gmx.de>.

215. Kim *et al.* (2016).

216. Jenkins *et al.* (2012).

217. Young y Hopkins (2014).

218. Hermsdorff *et al.* (2011). Véase también Mollard *et al.* (2012).

219. Buettner (2016).

220. Esta es la receta de hummus de mi compañero y amigo de la universidad Christian Keysers. Lo esencial es contar con una buena pasta de sésamo (tahini). Vamos allá: necesitarás seis cucharadas de *tahini*, 350 gramos de garbanzos cocidos, el zumo de un limón, entre uno y dos dientes de ajo, una pizca de sal, comino y, eventualmente, algo de *ras al hanut* (una mezcla exótica de especias). Mezcla bien con una batidora y, para rematarlo, añade un buen chorro de aceite de oliva.

221. El título de ese estudio es: «Legumes: the most important dietary predictor of survival in older people of different ethnicities»; véase Darmadi-Blackberry *et al.* (2004).

222. Un ejemplo actual que fue esgrimido por la prensa en su mayor parte sin crítica: Guo *et al.* (2017).

223. <http://www.foodpolitics.com/2016/03/six-industry-funded-studies-the-score-for-the-year-i56i2/>.

224. Lesser *et al.* (2007).

225. Michaëlsson *et al.* (2014), Tognon *et al.* (2017).

226. Melnik (2015).

227. Wiley (2012), Melnik (2015), Harrison *et al.* (2017).

228. Bayless *et al.* (2017).

229. Ji *et al.* (2014).

230. Tognon *et al.* (2017).

231. Michaëlsson *et al.* (2014).

232. Song *et al.* (1999).

233. Song *et al.* (1999), Michaëlsson *et al.* (2014).

234. Michaëlsson *et al.* (2017).

235. Wang *et al.* (2014).

236. Michaëlsson *et al.* (2014).

237. Willett (2001).

238. Crippa *et al.* (2014). Véase también Je y Giovannucci (2014) y Gunter *et al.* (2017).

239. Grosso *et al.* (2017).

240. Datos extraídos de Crippa *et al.* (2014). Véase también Je y Giovannucci (2014) y Gunter *et al.* (2017).

241. Takahashi *et al.* (2017), Pietrocola *et al.* (2014).

242. Furman *et al.* (2017).

243. Caí *et al.* (2012), Rebello y Van Dam (2013).

244. Crioni *et al.* (2015).

245. Véase también Grosso *et al.* (2017).

246. Rhee *et al.* (2015).

247. Tang *et al.* (2015). Véase también Zhang *et al.* (2015).

248. Yang y Wang (2016).

249. Van Aller *et al.* (2011).

250. Bettuzzi *et al.* (2006).

251. Guo *et al.* (2017).

252. Costanzo *et al.* (2011), Roerecke y Rebm (2014), Toma *et al.* (2017).

253. Bell *et al.* (2017).

254. Brien *et al.* (2011), Gepner *et al.* (2015), Holst *et al.* (2017).

255. Richard *et al.* (2017).

256. Castelnuovo *et al.* (2006).

257. Bellavia *et al.* (2014).

258. Bellavia *et al.* (2014), Knott *et al.* (2015).

259. Bagnardi *et al.* (2014).

260. Cao *et al.* (2015).

261. Halsted *et al.* (2002), Chen *et al.* (2014), De Batlle *et al.* (2015).

262. Apuntamos más bien hacia una cultura de la bebida como la que se practica en muchas regiones del Mediterráneo (Grecia, Italia, España), la cual se ha revelado como favorable y va acompañada de una reducción del riesgo de mortalidad. Véase a este respecto: Gea *et al.* (2014). Véase también Bagnardi *et al.* (2008) y Vieira *et al.* (2016).

263. <https://es.wikipedia.org/wiki/Moai>.

264. Harrison *et al.* (2009).

265. *Science*, pp. 326, 1602-1603, 2009.

266. De Cabo *et al.* (2014), Richardson *et al.* (2015).

267. Finkei (2015), Madeo *et al.* (2015).

268. Kennedy y Lamming (2016).

269. Riera y Dillin (2015).

270. McDaniel *et al.* (2011).

271. Toledo *et al.* (2015).

272. Toledo *et al.* (2015). Mi agradecimiento a Estefanía Toledo y a Miguel Martínez-González de la Universidad de Navarra por los datos primarios.

273. Esselstyn (2013).

274. Ornish *et al.* (1990), Ornish *et al.* (1998).

275. Esselstyn (2013).

276. Sin grasas trans, ni aceite de palma, ni azúcares añadidos, ni sal.

277. Guasch-Ferré *et al.* (2017).

278. Wang *et al.* (2015). Véase también el metaanálisis de Peou *et al.* (2016).

279. Grosso *et al.* (2015).

280. Grosso *et al.* (2015) presupone una relación causal.

281. Nagao y Yanagita (2010).

282. Para los resúmenes, véase, por ejemplo, Michas *et al.* (2014) y Calder (2015).

283. Willett (2001).

284. Kavanagh *et al.* (2007).

285. Wang *et al.* (2016b).

286. Wang *et al.* (2016b).

287. Dehghan *et al.* (2017).

288. Vitaglione *et al.* (2015).

289. Beauchamp *et al.* (2005).

290. Khanfar *et al.* (2015).

291. Rigacci *et al.* (2015).

292. Esta teoría se conoce con el nombre de «xenohormesis»; véase al respecto en detalle Howitz y Sinclair (2008), así como, de manera específica para el aceite de oliva, Menéndez *et al.* (2013).

293. Latreille *et al.* (2012).

294. Joven *et al.* (2014).

295. Casal *et al.* (2010).

296. Persson *et al.* (2003).

297. Para una comparación crítica con el aceite de oliva, véase Hoffman y Gerber (2014).

298. Rosqvist *et al.* (2014).

299. Mancini *et al.* (2015).

300. Para más informaciones véase, entre otros, el estudio de WWF *Auf der Ölspur* (2016), disponible en la dirección: <http://www.wwf.de/2016/august/kein-palmoel-ist-auch-keine-loesung/>.

301. <https://www.dge.de/wissenschaft/weitere-publikationen/fachinformationen/trans-fettsaeuren/>.

302. Bjermo *et al.* (2012).

303. Pimpin *et al.* (2016).

304. Siri-Tarino *et al.* (2015), De Goede *et al.* (2015).

305. Soerensen *et al.* (2014).

306. Exacto: la vitamina K_2, también llamada «menaquinona».

307. Maresz (2015).

308. Li *et al.* (2012), Anderson *et al.* (2016).

309. Juanola-Falgarona *et al.* (2014).

310. McCann y Ames (2009). Véase también la conferencia del bioquímico estadounidense Bruce Arnes, quien ha pensado esta interesante teoría, para la que existe también toda una serie de estudios y pruebas: <https://www.youtube.com/watch?v=ZVQmPVBjubw>.

311. Nagata *et al.* (2017).

312. Pucciarelli *et al.* (2012). Véase también De Cabo *et al.* (2014).

313. Eisenberg *et al.* (2009).

314. Correo electrónico de Frank Madeo, de la Universidad de Graz, del 08-02-2017.

315. Eisenberg *et al.* (2016).

316. Ali *et al.* (2011).

317. Datos extraídos de Esatbeyoglu *et al.* (2016).

318. Esatbeyoglu *et al.* (2016).

319. El metaanálisis de Tong *et al.* (2017) dio como resultado una relación neutral con el riesgo de mortalidad global. Otros grandes resúmenes, como el de Siri-Tarino *et al.* (2015) ofrecen un cuadro positivo.

320. Para un resumen que se ocupa más detalladamente de esta temática, véase Siri-Tarino *et al.* (2015).

321. <http://www.fischinfo.de/index.php/markt/datenfakten/4856-marktanteile-2016>.

322. Strobel *et al.* (2012).

323. <http://www.fischinfo.de/index.php/markt/datenfakten/4856-marktanteile-2016>.

324. Strobel *et al.* (2012), Cladis *et al.* (2014), Henriques *et al.* (2014).

325. Datos extraídos de Cladis *et al.* (2014).

326. Guimaräes *et al.* (2015).

327. <http://www.daserste.de/information/wissen-kultur/w-wie-wissen/sendung/2011/die-pangasius-luege-100.html>. Para tener una impresión véase también: <https://www.youtube.com/watch?v=Px9Enx74kjA>.

328. La «A» de las abreviaturas procede del inglés *acid* («ácido»).

329. Niu *et al.* (2004). Véase también Calder (2016).

330. Calder (2016).

331. Witte *et al.* (2014).

332. Para un resumen, véase Messamore *et al.* (2017).

333. Sublette *et al.* (2006).

334. Chhetry *et al.* (2016).

335. Schmaal *et al.* (2016).

336. Un estudio actual sobre este asunto: Zhang *et al.* (2017). Véase también Witte *et al.* (2014), Potalla *et al.* (2014), así como el resumen de Messamore *et al.* (2017).

337. Hibbeln (2002), Markhus *et al.* (2013).

338. Datos extraídos de Hibbeln (2002).

339. Oh *et al.* (2010).

340. Zhang *et al.* (2013).

341. En este caso en forma de aceite de linaza, que está compuesto principalmente por ácido alfa-linolénico.

342. Cintra *et al.* (2012).

343. Bender *et al.* (2014).

344. Bell *et al.* (2014), Cardoso *et al.* (2016).

345. <http://www.vitalstudy.org/>.

346. Bell *et al.* (2014), Chen *et al.* (2016).

347. Giuseppe *et al.* (2014a), Giuseppe *et al.* (2014b), Senftleber *et al.* (2017).

348. Bell *et al.* (2014).

349. Ulven y Holven (2015).

350. Eyres *et al.* (2016).

351. Schwingshackl *et al.* (2017).

352. Para los resúmenes, véase, por ejemplo, Wacker y Holick (2013) y Holick (2017).

353. Holick (2017).

354. Holick *et al.* (2011), Vieth (2011).

355. Datos extraídos de Richter *et al.* (2014). Atención: son habituales dos unidades de medida, lo cual hace un poco engorroso el cálculo, el nanomol por litro (nmol/l) y el nanogramo por mililitro (ng/ml). 1 ng/ml se corresponde con 2,5 nmol/l. Es decir, 50 nmol/l son lo mismo que 20 ng/ml; 75 nmol/l son lo mismo que 30 ng/ml. Los valores ideales se hallan, probablemente, a partir de los 75 nmol/l o los 30 ng/ml. Peso y mol son dos unidades diferentes: mientras que el peso indica lo que pesa algo, el mol indica de cuántas partículas está compuesto algo.

356. Richter *et al.* (2014), Rabenberg *et al.* (2015).

357. Martineau *et al.* (2017).

358. Bjelakovic *et al.* (2014).

359. Chowdhury *et al.* (2014).

360. Para recién nacidos, 400 unidades (10 microgramos) diarias, y a ser posible inmediatamente después del nacimiento (sobre todo si el bebé es amamantado, ya que las madres no suelen estar provistas de suficiente vitamina D y la leche materna contiene, en consecuencia, poca cantidad). Para niños a partir del primer año se recomiendan por lo general 600 unidades (15 microgramos) diarias.

361. Rabenberg *et al.* (2015).

362. Rizzo *et al.* (2016).

363. Greger (2016).

364. Green *et al.* (2017).

365. Kennedy (2016), Green *et al.* (2017).

366. Huang *et al.* (2012).

367. Douaud *et al.* (2013).

368. Jernerén *et al.* (2015).

369. <http://www.vitalstudy.org/>.

370. Hatori *et al.* (2012), Chaix *et al.* (2014).

371. Esto ocurre realmente en los ratones que comen en un margen limitado de tiempo, tal como explicó el director de la investigación, Satchidananda Panda, del Instituto Salk (correos electrónicos del 26 de abril de 2017). La comida en un tiempo acotado conduce también a transformaciones de la microbiota del intestino, y son de tal calibre, que algunos hidratos de carbono en parte dejan de ser absorbidos por el cuerpo. El investigador Panda, a título personal, intenta comer por lo general en una franja de tiempo de entre diez y once horas. Cuando desea adelgazar unos kilos, reduce esa franja horaria a entre seis y ocho horas durante algunos días.

372. Melkani y Panda (2017).

373. Hutchison *et al.* (2017).

374. Jakubowicz *et al.* (2013).

375. St-Onge *et al.* (2017). Véase también Kahleova *et al.* (2017).

376. Tuomi *et al.* (2016).

377. Véase también Kessler *et al.* (2017).

378. Gill y Panda (2015).

379. Longo y Panda (2016).

380. Tarasoff-Conway *et al.* (2015).

381. Taubes (2008).

382. Lim *et al.* (2011), Taylor (2013).

383. Goldhamer *et al.* (2002).

384. Müller *et al.* (2001).

385. Véase al respecto, por ejemplo, el popular libro de Mosley y Spencer (2014).

386. St-Onge *et al.* (2017).

387. Véase a este respecto el Estudio Nacional de Consumo II en la dirección: <http://www.bmel.de/DE/Ernaehrung/GesundeErnaehrung/_Texte/NationaleVerzehrsstudie_Zusammenfassung. html>.

388. También aquí existen discrepancias en las valoraciones. La ingesta óptima parece ser aproximadamente una cucharadita (como máximo dos) al día. Piensa que muchos alimentos —desde el pan, pasando por los embutidos, hasta llegar a las aceitunas aliñadas, etc.— suelen estar muy enriquecidos con sal, de modo que es muy fácil comer de más. Considero razonable cierto comedimiento. Véase Graudal *et al.* (2014), O'Donnell *et al.* (2014).

ÍNDICE ALFABÉTICO

CRÉDITOS
DE LAS IMÁGENES

Sina Bartfeld: pp. 165, 220, 221, 223, 225.

Sina Bartfeld/Bas Kast: pp. 91, 188, 259.

Bas Kast/Inka Hagen: p. 148.

Bas Kast: pp. 22, 30, 32, 64, 82, 85, 86, 103 sup., 103 inf., 104 sup., 104 inf., 128, 173, 178, 197, 215, 218, 226, 241, 244, 246, 252, 263.

Capturas de pantalla de la página web <www.amazon.de>: p. 50.

Stephen Simpson/Universidad de Sídney: p. 37.

Wikimedia Commons/Dominio público: p. 117.

Las siguientes figuras fueron extraídas de las publicaciones:

Figura procedente de: C. B. Esselstyn, «Resolving the Coronary Artery Disease Epidemic Through Plant-Based Nutrition», en *Preventive Cardiology* 4, n.º 4 (2001), pp. 171-177, Fig. 1 © 2001, *Preventive Cardiology*, p. 19.

Figura procedente de: T. Poutahidis *et. al*., «Microbial reprogramming inhibits Western diet-associated obesity», en *PLOS One* 8, n.º 7 (2013), e68596. DOI: 10.1371/journal.pone.0068596. Print 2013, Fig. 2a, p. 75.

Figura procedente de: D. E. Lee, C. S. Huh, J. Ra, I. D. Choi, J. W. Jeong, S. H. Kim, J. H. Ryu *et al*., «Clinical Evidence of Effects of

Lactobacillus plantarum HY7714 on Skin Aging: A Randomized, Double Blind, Placebo-Controlled Study», en *Journal of Microbiology and Biotechnology*, 25, n.º 12 (2015), pp. 2160-2168. DOI: 10.4014/jmb. 1509.09021. Print 2015, Fig. 4 © 2015, *The Korean Society For Microbiology And Biotechnology*, p. 79 inf.

Figura modificada a partir de: M. Hatori, C. Vollmers, A. Zarrinpar, L. DiTacchio *et al*.: «Time-restricted feeding without reducing caloric intake prevents metabolic diseases in mice fed a high-fat diet», en *Cell Metabolism* 15, n.º 6 (2012), pp. 848-860, Fig. 1j © 2012, Rights Managed by Elsevier/Copyright Clearance Center, p. 269.